AVANSHAR

Der Kreis der Lichtträger

AVANSHAR

Der Kreis der Lichtträger

gechannelt
von
Dezabel

Impressum:

AVANSHAR

Meister der fünften Ebene

Erste Auflage

Dezember 2000

Herausgeber:
Barbara Dezabel Seyffarth
Auf dem Stein 14
D – 88662 Überlingen
Email: dezabel@wesewa.de

Cover: WeSeW@

ISBN 3-8311-1243-6

Herstellung: Libri Books on Demand

Widmung

Dieses Buch ist all jenen gewidmet, die das Licht und die Liebe spüren und darin ihren Weg suchen. Es soll diese Menschen einander näher bringen und sie ermutigen, ihre positiven Energien miteinander zu verbinden.

Einführung

Liebe/r Leser/in
Zu meiner Person möchte ich nicht viel sagen, denn ich unterscheide mich mit meinem Leben nicht groß von dem Deinigen. Aber ich wurde gebeten einen kurzen Einblick in die Entstehung dieses Buches bzw. der Sitzungen mit Avanshar und den Meistern der 5. Ebene zu geben.
Ich war und bin immer skeptisch mit allem, was sich im Raum der Wahrsagerei, des Hellsehens sowie der Mediumskontakte bewegt. Nicht, weil ich nicht daran glaube, sondern weil mir das als einer der Bereiche erscheint, in dem Viele sich berufen fühlen, doch nur wenige einer wahren Bestimmung folgen.
So lächelte ich immer heimlich, wenn ein Medium oder ein/e Hellseher/in darauf bestand, dass ich ein gutes Medium wäre. Nein, dachte ich bei mir, dass ist das Allerletzte was ich sein möchte oder mit dem ich zu tun haben will. Aber, die geistige Welt hat größere Sichtweisen als wir.
Im Spätsommer 97 trafen wir, mein geliebter Lebenspartner, eine Freundin und Weggefährtin und ich uns, um miteinander energetisch zu arbeiten sowie Themen, die uns betrafen, durchzusprechen. Mitten in diesem Treffen erschien Avanshar das erste Mal. Die Energie die Er mitbrachte, durchströmte nicht nur mich, sondern den gesamten Raum und hüllte uns Drei ein. Es war einfach unglaublich! Die Botschaft, die Er durch mich übermittelte, war klar und beantwortete all unsere Fragen, die unsere gemeinsame Arbeit betrafen, ebenso einige ganz persönliche Dinge.
Weiterhin erläuterte Er uns den Grund seines Kontaktes und gab uns die Anweisung für die nächsten Begegnungen. All das wird auch in den jeweiligen Kapiteln erklärt.

Du kannst Dir vielleicht vorstellen, liebe/r Leser/in, wie ich mich anschließend gefühlt habe. Ich konnte es nicht glauben und litt viele Wochen unter Lampenfieber bei den abendlichen Treffen, nicht zu reden von den innerlichen Zweifeln und Zwiesprachen.

Aber, nach dem immer mehr Menschen zu dem Kreis kamen und noch dazu stoßen, so wie Avanshar und die Meister es gesagt haben, den Lichtkreis mit ihrem Sein unterstützen, um so ruhiger und entspannter wurde ich. Wir, das heißt die Menschen, die sich angesprochen fühlen, treffen uns ein Mal wöchentlich am Donnerstag (von 21 00 – 2200 Uhr) um uns geistig zu verbinden. Gemeinsam, aber jeder bei sich zu Hause, bilden wir einen Lichtkreis und senden für alles was ist Licht hinaus. Ich nehme die Weisungen mit Rekorder auf, schreibe sie ab und mein Mann gibt sie in den Computer ein, um sie an andere Gruppenmitglieder zu senden. Wer auf diesem Wege nicht zu erreichen ist, dem werden die Botschaften per Post zugesandt.
Das persönliche Treffen mit der gesamten Gruppe versuchten wir wenigstens einmal im Jahr zu arrangieren, was sich aber mit Wachsen der Gruppe aus Termingründen als immer schwieriger gestaltet hat. Diese Lichtverbindung einmal in der Woche besteht nun seit über drei Jahren. Alle Menschen, die zur Gruppe kamen, erhielten aus der geistigen Ebene einen „Namen“, der ihre besondere Qualität bezeichnet. So bin ich „der Organisator, der, der zusammen fügt“. Gleichzeitig wurde den Menschen eine persönliche Mitteilung gegeben, die jeden Einzelnen tief berührte.
Nach zwei Jahren erhielt ich die Botschaft alle Weisungen zu einem Buch zusammenzufassen. Zu der Zeit war ich jedoch beruflich sehr angespannt und sah keine Möglichkeit dieser Aufgabe nachzukommen. Doch auch hierbei zeigte die geistige Welt mir neue Wege auf, um meiner „Berufung“ folgen zu dürfen. So ist es bis

zum heutigen Tag. Erst gehe ich meinen Weg und wenn ich nicht mehr weiter weiß, beginne ich zu vertrauen und mich den Vorschlägen der Meister zu öffnen. Ich denke, die geistige Welt benötigt bei mir das, was sie der Gruppe der Lichtträger oft genug sagten – nämlich Geduld!
Du siehst, liebe/r Leser/in auch ich lerne und übe weiterhin.
Als mir nach Beendigung dieses Buches andere Aufgaben übermittelt wurden, blickte ich mit leiser Wehmut auf die wunderbare Arbeit mit der geistigen Welt zurück. Die Gewissheit, dass Avanshar und die Meister des Lichts weiterhin mit mir und allen anderen Menschen, die es wünschen, verbunden sind, schenkt mir die Freude für Neues.

Denn dies ist der Beginn des Lichts und der Menschen, die es weiter tragen. Das Buch mag zu Ende gehen – es ist ein Anfang für Viele – doch der Weg und die Arbeit beginnen erst.

Vorstellung der Meister der 5.Ebene

Avanshar	- Der Meister der 5.Ebene
Nesira	- Die Meisterin der Liebe
Saidin	- Der Vollstrecker, der Vollbringer
Namanshuri	- Der Wegbegleiter
Xeron	- Der Meister der alten Weisheit
Blue Rose	- Die Meisterin des Erfolges, des Wohlstandes und des materiellen Zugewinns
Taron	- Der Wächter, der Hüter
Atrion	- Der Liebende

Einleitung:

Meine erste Begegnung mit Avanshar hatte ich, als ich Erwin und Barbara kennen lernte. Zu der Zeit war ich im siebten Monat schwanger, freute mich riesig auf dieses Baby und war Eins mit mir und meinem Sohn. Ich wollte den Kontakt aber intensivieren, wollte mich auf die Geburt mit meinem Sohn zusammen gut vorbereiten und hatte mich deshalb im Lichtwolkezentrum für einen Reiki - II – Kurs angemeldet. Wir sollten für den großen Tag mit optimaler Kraft und Energie gewappnet sein.

Was ist Reiki? Reiki bedeutet Universale Lebensenergie, es ist eine Energieform, die durch einen Reiki – Lehrer/in aktiviert wurde und nun einsetzbar ist. Die Universale Lebensenergie ist ganzheitlich, verbindet Körper, Geist und Seele in Harmonie.

Nach meinem Reiki - I – Kurs belegte ich auf Anraten meiner Reiki – Meisterin einen Meditationskurs. Durch die Meditation und durch Reiki konnte ich den Kontakt mit meinem Baby aufnehmen. Intuitiv ließ ich mich bei der Wahl meines neuen Reikilehrers leiten und mein Weg führte mich direkt zu Erwin und Barbara. Auf meinen Wunsch hin wurde ich allein geweiht. Die Aufnahme der Beiden war so herzlich und so voll Wärme und Liebe, dass ich schier überwältigt war.

Unsere Gespräche waren tief und ehrlich und die Beiden gaben meinem Sohn und mir viel Energie und Licht mit.
Barbara sprach mich am zweiten Tag an, ob ich Interesse hätte, etwas über Energien und die Verbindung dieser lesen wollte. Sie gab mir einen Ordner, in dem alle bis dahin geschriebenen Texte der geistigen Verbindungen zusammengefasst war. Ich sollte die Texte lesen wie einen Roman und dann

entscheiden, ob ich mich der Gruppe anschließen wollte.
Der Ordner zog mich in seinen Bann, soviel Energie ging von ihm aus.
Ich konnte ihn nicht mehr weglegen, denn er fesselte mich so sehr, dass ich mehr erfahren wollte. Es konnte kein Zufall sein, dass ich in meiner Vergangenheit las, all das Erlebte stand hier schwarz auf weiß, alle Schicksalsschläge, wichtige Ereignisse meiner Vergangenheit las ich und ich sah meinen Weg. Die Tage der Zusammenkünfte säumten die Geburtstage meiner Familie. Ich war fasziniert und auch fassungslos.

Heute nun gehe ich diesen Weg – gemeinsam mit den anderen Lichtträgern und noch nie in meinem Leben fühlte ich mich so sicher, aufgehoben und in meiner Mitte, wenn auch viel Arbeit noch zu bewältigen ist, für Jeden von uns – und wenn Du dieses Buch gelesen hast und Dich entschließt, mit uns zu gehen, so sei herzlich willkommen.

Monika der Vermittler

Inhalt

Avanshar
Meister der fünften Ebene

„Ehrlichkeit ist ein Diamant“

Ich begrüße die Kinder im Licht. Der Kreis wurde geschlossen.
Das Thema des heutigen Abends ist: *„Ehrlichkeit.“*
Ehrlichkeit ist in eurem Herzen. Doch wie lebt ihr sie? Ihr ruft und bittet um Hilfe und doch, was wollt ihr wirklich erreichen?
Du, der Mensch, der die Vergebung lebt, schau in dein Herz! Schau, wo du die Macht liebst! Ein Teil deiner Arbeit ist nicht frei davon. Gaben, die dir gegeben sind, dürfen genutzt werden, frei von allen anderen Wünschen und Gelüsten. Überprüfe dich und schaue in dich hinein!
Ihr alle, die im Kreise des Lichtes seid, leidet unter einer großen Sache: Ihr vertraut nicht und leidet darunter, dass ihr noch zu schwach seid. Immer und immer wieder fragt ihr die gleichen Fragen. Immer und immer wieder bekommt ihr die gleichen Antworten. Aber, ihr versteht sie nicht. Ihr seid euch geschickt zum gegenseitigen Schutz und zur gegenseitigen Unterstützung. Passt auf, dass ihr euch nicht verliert im Hinausschauen! Die Bestätigung und die Reifung kann nur in euch sein. Die Botschaften der geistigen Welt sind klar!
"Ehrlichkeit". Seid ehrlich mit euch selbst! Schaut an, warum ihr zweifelt! Ehrlichkeit ist das Schild eurer Arbeit. Egal, was von außen an euch herangetragen wird, überprüft es! Ihr habt die Möglichkeit, Kontakt zu uns zu haben. Ihr habt die Möglichkeit, zu fragen. Ihr dürft kommen. Auch andere können fehlen, auch andere können Fehler machen. Überprüft die Dinge in eurem

Herzen und dann tut, was getan werden muss! "Ehrlichkeit". Hinterfragt euch, warum ihr etwas tut! Hinterfragt euch, warum ihr es so macht und nicht anders! Ihr habt die Freiheit. Ihr habt den freien Willen. Wir sind an eurer Seite. Wir führen und leiten euch, wenn ihr es wünscht. "Ehrlichkeit". Hinterfragt ehrlich, was ihr mit eurer Arbeit erreichen wollt. Du, der Mensch, der die Vergebung lebt, warum tust du jetzt diese Arbeit? Warum möchtest du sie tun? Hinterfrage dich, schau in dein Herz! Wenn du ehrlich bist, können die Dinge fliessen.
"Ehrlichkeit". Du, der Mensch, der Organisator, du weist, wovon ich spreche. Dir brauche ich nicht sagen, wo du nach außen lebst und wo deine Ehrlichkeit fehlt. Zur Ehrlichkeit gehört Mut in eurem Sein. Du, der Mensch, durch den ich spreche, du hast den Mut. So stehe endlich auf und nutze ihn! Nur dann kann es fliessen, wenn du frei bist von Blockaden. Nur dann kann es fließen, wenn du es wirklich willst. Du kannst bitten um die Güter, so wie du es schon sehr lange tust, doch schau in dein Herz, hinterfrage! Dort, wo du verschließt, kann nichts fliessen. Du bist mit deiner Ehrlichkeit schon sehr weit, aber es gibt immer noch eine Tür, die du verschlossen hältst. So öffne diese Tür, wage dich hindurch, du bist beschützt!
Die Ehrlichkeit ist ein großes Thema in eurer Zeit. Es existiert eine Form der Ehrlichkeit, die nicht das ist, was ich meine. Ehrlichkeit bedeutet nicht, Dinge nicht auszusprechen. Ehrlichkeit bedeutet nicht, die Dinge anders auszusprechen. Ehrlichkeit kommt aus der Klarheit. Doch schaut euch um! Viele Menschen wissen nicht mehr, viele Seelen wissen nicht mehr, was Ehrlichkeit ist. Viele Menschen benutzen den Deckmantel der Ehrlichkeit, um an ihr Ziel zu gelangen. Und so schaut in euer Herz!
Die Ehrlichkeit, die wir meinen, ist auch die klare Aussage. Ein nicht drum herum reden. Ein klarer Satz

ist ehrlicher als zehn unklare. Und so fangt an, euch zu schulen in der klaren Aussage! Es ist wichtig für euch und eure Arbeit, die Dinge klar und einfach zu benennen.

"Ehrlichkeit ist ein Diamant!"

Viele Kinder des Lichts haben verlernt, die absolute Ehrlichkeit zu leben. So steht vorn an, schaut, horcht, hinterfragt euch! Es ist wichtig für eure zukünftige Arbeit, sie zu leben. Es wird nicht leicht sein. Zu Viele sind ungewollt und unbewusst in der List, der Intrige, der Lüge verhaftet. Vertrauet! Ihr habt beschlossen, diesen Weg zu gehen. Und das Licht des Universums ist mit euch. So leeret eure Gedanken, die nichts mit eurer Arbeit zu tun haben, packt sie zur Seite!

Begeht mit Ehrlichkeit euren Weg und wir sagen euch, dass die Früchte geerntet werden! Ich habe vor einiger Zeit vom Säen und vom Ernten gesprochen. Aber ich habe gemerkt, ihr habt noch nicht verstanden. So denkt einfach daran, säet aus, säet einfach aus in Liebe, in Freiheit und in Freude! Und ihr werdet ernten und dazwischen vertraut! Das ist das Prinzip des Lebens, das ist das Gesetz des Universums!

Seid gesegnet im Namen des Lichts.

Avanshar hat gesprochen, der Meister der fünften Ebene.

Ich grüße euch und spreche den Segen.

„Macht ist etwas Wunderbares“

Ich, Avanshar, Meister der fünften Ebene, begrüße euch und sehe mit Freuden das Licht, das von euch kommt.

Ihr seid Kinder des Lichts. Ich sehe mit Freuden, dass der fünfte Mensch gekommen ist, dass er den Ruf gehört hat. Darum seid gegrüßt und seid euch des Segens vom Universum gewiss. Da nun eure Gruppe größer geworden ist, da nun auch die zwei anderen Seelen dazugekommen sind, werden wir heute noch einmal darauf eingehen, was ich der Dreier-Gruppe sagte über den großen Plan.

Ihr seid alle Kinder des Lichts. Ihr seid alle gekommen, um mitzuhelfen. Und zwar bewusst mitzuhelfen an dem großen Plan. Ihr seid gekommen in dieses Leben, um mitzuhelfen, das Licht zu erwecken und zwar bewusst. Darum war der Weg eines jeden einzelnen sehr schwer. Immer und immer wieder ist es für jeden einzelnen von euch nur möglich, über Leid und Schmerz zu lernen. Es war eure freie Wahl. Nun seht, die Zeit ist reif! Ihr werdet euch gegenseitig an die Seite gestellt, um euch zu tragen und um euch gegenseitig zu helfen. Ihr seid nie allein gewesen. Doch oft habt ihr vor Dunkelheit das Licht nicht sehen können. Seht, die Zeit ist reif, so dass ihr euch begegnen könnt! Seht nun, dass ihr verbunden seid durch das Licht! Seht nun, dass ihr verbunden seid durch die Liebe!

Habt keine Angst! Wir stehen an eurer Seite! Wir sind mit euch, so wie wir immer mit euch waren. Doch nun ist es in euer Bewusstsein gekommen und nun können wir auch tätig sein, bewusst mit euch. Und nun bekommt jeder einzelne von euch in dieser Gruppe noch eine gewisse Zeitspanne, um die Dinge zu tun, die für ihn wichtig scheinen. Doch wisset, ihr werdet mit dem großen Plan sein. Ich habe euch gesagt, dass ihr immer

wieder am Anfang Teile, Aufgaben erhaltet. Denn es ist euch gegeben zu hinterfragen und die Dinge in Zweifel zu stellen. So ist es gut, wenn ihr im Moment nur Teilsichten erhaltet.
Seid gewiss, aus jedem Einzelnen wird ein Gemeinsames. Möget ihr euch jetzt noch hinterfragen, wie ist es möglich, wie kann es sein, wie soll das sein? So seid gewiss, es wird geschehen!

Die Sanfte, die dazugekommen ist, der fünfte Mensch, möge lernen, in der nächsten Zeit seine Macht zu leben. Du hast sehr lange deine Macht fortgegeben. Es ist an der Zeit, nimm sie wieder zurück! Nimm sie an und lebe mit ihr!

Was bedeutet Macht für euch? Macht ist etwas wunderbares, wenn jeder einzelne Macht über sich hat, dann weiß er über sich. Wenn ein jeder seine Macht behält, braucht er keine vom anderen. Wenn ein jeder um die Macht weiß, die der andere hat und respektiert und achtet, so wie die seine, so könnt ihr euch als gleichwertig begegnen. Wenn keiner unter dir ist und keiner über dir ist, so kann es nur ein Gegenüber und Miteinander sein.
Versucht so, die nächste Zeit dem Anderen zu begegnen! Dazu gehört, dass ihr eure Macht annehmt. Macht ist stark. Macht ist Kraft, um ein starkes und kraftvolles Leben zu leben. Erlebt, was Macht in eurem Leben aus euch und mit euch gemacht hat. Und schaut auch hinaus, was es mit anderen tut. Macht ist ein Wort. Schaut euch an, was daraus gemacht wurde.

Ich bin Avanshar, Meister der fünften Ebene.

Ich grüße euch, Kinder des Lichts und seit gewiss, dass der Segen mit euch ist. Und seit gewiss, dass wir euch begleiten, jeden Tag. Das Licht ist mit euch!

„Das Fliessen – Lassen“

Ich grüße euch.

Hier spricht Avanshar, Meister der fünften Ebene.

Ihr seid Kinder des Lichts. Gegrüßt seid ihr. Der Segen ist mit euch!

Nun, wir haben gesehen. Oh, welche Zweifel! Oh, welche Fragen! Der Mensch, durch den ich spreche, ist im Moment im Wandel und ich werde mich bemühen, es ihm heute einfach zu gestalten, denn immer noch ist er aufgeregt und immer noch ist er ungläubig. Nun, darum spreche ich durch ihn.
Viele trefft ihr, Vielen begegnet ihr, doch sie sind nur Spiegel. Sie sprechen eure Gedanken aus. Doch die Zweifel sind in euch, oh ja und auch die Fragen. Doch was wollt ihr Fragen? Wann geschieht dieses oder jenes? Was kann ich tut bei dem oder jenem? Wann wird dieses oder jenes eintreffen?
Das ist nicht euer Thema! Ihr seid Kinder des Lichts. Ihr helft mit am großen Plan. Und diese Entscheidung habt ihr getroffen.
Nun, wie immer, wenn Kinder am Anfang stehen, haben sie Angst. Ihr seid wie die Kinder. Stellt euch vor, es ist euer 1. Schultag! Ihr seid aufgeregt. Ihr wisst nicht, was euch erwartet. Und dann seht ihr die vielen neuen Kinder und andere neue Dinge und die Meisten von euch bekommen Angst. Nun, wie könnt ihr dem begegnen? Ihr seid euch gegeben als Stütze. Ihr seid euch geschickt, um euch gegenseitig zu helfen. Doch wie nutzt ihr dieses? Jeder einzelne von euch möge in sich gehen und sich das anschauen.
Wir haben das letzte Mal gesagt: "Ihr schaut zuviel hinaus - schaut hinein!" Doch seht, was ist geschehen? Immer wieder geht ihr mit euren Energien hinaus. Immer

wieder geht ihr mit euren Fragen hinaus. Wir geben euch Antworten, immer und immer wieder, aber ihr hört nicht. Ihr fragt immer wieder die selben Fragen, aber ihr hört nicht! Wir wissen, dass es im Moment, aus den verschiedensten Gründen und wegen großer Energieverschiebungen auf der Erde nicht einfach ist. Aber ihr seid beschützt. Vertrauet! Wie oft hört ihr dieses Wort? Wie oft schicken wir es euch? Wie oft lest ihr es? Wie oft sprecht ihr es selber aus?
Hinausschauen - hinausfühlen - hinaussprechen - hinaushören - hinaustun. Das ist euer Thema. Hineintun - hineinhören - hineinsprechen - hineinsehen. Das ist euer Sein.
Ihr seid wie ein Fluss, jeder Einzelne von euch, der seinen Weg hat. Dieser Weg ist wunderbar, für jeden Einzelnen von euch. Es gibt ein Flussbett, es gibt alles, was ihr benötigt - jetzt. Doch seht, was ihr als Fluss tut! Ihr versucht euch überall hindurchzuzwängen, um scharfe Ecken herum zufließen. Ja, sogar um einen Berg hinaufzufließen. Ihr seht nicht, dass das Anstrengung ist, die umsonst ist. Fließt! Die, denen eine Familie gegeben ist mit Kindern, sie werden gelehrt, durch die Kinder in ihrem Flussbett zu bleiben. Die, denen keine Familie geschickt ist oder die von ihren Familien getrennt sind - schicken wir Familien, wenn sie es wünschen. Und so seht die Veränderung!
Wir haben das letzte Mal gesprochen über Macht. Es ist einer in eurer Mitte, der Macher. Das bedeutet: Der, der macht. Das bedeutet: Der, der tut. Das bedeutet: Der, der die Macht über sich hat. Und das ist es, was ihr erlangen dürft. Hört auf, eure Macht wegzugeben! Haltet es mit eurer Macht aus. Dahinter liegt Schmerz und hinter ihm ist die Freiheit. Dahinter liegt Verletzung und hinter ihr ist der Frieden.
Bevor ihr tut, gehet in euch und lasst fliessen! Seid! Seid doch einfach nur einmal! Seid offen!

Wir haben über die Ehrlichkeit gesprochen. Oh ja, vieles, von dem, was euch gesagt wird, geht unter. Wisst ihr, warum? Weil das, was unter geht, euer Fliessen bewirken würde. Darum hört ihr es nicht. Darum lest ihr es nicht. Denn das könnte ja alles verändern.
Wir haben euch gesagt, jeder hat noch seine Zeit, um seine persönlichen Dinge zu klären. Doch bedenket, ihr seid Lichtträger! Ihr bekommt diese Unterweisung zur Stärkung, zur Unterstützung und zur Reifung. Ihr werdet damit auch anderen Menschen eines Tages von Nutzen sein. Viele Antworten werden euch gegeben. Viele Fragen, allgemein, die alle Menschen betreffen, werden beantwortet.
Der große Plan! Es braucht Menschen in den nächsten Jahren, die wie ein Fels stehen. Es braucht Menschen, die klar sind. Es braucht Menschen, die wissen, was Schmerz und Leid bedeuten, oh ja, auch Angst und Furcht. Und die trotz allem den Weg gehen. Es braucht Menschen, die Liebe in sich tragen. Ihr seid erwählt worden, weil jeder einzelne von euch die Liebe trägt. Und zwar die Liebe zum Helfen. Dazu gehört, dass wir helfen, wenn Hilfe gewünscht wird. Dazu braucht es Klarheit und in sich ruhen. Oh ja, wir wissen darum. Wenn eure Hilfe nicht angenommen wird, wenn eure Liebe nicht angenommen wird.
Doch schaut in euer Herz! Ist das dann wirklich bedingungslose Liebe, die ihr anbietet? Oder wird es aus jenen oder solchen Gründen angeboten? Wir sind sicher, wenn ihr in euch geht, seht ihr die Wahrheit. Der große Plan setzt sich aus vielen Lichtern und Lichtträgern zusammen. Die Zeit der Führer, der großen Menschenführer, ist vorbei.
Es gibt, wir ihr schon wisst, eine starke Energieanhebung. Viele Menschen werden ihr folgen wollen. So steht ihr da und werdet dabei sein. Und die Frage ist nicht, wie groß wird mein Name sein? Und die Frage ist

nicht, wie Vielen werde ich helfen? Und die Frage wird nicht sein, wo stehe ich? Sondern erfüllen soll euch das Licht des großen Planes. Und achtet und respektiert, wenn Menschen noch nicht bereit sind. Und achtet und respektiert, wenn Menschen euch ablehnen. Dafür werden andere Lichtträger kommen. Es ist nicht persönlich! Es war ein kurzes, karmisches Treffen - als Spiegel, als Lehrsituation. Nicht Jedem, den ihr trefft, könnt ihr helfen. Nicht Jedem, den ihr trefft, könnt ihr mit eurer Liebe nutzen.

Und bedenket mit euren Qualitäten, es kann einmal zuviel sein und einmal zuwenig sein! Du, die Sanfte, wir haben dir gesagt, die Macht zu leben. "Zu sanft" war nicht das Thema. Die, die die Liebe lebt, darf auch lernen, wie es ist zu hassen. Bedenkt, dass ihr auf dem Weg seid! Und der Organisator darf bedenken, dass er vor lauter Zusammenfügen vergisst zu fühlen. Darum entsteht im Moment soviel Schmerz. Der Macher lernt gerade, dass man vor lauter Tun nicht mehr zur Ruhe kommen kann. Aber er weiß darum. Und der, der die Vergebung lebt - wir haben Freude, wenn wir dich sehen. Ja, du hast verstanden, was es heißt, mit Klarheit zu sein.
Nun wir denken, es sind viele Fragen beantwortet worden.
Der, der die Vergebung lebt: "Kann ich eine Frage stellen?"

"Stelle deine Frage!"

F): "Was können wir tun, um unsere Zweifel zu lösen?"

A): "Schau dir an, was es heißt - Zweifel. Zwei. Zwei Herzen schlagen in deiner Brust - das ist Zweifel. Zwei Meinungen sind da - das ist Zweifel. Zwei Ohren, wo zwei Meinungen hineinkommen. Zwei Augen, die

zweimal hinschauen. Nun, frage uns! So schaut in euch hinein, es gibt immer eine Antwort für euch. Nun, kommt zur Ruhe - seid einfach! Seid still und lauscht! Die Antwort wird euch gegeben.
Doch hört, nicht immer ist die Antwort aus einem Menschenmunde! Seht auch die Zeichen, die Antwort ist in vielen Bereichen! Hast du verstanden?
"Ja"
"Eine Frage von dir?"
"Nein"
"Eine Frage von dir?"
"Nein"
"Nun, eine Frage von dem Menschen, durch den ich spreche."
A): „Nein, diese Frage werde ich heute nicht beantworten. Aber du weißt sie schon. Schau in dich hinein! Und was dir gesagt worden ist, entspricht nicht der Wahrheit - nicht dieser Wahrheit. Deinem Gefühl und Empfinden, diesem darfst du vertrauen. Es hat nichts mit den magischen und astrologischen Berechnungen zu tun. Die Erklärungen werdet ihr erhalten für euch alle.
Nun, so spüret die Liebe, die wir euch jetzt senden.

Ich bin Avanshar, Meister der fünften Ebene, ich grüße euch, Kinder des Lichts.

Der Segen sei mit euch, und seid gewiss, ihr seid beschützt!

„Die Entstehung der Angst“

Ich begrüße euch, Kinder des Lichts.

Ich bin Avanshar, Meister der fünften Ebene.

Der Segen sei mit euch.
Nun, wir werden heute über die Angst reden. Die Angst spielt bei euch eine große Rolle. Fühlt was dieses Wort mit euch tut! Oh ja, wir sehen was es tut! Eure Energie zieht sich schon bei dem Wort zusammen. Spürt es, schaut es euch an. Angst! Wovor? Das erste Thema ist immer Angst vor Schmerz. Angst vor dem verletzt werden. Angst vor dem Versagen. Angst vor dem Alleinsein. Angst vor dem nicht geliebt werden. Und so ist diese Liste für euch immer weiter fortzuführen. Es ist erstaunlich, vor wie vielen Dingen ihr Angst entwickelt. Und so hört: "Ihr entwickelt Sie!"
Geht zurück in die Zeit, in die Kindheit! Da existierte keine Angst, nicht wirklich. Jeder einzelne von euch kennt, weiß, erinnert sich, wie es ist, angstfrei zu sein. Dann fangt ihr an, Erfahrungen zu machen. Dann fangt ihr an, geprägt zu werden, von euren Eltern, von euren Freunden, von eurem Umfeld, von alldem, was um euch herum ist. Doch die Dinge geschehen nur, weil ihr nicht in euch ward schon als Kind.
Der Biss eines Hundes sollte keine Angst machen. Doch in dem Moment ward ihr nicht bei euch und habt nicht erkannt, euren natürlichen Instinkt zu sehen, zu fühlen: Fasse diesen Hund jetzt nicht an! Steige jetzt nicht auf diesen Baum, denn du fällst herunter und das tut weh. So wird dann argumentiert oder hinterher: „Wärest du nicht....., hättest du dieses oder jenes nicht getan......, dann wäre das oder das nicht passiert.“ Und wenn ihr Pech hattet, bekamt ihr noch eine Strafe oben drauf. Doch seht, so solltet ihr nicht lernen! Die Frage ist dann nicht heute, was kann ich tun, damit ich möglichst nicht

mehr in so eine Situation komme? Also, nicht mehr auf einen Baum zu steigen, keinen Hund mehr anzufassen, sondern, wann kann ich wieder auf einen Baum steigen? Wann kann ich wieder einen Hund berühren? Und anstatt zu lernen, mehr zu sich zu kommen, versucht ihr, Situationen vorauszusehen, aufgrund alter Erlebnisse und diesen Situationen aus dem Weg zu gehen.
Ihr lernt nach dem Motto: Vermeide die Dinge, dann kann dir nichts geschehen! Aber das Spielfeld ist groß. Und so, wie ihr auf der einen Seite immer wieder fleißig vermeidet, machen sich auf der anderen Seite drei - vier - fünf Situationen auf, wo ihr abgelenkt hineinstolpert. Und das ist eigentlich, schaut es euch an, zum Lachen. So seid doch einfach offen! Geht mit offenem Herzen und offenen Sinnen hinaus! Begegnet jedem und jeder Situation so, als wäre es das erste Mal! Und dann, wenn der Mensch oder die Situation vor euch ist, dann entscheidet. Und nicht im Vorfeld schon sagen und argumentieren: Ich tue dies nicht, ich tue das nicht, denn es könnte dieses oder jenes geschehen. So kreiert ihr eure Angst!
Jeder einzelne von euch in dieser Runde wird in den nächsten Tagen sehr stark konfrontiert werden mit seinen Ängsten. Und ihr werdet gleichzeitig feststellen, wie stark eure Ängste verbunden sind mit Illusionen. Ihr dürft euch lösen. Ihr seid frei! Immer und immer wieder weisen wir euch darauf hin, dass ihr leben könnt, wie ihr wirklich wollt. Frei, im Überfluss jeglicher Art, voller Frieden und Freude! Es sind eure Gedanken und Erfahrungen die euch zurückhalten. Es gehört dazu loszulassen. Ihr haltet immer noch fest an alten Situationen und Erlebnissen. Macht Frieden! Es ist geschehen. Eine Veränderung ist nicht mehr möglich. Eine Veränderung bestimmter Situationen ist nicht mehr nötig. Und so hört auf, in der Vergangenheit zu bohren, behaftet zu bleiben! Ihr seid Kinder des Lichts. Es ist an

euch zu entscheiden und die Zeit ist reif, um euren Weg gemeinsam auch in der Gruppe zu gehen. Und jeder Einzelne von euch kann nun diesen Weg beschreiten, den ihr bewusst gehen wollt. Dazu gehört loslassen der alten Dinge, loslassen der alten Erfahrungen, loslassen der alten Blockaden. Ihr seid immer noch nicht bereit, offen den neuen Weg zu beschreiten.

Wir sehen mit Freuden eure Treffen. Wir sehen mit Freuden, was langsam wächst, was zusammen gehört. Doch immer noch ist jeder Einzelne von euch zu sehr behaftet mit alten Geschichten. Es ist an der Zeit. Die Dinge können nicht fliessen, der Fluss kann nicht fliessen, wenn ihr Barrieren baut. Das bedeutet - Umwege. Nun, es steht euch frei, Umwege zu machen. Doch seht, wir können erkennen, dass ihr ja wollt! Und so lasst euch helfen! Lasst euch führen! Bedenkt, in euch zu gehen, das Streben nach außen einzuschränken! Übt euch in der Disziplin, bei euch zu bleiben! Egal, wie schwer es jedem Einzelnen von euch im Moment fallen mag. Wenn das Gewicht zu groß wird, so trefft euch gemeinsam, denn ihr seid euch dafür geschickt!

Gemeinsam könnt ihr das Licht anrufen. Gemeinsam könnt ihr mit uns sprechen. Gemeinsam könnt ihr in die Stille gehen. Und jeder einzelne von euch sollte, bevor er hinausgeht, erst in sich ruhen. Und ihr werdet spüren, wie Frieden einkehrt und die Freude in euch sich ausbreitet. Und bedenkt, Vieles um euch herum ist im Wandel. Ihr seid beschützt. Doch lernt auch, von diesen Energien nichts aufzunehmen und diese Energien dort zulassen bei denen, die sie benötigen. Dies ist für die nächste Zeit eine wichtige Sache für euch.

Viele Menschen erleben jetzt den Umbruch. Was für viele fraglich wird, wird für euch klar. Was für viele Verlust sein wird, wird für euch Gewinn. Was für viele Gefahr bedeutet, wird für euch Sicherheit. Aber bedenkt, es ist ihre Energie, nicht die eurige! Und so lernt, euch auch täglich zu besinnen und euch zu schützen mit Licht, und indem ihr in eurer Mitte bleibt. Viel Ruhe und Stille ist förderlich und bedeutet wenig Ablenkung. Auch die Natur wird euch unterstützen. Es ist die Zeit, wo viel Dunkelheit ist in eurer Tag- und Nachtgleiche. Es ist die Zeit der Besinnung und die Zeit der stillen Einkehr. Und so genießet, sendet gemeinsam das Licht. Gebt Heilung dorthin, wo es benötigt und gewünscht wird! Und freut euch, dass ihr diese Liebe, die ihr im Überschuss habt, teilen dürft! Alles andere soll hinter euch bleiben. So soll es für heute genug sein für Belehrung und Unterweisung.

„Gibt es Fragen?“

F): "Ja. Was kann ich tun, dass die Menschen zu uns kommen, ins Zentrum?“

A): „Es gibt im Moment, in diesem Fall, noch einige Blockaden. Es gibt Umstände, Energien, die noch nicht klar sind, die nicht unmittelbar mit den Personen, die hier sind, zu tun haben. Es gibt noch Konstellationen, die gerichtet werden. Zu tun ist nichts im Moment. Es hat auch damit zu tun, einige Themen anzugehen, von denen wir heute Abend gesprochen haben. Das bedeutet, dass der rechte Fluss noch nicht da ist. Aber, tut, was euch heute gesagt ist und sorgt euch nicht! Um alles andere wurde sich gekümmert. Und wenn die Blockaden und die Energien in den Konstellationen stimmig sind, wird es sich auftun. „So, wie es ist, ist es richtig.“
„Noch eine Frage?“

"Nein"

Ihr seid Kinder des Lichts. Ihr helft mit am großen Plan. Es ist nicht immer möglich, euch alles zu offenbaren. Es

ist nicht immer möglich, euch alle Aspekte gleich zu zeigen. Doch vertrauet! Hört die Botschaft des heutigen Abends, immer und immer wieder! Es ist wichtig für euch, dass ihr versteht. Ihr seid beschützt. Die Dinge, wie auch ihr und die Wesen und das Leben um euch und mit euch, alles hat seine Zeit. Und so versteht, dass es einfach eine gewisse Zeit braucht, um die Dinge zusammen zu führen! Ihr seid alle ein Teil des großen Ganzen. Und wenn ein Teil einen Weg beschreitet oder ein Teil beginnt ein Bild zu malen, so folgen ihm viele andere Teile. Oder er berührt viele andere Teile. Und er benutzt für das Bild nicht nur eine Farbe, die Farben gehen ineinander und geben neue Farben. Bedenkt das!
Die Ungeduld zeichnet diese Gruppe aus!
Doch wir werden eine Unterweisung geben über die Zeit, und dann werdet ihr wieder ein bisschen mehr verstehen. Doch nun, genug. Spürt das Licht, spürt die Liebe, die wir euch senden!
Der Segen sei mit euch. Wir grüßen euch.

Ich, Avanshar, Meister der fünften Ebene!

„Der große Plan“

Ich bin Avanshar, Meister der fünften Ebene.

Der Segen sei mit euch!
Nun, mit Freuden, sehen wir, dass die Gruppe sich auch körperlich getroffen hat. So sei es! Ihr seid Kinder des Lichts. Der Segen des Universums ist mit euch. Ihr seid die Lichtträger. Ihr seid die, die mithelfen an dem großen Plan. Noch einmal sei jedem Einzelnen von euch gesagt, dass ihr euch geschickt seid, um euch zu helfen, zu schützen, zu unterstützen und auch, um euch gegenseitig zu stärken. Denn wie diese Gruppe sehr wohl weiß, ist das Vertrauen oft nur dünn, eine dünne Fläche von Eis. Denn wie diese Gruppe sehr wohl weiß, braucht ihr des öfteren Bestätigung. Und doch, ist jeder Einzelne von euch stark und mächtig. Gemeinsam werdet ihr das Licht hinaustragen. Gemeinsam werdet ihr eine Straße bauen, hell erleuchtet, wo die Menschen kommen können, um Ihren Weg zu gehen!
Eure Pläne, wir wollen sie einmal die persönlichen Dinge nennen, werden gesegnet sein, solange sie nicht hinderlich sind. Und solange werdet ihr jederzeit Hilfe von uns erhalten. Wir haben gesagt, dass es wichtig ist, für euch und eure gemeinsame Arbeit, Ehrlichkeit und Klarheit zu haben. Das ist nicht immer leicht. Aber auch in diesem Bereich sollt ihr euch unterstützen.
Der große Plan ist es, dieses Stück, diesen Teil des Universums zu erleuchten und mit zu integrieren in die nächsten Ebenen. Dazu benötigt es eine massive Anhebung der Energien. Viele Jahrtausende habt ihr gebraucht, um an diesen Punkt zu gelangen, an den heutigen. Es bedarf vieler Arbeit, um die Konstellationen günstig zu gestalten. Es bedarf vieler richtiger Zeitpunkte, Schnittpunkte, Verbindungen und Musterübereinstimmungen, um diese Energieanhebung zu beginnen. Nun, ihr seid gekommen in dieses Leben,

um mitzuhelfen an dieser Energieanhebung. Und ihr seht allein in euren Begegnungen, wie weitläufig, wie großräumig die einzelnen Dinge miteinander verknüpft werden dürfen. Und so seid ihr gekommen, um bewusst nun zu beginnen, dieses Muster mitzuknüpfen, da zu sein als Katalysatoren, als Beschleuniger. Denn, wie ich es euch schon gesagt habe, es werden immer und immer mehr Menschen kommen und sich auch bewusst werden, auf die eine oder andere Art und Weise, dabei zu sein bei dieser Verwandlung, Umwandlung.
Und es wird Viele geben, die den Sprung tun dürfen, ja, auch mit dem geliebten Wort "müssen" zu reden, von einer niederen zu einer erheblich höheren Frequenz. Das bedarf Mittler. Diese Mittler werdet ihr sein. Es mag euch jetzt unter diesen Bedingungen, unter denen eure Gruppe zur Zeit steht, Vieles unwahrscheinlich klingen. Oh ja, wir wissen auch von den zwei, drei, oder vier bis fünf, die noch ungläubig sein mögen. Aber schauet in euch hinein, wo doch ein-, zwei- oder dreimal in eurem Leben die unwahrscheinlichsten Dinge wahr wurden! Und so seht, auch das wird sich beschleunigen! Oh ja, ihr wartet auf Wunder! Ihr werdet sie erhalten!
Zum jetzigen Zeitpunkt mag es euch noch unwahrscheinlich erscheinen, aber, mit eurer Bereitschaft, mit eurem bewussten Tun und Handeln, mit eurer Liebe und vor allem mit eurem Licht werdet ihr erfüllen, weswegen ihr gekommen seid.
Unsere Freude ist groß, euer Licht zu sehen, die Verbindung im Licht, die ihr aufbaut, wenn ihr zusammen seid.
So seid gewiss, über unsere Unterstützung! Seid gewiss, dass ihr beschützt seid und auch eure Lieben!
Spürt, wie die Liebe, die ihr aussendet, - zigfach zurückkommt zu euch! So spürt das Licht, dass wir euch senden!

„Gibt es noch eine Frage?“

F): „Ja, was können wir tun mit dem Fünfstern und den Steinen, wie ich es bekommen habe. Ist es richtig?“

A): „Wenn du lernen wirst, auf das, was du bekommst zu hören, brauchen wir nicht immer wieder dieselben Antworten geben auf dieselben Fragen. So wie du es erhältst, ist es richtig. Hast du verstanden?“

„Ja, danke.“

„Eine Frage?“

Nichts ist außergewöhnlich! Wenn ihr es wollt, können die Dinge geschehen!
Vertraut auf euch! Und wenn ihr hineinhört und wenn ihr in euch hineinschaut und wenn ihr in euch hineinfühlt, dann werdet ihr uns hören und dann könnt ihr vertrauen.

„Das gilt auch für die, die die Liebe lebt. Mehr, wie dich zu unterstützen, in deinen Gaben, in deinen Qualitäten, können wir nicht tun. Du darfst anwenden und du darfst vertrauen. Hast du verstanden?“

„Ja“

„Noch eine Frage?“

Ich bin Avanshar, Meister der fünften Ebene!

Ich grüße euch und der Segen des Universums ist mit euch.

„Die 5.Ebene“

Ich bin Avanshar, Meister der fünften Ebene.

Ich grüße euch, Kinder des Lichts.
Der Segen sei mit euch. Der Segen des Universums ist mit euch.
Nun, wir sehen, ihr seid vollständig. Jeder auf seinem Platz, jeder auf dem Platz, den er gewählt hat. Manchmal ist es nicht der Platz, den wir für euch sehen. Jedoch, der freie Wille eines jeden Einzelnen ist Gesetz. Und so möget ihr, wie euch schon ein- oder zweimal gesagt, noch auseinandersetzen mit den Dingen, die euch wichtig erscheinen. Doch bedenkt, mitzuhelfen am großen Plan war die Entscheidung. Und so seid ihr euch geschickt, in Liebe, in Freude und in Frieden. Miteinander euch zu unterstützen, euch zu stützen, euch zu tragen in der Not und auch im Schmerz und so seid euch eine Familie.
Es ist an der Zeit, mit euch zu sprechen über das, was und wer wir sind. Es war geplant, bei eurer letzten körperlichen Begegnung euch dieses zu offenbaren. Doch Anderes war vorrangig. Nun, wir haben keine Probleme umzustellen, ihr auch nicht? Das war ein Witz!
Die fünfte Ebene! Ihr wisst um die verschiedenen Ebenen oder auch in eurer Sprache "Dimensionen":
Die erste Dimension wird benannt nach Mineralien, Kristallen, nach Pflanzen jeglicher Form und Art.
Die zweite Dimension wird benannt nach Tieren, also Lebewesen mit einem Halbbewusstsein, ohne die Möglichkeit zu unterscheiden, mit der ausschließlichen Gabe des Gefühls für das Dasein.
Die dritte Dimension oder die dritte Ebene ist die Ebene des Menschen auf diesem Planeten.
Die vierte Dimension ist das, was ihr außerhalb eurer Realität benennt, ist das, wohin ihr geht, wenn ihr schlaft, ist das, wohin ihr geht, wenn ihr meditiert in

tiefster Form, ist das, was ihr in eurer Realität nicht festhalten könnt und mit eurem Bewusstsein nicht erfassen könnt. Euch ist die Gabe gegeben, Euch in diese Ebene hineinzubringen und sich darin zu bewegen. Schon sehr viele Menschen, auch ohne das sie im Wachschlaf sind oder schlafen, haben schon die Fähigkeit erlangt, in diese Ebene zu gelangen.

Diese Ebene ist ein weiteres Spielfeld für euch, um nicht ganz zu vergessen, dass es außer eurer eigenen Realität, auf die ihr euch jetzt konzentriert und zwar sehr ausschließlich, es noch andere räumliche sowie zeitliche Realitäten existieren, gleichzeitig zu der eurigen. Denn so, wie ihr in eurem Bett liegt und träumt, so könnt ihr gleichzeitig in der anderen Ebene verschiedene Leben durchleben, verschiedene Erfahrungen in kürzester Zeit machen, verschiedenen Ängsten, Wünschen und auch Gelüsten begegnen und sie ausleben. Was euch dann in eurer Realität wieder teilweise zustatten kommt, so dass eure Erlebnisphase in eurer Realität abgekürzt werden kann, wenn ihr es wünscht, so dass ihr Erfahrungen beschleunigt erleben könnt, wenn ihr es wünscht. Langsam öffnete sich das Verständnis für diese vierte Dimension. Es ist ein riesiges Raum-Zeitgebilde, das kaum für euer Verständnis zu erfassen ist.

Hier warten auch die Gedanken und Vorstellungen, um sich zu materialisieren. Und vielleicht könnt ihr euch in etwa vorstellen, wie gewaltig und riesig dieses Raum-Zeitgefüge ist, dass es von allen Menschen genutzt wird, jeglicher auf seine Art und Weise. Hier könnt ihr euch begegnen, wo es in eurer Realität aus bestimmten Umständen nicht möglich ist. Ihr könnt alten Gedankenmustern, alten Vorstellungen und Bildern begegnen, die hier gelagert werden, abgelegt wurden. Und ihr könnt Visionen begegnen, denn wie gesagt, hier warten die Gedanken und Bilder, um sich zu materialisieren und in eure Welt zu gelangen.

Wir hoffen, wir können es so beschreiben, dass es einigermaßen bildhaft für euch wird. Diese vierte Dimension hat ungeahnte Möglichkeiten. Und Vieles, was manch einer von euch empfängt, kommt aus dieser Ebene. Hier ist sozusagen der Aufbewahrungsort, der Aufenthaltsort. Eine riesige Bibliothek von allem was geschah, was geschieht und was noch geschehen wird. Und das alles nicht nur in Gedanken und Worten, sondern auch in Bildern und in allen Zeitabläufen. Ihr wisst es aus euren Träumen. Wer sich hier bewegt, kann fliegen, kann vor und zurück in der Zeit, da ihr nicht nur auf einen Punkt konzentriert seid. So wie ihr es in diesem Leben tut, in eurer Realität, wo es kaum möglich ist, nur ein Fixpunkt im Auge zu behalten. Und weil ihr das so lebt, fällt es euch schwer, eure Vielschichtigkeit zu erkennen. Es fällt euch schwer, oft genug, Dinge loszulassen, da ihr von einem Punkt zum anderen wandert und ihr euch kaum vorstellen könnt, euch wie einen Fächer auszubreiten, von einem Punkt aus weiter, weiter und weiter auszudehnen. Das würde euch Vieles erleichtern.
Das gilt als Botschaft für diejenigen unter euch, als kleines Präsent für heute Abend, die im Moment eifrig bemüht sind, an einem Punkt festzuhalten.
Zurück zur vierten Dimension, zurück zu diesem unglaublichem Spielfeld, das Großartigste, was ihr euch nur vorstellen könnt. Nun, ich bin Avanshar, Meister der fünfte Ebene.
Die fünfte Ebene ist der Schnittpunkt, das Tor zur sechsten Ebene. Die sechste Ebene führt über euer Bewusstsein hinaus. Aber nicht ohne Bewusstsein und das ist der Unterschied. In die vierte Ebene könnt ihr jederzeit reisen, könnt ihr euch jederzeit begeben ohne Bewusstsein. Eine Möglichkeit für alle Menschen auf dieser Erde, sich mit Hilfe aller weiterzuentwickeln, wenn sie es wünschen. Jeder von euch hat es in sich, trägt es ins sich als alten genetischen Code, als alte

genetische Botschaft, in die vierte Ebene zu gelangen. Darum benötigt ihr den Schlaf.
In die fünfte Ebene kommen die Menschen, die sich bereit erklärt haben dazu, mit vollem Bewusstsein nach besten Wissen und Gewissen, von ihrer Seite aus. Und hier werden sie geschult. Das bedeutet, nicht alle brauchen die fünfte Ebene. Nicht zu allen müssen wir kommen, damit sie in die sechste Ebene gelangen. Oh nein, auch hier ist es wie in eurem Leben, in eurer Realität möglich, eins, zwei, drei oder vier Klassen zu überspringen und gleich in eine nächst höhere oder noch höhere Ebene zu gelangen. Diese Entscheidung trifft jeder Einzelne für sich. Die fünfte Ebene ist die Ebene, wo die Menschen kommen, die zwar vom Herzen her bereit sind, ihren Weg zu begehen. Die zwar von der Liebe her bereit sind, ihren Weg zu gehen. Die schon lange rufen und um Eröffnung, um Einweihung, um Offenbarung bitten. Die bewusst ihren Plan sehen möchten. Die bewusst ihren Weg sehen möchten. Doch durch Schmerz, durch Leid, durch Verletzungen und manchmal auch durch eine tiefe Verdrängung sich nicht ganz diesem Weg stellen. Aber, wir kommen und sprechen und lehren diejenigen, die in ihrem Herzen bereit sind. Deren freier Wille - und ich betone das ganz besonders - „ja“ gesagt hat. Und das soll euch helfen, meine Lieben, die anderen Belastungen, ich sage mal Ketten, die ihr euch geschmiedet habt, loszulassen, aufzuschließen und das zu tun, wozu ihr hier seid, in eurer Realität.
Nun, ich bin Avanshar. Wir sind Mehrere, wir sind Viele, denn es gibt sehr viele wie euch. Wo die Not noch groß ist und doch der beseelte Wunsch da ist mitzuhelfen. Wo teilweise das Bewusstsein schon durchdrungen ist davon und doch so manches noch hält und klebt. Doch wo der Wunsch nach Höherem so groß und so stark ist, dass der Ruf gehört wird. Wir sind die Wächter. Das heißt: wir helfen euch durch das Tor zu gehen in die

nächste Ebene. Damit das geschehen kann, frei, ohne Angst, kommen wir zu euch. Wir gehen zu Einzelnen, zu Gruppen. Doch alles schließt sich letztendlich zu einem großen Kreis. So werdet auch ihr die Anderen sehen und erkennen. Es geht immer einher mit der Akzeptanz des Bewusstseins, mit wach sein. Bedenkt, wie ihr euch getroffen habt, wie ihr euch angeschaut habt, wie ihr euch erfahren habt. Und so werdet ihr euch immer sehen. Dies ist nur ein Weg, aber ein lehrreicher. Wir nennen es „den Weg, mit Hilfe eines bisschen Verstandes“. Denn jeder einzelne von euch hat für all das, was er erlebt an Wundern, an großartigen Fähigkeiten, bestimmte Gründe.

So wie es dann geschieht in der sechsten Dimension. In der sechsten Ebene ist der Zusammenschluss des Bewussten und Unbewussten, der Zusammenschluss des bewussten Ja-Sagens von allem, was angeblich nicht möglich ist, in eurer Realität und in eurem bewussten Erleben. So ist es immer noch für jeden einzelnen von euch sehr schwer, die eigenen Fähigkeiten sowie auch die Fähigkeiten der Anderen zu akzeptieren, zu lieben, zu respektieren und zu schätzen – in Dankbarkeit, in Freude. Nein, so macht ihr manches nieder, drückt es weg und nährt damit eure Ungeduld, eure Unsicherheit, eure Ängste, euren alten Ballast. Wir werden mit euch sein. Und so erkennt daraus, dass viele Andere den Weg mit uns nicht benötigen. Benötigen, bedeutet in diesem Sinne nicht, dass ihr es nötig habt, sondern dass ihr Unterstützung erhaltet. Das Universum, die Liebe des Göttlichen ist mit euch. Wir sehen euer SEIN. Versucht ihr das doch auch einmal! Es ist, als ob ihr anfangt etwas zu lernen. Es braucht Zeit. Es scheint einen manches Mal verrückt zu machen. Ihr glaubt, Ihr schafft es nie. Dann siehe da, weil man, wie ihr so schön sagt, am Ball bleibt, weil man trotz alledem, immer und immer wieder lernt, schafft ihr die Aufgabe. Und so kamen wir, euch zu unterstützen, denn eure Not war groß. Und jeder Einzelne von euch hat gerufen. Und so vertraut und glaubt daran, dass nichts unmöglich ist. Und das ist es, wohin ihr wollt. Ihr seid Kinder des Lichts. Ihr seid beschützt. Die Wünsche, Sorgen und Nöte jedes Einzelnen werden gehört. Versucht auch umgekehrt zuzuhören! Und so mag es für heute genug sein. Und so mag jeder Einzelne von euch sich des Segens bewusst sein. Spüret die Liebe die wir senden! Und so sendet auch euch diese Liebe!

Und noch eine Empfehlung: Die, die die Liebe lebt und der Organisator mögen bedenken, sich Raum zu geben. Ihr, die ihr euch verausgabt, gebt manchmal zuviel von euren Energien. So nutzt euren Raum! Das wurde jedem Einzelnen von euch schon gesagt. Und wir möchten noch einmal in Liebe darauf hinweisen.

Die Sanfte, die Licht in die Dunkelheit bringt, möge Anderen ihren Raum lassen. Du hast nun viele Zeiten gehabt, wo du dir Raum genommen und benötigt hast. Doch nun siehe, es ist an der Zeit wieder Türen zu öffnen, Raum abzugeben! Und es ist an der Zeit, wieder mehr Energie einzusetzen. Wenn du verstehst, was wir meinen?

Und so dürft ihr voneinander lernen und euch unterstützen. Der, der die Vergebung lebt und der Macher, der, der die Macht hat, nehmt euch an ihren Energien ein Beispiel! Sie schaffen sich ihren Raum. Ob es euch gefällt oder nicht. Aber es gibt ihnen auch die Kraft und ein Wohlbefinden. Der Segen des Universums ist mit euch. Ihr seid Kinder des Lichts.

Ich bin Avanshar, Meister der fünften Ebene!

„Die Zusammenarbeit mit der geistigen Welt“

Ich bin Avanshar, Meister der fünften Ebene.

Ich grüße euch, Kinder des Lichts.
Nun, der Segen sei mit euch.
Wir sehen mit Freuden, dass ihr wieder zusammengekommen seid. Wir sehen mit Freuden, dass ein Teil der Lektionen wahrlich verstanden wurden. Das ist für euch wichtig zu lernen, manchmal die Dinge auf anderen Ebenen zu klären. Wie ihr euch erinnert, haben wir über die Ebenen und Dimensionen das letzte Mal berichtet. Und so arbeitet ihr oft genug erst auf anderen Ebenen, bevor ihr bereit seid, die Dinge in eure Realität zu bringen und euch dort damit auseinander zu setzen und mit diesen Dingen zu arbeiten.
Nun, wir sind der Meinung, dass es heute Abend an der Zeit ist, noch einmal mit jedem Einzelnen von euch sowie mit der Gruppe darüber zu sprechen, warum wir mit euch in Verbindung stehen. Warum wir mit euch gemeinsam arbeiten, Unterweisungen, Weiterführungen und Erläuterungen abgeben. Es ist an der Zeit, noch einmal gemeinsam mit euch sich zu erinnern und so wollen wir beginnen.
Euch alle zeichnet immer wieder ein, zwei, drei, vier, fünf, sechs, usw. - unendlich viele Male aus, dass ihr nicht zuhört, dass ihr nicht hören wollt. Wir geben euch tagtäglich Antworten auf alle eure Fragen. Ihr habt diese Gruppe einmal in der Woche, wo viele, um nicht zu sagen, alle Themen besprochen werden, die jeden Einzelnen, die Gruppe und die gesamte Menschheit angehen. Und diese Themen erhaltet ihr, diese Unterweisungen erhaltet ihr zur Beantwortung aller Fragen. Zum Weiterkommen und zur geistigen Entspannung. Doch seht, wie geht ihr damit um?
Wir haben im drittletzten Treffen jeden Einzelnen von euch angesprochen und darauf hingewiesen. Was er mit

seinen Qualitäten oder mit der anderen Seite seiner Qualität anfängt, oft zuviel des Guten. Und schaut, was seit drei Wochen geschieht! Jeder Einzelne von euch nutzt die Zeit, um genau dieses zu bestärken. Und nun sitzt ihr da und wundert euch, das die Dinge um euch und in euch nicht so funktionieren, wie ihr es euch erwünscht und wie es euch eigentlich zusteht.
Nun, wir wollen beginnen. Es wurde heute Abend eine Frage gestellt an uns. Wir beginnen mit dem, der die Macht hat und mit dieser Frage:

„Mein Lieber, betrachte, was dir vor drei Wochen gesagt worden ist. Der Macher, der macht und vor lauter Tun vergisst zu ruhen. Du hast eine Entscheidung getroffen vor einigen Wochen. Doch schau, ob du immer noch dahinter stehst! Doch schau, ob du immer noch in deiner Mitte bist und nicht schon wieder versuchst, hie und da für andere den Weg zu ebnen! Oder ein gutes Werk zu tun, wo es nicht erwünscht wird. Egal aus welchen Gründen du es tun möchtest. Bedenke, dass auch Andere ihren eigenen Weg haben. Die Entscheidung mag zwar von dir gefällt worden sein. Und sie mag auf den ersten Blick für den Anderen überraschend gekommen sein. Doch glaube, dass auch auf der anderen Seite schon längstens Überlegungen in dieser Richtung angestrebt wurden. Und nun bedenke, das die andere Seite ihre Energie mit einbringt und dass es an der Zeit ist, gemeinsam ein klärendes Gespräch zu führen. Gemeinsam zu sehen, dass das, was geschieht, im Moment projiziert wird als Strafe, als Bestrafung, als Verletzung und dass auch du innerlich nicht mehr so ganz in der Entscheidung stehst. Dein Mitgefühl, dein Mitleid wird nicht benötigt von der anderen Seite. Du bist empfänglich für diese Form der Energieaustragung. Wenn du willst, so nenne es einen Kampf auf einer anderen Ebene. So bringt beide den Kampf auf diese Realität, klärt was zu klären ist, so schnell wie möglich! Und du wirst sehen, dass die anderen Auswirkungen verschwinden werden. Und bedenke, auch für dich gilt es, wie für die gesamte Gruppe, das zu nutzen, das zu benutzen, was ihr erlernt habt und was ihr weitergebt und in dem ihr geschult worden seid. Auch du, mein Lieber, bist aufgerufen mitzuarbeiten in deinem täglichen Leben und auch hier für dich mit der innerlichen Arbeit zu beginnen."

„Die, die die Liebe lebt, hat nun schon sehr deutliche Hinweise erhalten. Auch hier werden wir uns wiederholen. Du, die die Liebe lebt, darf lernen, wie es ist zu hassen. Und siehe die letzten drei Wochen. Bedenke, Unsicherheit, nicht genau wissen, na ja, es könnte ja sein, ich glaube ich würde ja, wenn..... All diese Satzanfänge, die im übrigen auch für ein oder zwei andere Gruppenmitglieder gelten, sind das, was Tag für Tag etliche Male durch deinen Kopf geht. Wir haben beim letzten Mal deutlich versucht, Dir zu sagen, wo du stehst. Bedenke, dass du endlich beginnen darfst, die Dinge anzunehmen. Wir können immer nur darauf hinweisen. Die Fingerzeige und Hinweise sind doch nun nicht gerade gering. Vertraue auf das, was du kannst und lasse fließen. „Doch bitte auch für dich!" Viele großen Heiler dieser Erde zeichnen sich aus durch einen sehr schlechten gesundheitlichen Zustand. Das hat damit zu tun, dass sie helfen und helfen wollen, was sie ehrt. Doch auch sie betreiben Missbrauch mit der göttlichen Energie. Denn zuerst heile dich, zuerst behandle dich! Und wenn du heil bist, nimm das Geschenk, das du erhalten hast und reiche es weiter! Und erst wenn du satt bist, nimm das, was reichlich vorhanden ist und gib es weiter! Und erst wenn du dich liebst, mache dich auf, andere zu lieben und empfange auch die Liebe anderer!"

„Die Sanfte, die Licht in die Dunkelheit bringt. Das ist dein Thema. Zu sanft zu sein, war nicht gemeint. Nun, Sanftheit aus der Ferne ist auch ein Weg. Macht aus der Ferne ist auch möglich. Du wirst dich nicht schützen vor Schmerz, wenn du flüchtest. Flucht bedeutet nur ein Davonlaufen, um am Ende des Weges sich selbst und den Herausforderungen wieder zu begegnen. Keine Wurzeln mehr zu haben, bedeutet nicht, trotzdem ein Baum zu sein. Die Faszination beginnt dort, wo alle Facetten von dir offenbart werden. Deine Rolle weiter zu spielen, wird dich nicht weiterbringen in deiner Arbeit. Seit du selber gelernt hast, wie es ist _ es gibt einen Ausdruck bei euch, „Jemanden am langen Arm verhungern lassen" - wendest du das an, in deinen Beziehungen und in deinem Umfeld. Und du wunderst dich, dass du nicht in der Lage bist, zu deinem Punkt zu kommen, zu deinem Mittelpunkt zu kommen? Wie auch? Deine Energien sind um dich herum verstreut wie Hunderte von Tentakeln. Die Sanfte bedeutet auch, die Stärke zu kennen, bedeutet auch, in sich stark zu sein. Es bedeutet auch, aufhören zu spielen, zu plänkeln. Nicht ausschließlich, aber es ist an der Zeit, die Dinge anzugehen. Licht zu bringen in die Dunkelheit bedeutet, lichterfüllt zu sein. Und das braucht Disziplin, nicht immer, aber in der nächsten Zeit, sowie Regelmäßigkeit, Bestärktheit, Bodenständigkeit. Nur dann ist es möglich, die Dinge des Himmels, die Dinge von anderen Ebenen in diese Realität zu bringen und auch so auszudrücken. Wenn du ewig mit deinem Kopf in den Wolken bist, hast du keinen Boden. Und wir verstehen, dass es einfacher und schöner ist zu fliegen, um nicht in dieser Realität zu sein mit all den lästigen Dingen um einen herum, mit dem Alltag, mit dem Einerlei, mit der Verantwortung. Doch bedenke, du kannst so tun wie du möchtest. Doch mit deinen Gaben zu gehen, mit deinen Qualitäten bedeutet auch, im hier und jetzt zu sein. Hier verankert zu sein und um das Oben zu wissen und aus dem Oben zu empfangen. Und so bedenke deine weiteren Schritte und beginne mit deinen Formen der Disziplin."

„Der Mensch, durch den wir sprechen. Nun, du hast begonnen, etwas zu tun, was du erfolgreich in den letzten Jahren abgewehrt hast. Du hast angefangen zu entspannen, du hast angefangen loszulassen. Nun ja, ein wenig zumindest. Und du hast angefangen zu spüren und zu sein. Oh ja, wir haben gesehen, wie qualvoll es für dich war. Und darum dir auch bewusst Situationen geschickt, so dass du mehr oder weniger gezwungen warst, für dich zu sein. Aber auch, um für eine gewisse Spannung zu sorgen und um dir klar aufzuweisen, wie dein persönliches Spiel funktioniert, wie du deine Spannung aufrecht erhältst. Darum haben wir Dir in den letzten 3 Wochen diese interessanten Nächte geschickt. Aber, wir haben auch gesehen, dass du nicht ganz verstanden hast, wozu diese Nächte gut waren. Und darum weisen wir dich heute darauf hin, dass du so in deinem Leben funktionierst, dass du so mit dir umgehst. Dich so konditionierst, deine Erwartungshaltungen in bestimmten Richtungen aufrechterhältst. Und du siehst, wie wunderbar es nach dem zweiten oder dritten Mal funktioniert. Dies gilt übrigens auch für den Rest der Gruppe. Konditionierung ist etwas, das ihr alle wunderbar beherrscht. Ich kann nicht, ich kann im Moment nicht, ich kann jetzt nicht, ich will nicht, ich möchte eigentlich nicht. Das sind alles Sätze von euch, Gedankengut die zwei - dreimal ausgesprochen, eine Konditionierung hervorruft, die schwer ist, wieder abzubauen. Nun, du hast gesehen, wie es funktioniert. Dein Thema ist immer noch das Loslassen. Oh ja, wir sehen, dass es wirklich für dich schwer ist. Aber du hast in den letzten Wochen erkannt, dass es möglich ist. Und zu deiner Frage von heute Mittag und von Vorgestern sei dir gesagt, dass im

Loslassen die Lösung liegt. Im entspannten „Sein" können Wunder geschehen.

Der, der die Vergebung lebt, ist der, der lernen darf zuzuhören. Er ist der, der viele Dinge umsetzt, aber immer noch hinausatmet, anstatt in sich hineinzuatmen. Die Stille, mein Lieber, ist etwas, was auch für dich gilt. Es gibt ein Sprichwort bei euch: Reden ist Silber, Schweigen ist Gold. Nun sei dir gesagt, dass du lauter Silberstücke in deinen Händen hältst, mache sie doch zu Gold! Und du wirst sehen, dass auch die letzten Blockaden verschwinden werden. Und du wirst sehen, dass die Dinge endgültig zum Fließen gelangen. Begreife, dass deine Stärke genauso im Schweigen liegt! Auch dir wurden Hinweise gegeben. Doch du hast die wunderbare Gabe, das wissen wir, die Dinge nicht zu hören, Dinge nicht zu sehen und Dinge nicht zu fühlen, wenn du es nicht willst und zwar bewusst! Das geschieht aus der Angst heraus, verletzt zu werden. Doch lass dir gesagt sein, das wird dich nicht schützen und du spürst es schon langsam! Du brauchst dich nicht zu beweisen! Bedenke, dass du das Wertvollste bist was du hast! Bedenke, dass du das Beste bist was du hast! Und wenn dir klar ist, dass du wertvoll bist, dann brauchst du dir die Bestätigung nicht mehr von außen zu holen. Nehme die Geschenke, die dir die Anderen geben, dankbar an. Doch bedenke, dass zwischen dem, was die Menschen sagen, dass zwischen dem, was die Menschen tun, oft mehr liegt. Und wenn du nicht richtig zuhörst, nicht richtig hinschaust und nicht richtig hinfühlst, kannst du es nicht hören, nicht sehen und nicht fühlen.

Ihr seid Kinder des Lichts. Jeder von euch hat den freien Willen. Wir wissen darum. Doch bedenkt, ihr alle habt euch zusammengefunden. Die, die jetzt hier sind, die, die noch kommen werden, und die, die sich im Moment

überall auf der Erde treffen, um mit am großen Plan zu helfen. Jeder auf seine Art und Weise. Es war euer Ruf. Es war euer bewusster Wunsch. Und darum beginnt bitte, mit euren Qualitäten umzugehen und mit dem, was wir euch schicken weiterzugehen. Wir wissen, dass ein jeder von euch seine Zeit braucht. Aber bedenkt, es ist unnötig, an der Ampel zu stehen, wenn grün ist und man eigentlich über die Straße möchte. Nur weil Einem eine innerliche Stimme hin und wieder zuflüstert: Eigentlich ist es ganz nett auf dieser Seite. Bedenkt, dass ihr euch entschieden habt! Dass jeder Einzelne von euch, sowie die Gruppe den dringenden Wunsch hat, voranzukommen.
Dann ist da, was wir sagen: „Diese Gruppe zeichnet Ungeduld aus“. Oh ja, ihr wollt das Haus bauen und mit dem Dach beginnen. Meine Lieben, das kann nicht klappen! Das Fundament darf stimmen, der Grundstock darf gelegt sein und dann können wir gemeinsam voranbauen.
Und so möge die heutige Unterweisung für jeden Einzelnen von euch sehr persönlich sein. Doch seid gewiss, dass unsere Liebe und unser Segen mit euch sind. Dass wir auch bei jedem Einzelnen sehen und erkennen, wie schwer er es sich selber macht. Vertraut, seid in eurer Mitte und versucht möglichst lang dort zu bleiben!
So spürt unsere Liebe!

Ich bin Avanshar, Meister der fünften Ebene!

Der Segen des Universums sei mit euch.

„Angst ist eine Illusion“

Ich bin Avanshar, Meister der fünften Ebene.

Ich begrüße euch, Kinder des Lichts.
Der Segen ist mit euch!
Wir sehen mit Freuden, dass ihr wieder zusammengekommen seid.

Die Sanfte, die das Licht in die Dunkelheit bringt, hat sich aus diesem Kreise ausgeschlossen, hat ihren Willen kundgetan, erst noch einen anderen Weg zu beschreiten. Der freie Wille, so haben wir es euch gesagt, ist heilig. Und so lasst sie gehen in Frieden. Sie möge zu einem anderen Zeitpunkt, an einem anderen Ort wieder dazufinden.

Der Segen des Universums ist mit euch. Das Licht ist mit euch, ihr seid Kinder des Lichts!
Und so wollen wir heute mit euch über das Größte und Wichtigste oder eines der wichtigsten Dinge in eurem Leben, im Leben aller Menschen, sprechen und zwar über die Angst!
Wir haben euch schon einmal eine kleine Unterweisung gegeben über die Angst. Doch wir wissen auch und wir sehen, dass dies ein großes und wichtiges und in euer aller Leben viel Raum gebendes Thema ist. Nun, was ist Angst? Woher kommt sie? Wie entsteht sie? Wieso hält sie sich so viele Jahrhunderte, Jahrtausende in euren Leben?
Euer Schlagwort ist: „Angst ist eine Illusion“. Oh ja, wir wissen das. Manch einer der Menschen, die heute hier leben, wissen das auch. Doch für die meisten von euch können wir auch sagen, deine Realität ist Illusion. Genau so wenig würden sie das verstehen. Mit diesem Satz, Angst ist eine Illusion, kann kaum ein Mensch und auch ihr nicht, etwas anfangen. Wir werden

zurückgehen in die Jahrhunderte, wir werden zurückgehen durch die Jahrtausende. Und wir werden beginnen beim Anfang der Menschheit.
Es begann, dass der Mensch, da er kein Feuer besaß, mit Anbruch der Dunkelheit sich verkroch in Höhlen oder in tiefen Gängen, unter der Erde, geschützt vor denen, die in der Nacht sehen konnten und fraßen. Denn so war das Leben aufgebaut zu einer bestimmten Zeit. Und der Mensch verkroch sich und wusste, er durfte nicht hinaus, denn sonst verlor er sein Leben. Aber, er kannte keine Angst. Es war eine natürliche Schlussfolgerung von Leben und Tod. Dann kam Licht (Feuer) und das erste Mal stellte das Lebewesen Mensch fest, dass es mit diesem Licht etwas hatte, mit dem er anderen Schmerzen zufügen konnte. Mit dem er gegen andere Macht ausüben konnte. Er konnte damit verletzten, aber er wusste auch, dass er verletzt werden konnte. Und diese Wechselwirkung von Wissen, Macht ausüben, aber sich bewusst sein, dass jederzeit der Andere das Gleiche tun könnte, war die Geburt der Angst.
Hinter der Angst steht immer das Wissen um Macht. Der Schwächere hat Angst vor dem Stärkeren. Er hat Angst vor dessen Macht. Und der Starke hat Angst, denn es könnte einer kommen, der stärker ist, der mächtiger ist. Und so gibt es eine ständige Wechselwirkungen, denn ihr alle wahrt einmal der Schwache. Ihr alle wahrt einmal der Starke und Mächtige. Und all diese Geschehnisse sind in euch verankert, in jeder einzelnen eurer Zellen. Und je komplizierter eure Gesellschaftsform geworden ist, um so komplizierter und diffiziler wurden eure Ängste. Oh nein, ihr braucht heute nicht mehr mit Keulen und Feuer auf euch losgehen, denn das hat ein jeder. Ihr bekriegt euch heute mit den feinen Waffen. Und so, wie eure Waffen immer feinsinniger werden vom Laserstrahl angefangen, über die feinsten Biowaffen, über die feinsten chemischen Waffen, so habt ihr auch die Waffe des Geistes entdeckt, die der

Sprache und der Gestik. Mit der ihr in diesem Leben groß geworden seid, die ihr oft genug unbewusst einsetzt. Es gibt unglaublich viele Gestiken, Körperhaltungen, Augenblicke - und das meinen wir wörtlich – Blicke der Augen, die den anderen dazu bringen, still zu sein. Die den Anderen dazu bringen, seine Augen niederzuschlagen. Die dem Anderen Macht vermitteln und Angst auslösen. Und dabei gehen wir noch nicht einmal in euer Gedankengut, wo ja eigentlich alles beginnt. Wir gehen noch nicht einmal mit euch in die vierte Ebene, wo all die Schreckensvisionen, Träume und Bilder von jedem Einzelnen von euch lagern. Die Begegnungen, die ihr habt, speziell in dieser Gruppe und speziell in den letzten Wochen, wurden euch angekündigt von uns, wurden euch mitgeteilt, wurden euch aufgezeigt. Denn es waren Begegnungen der Angst, wobei ein jeder von euch seine ureigene Angst besitzt. Keiner von euch ist frei davon. Manch Einer leidet noch sehr, während Andere schon in der Auflösung begriffen sind. Doch bedenket, dass diese Ängste eine Ansammlung sind von gespeicherten Dingen, von gespeicherten Erfahrungen, Erlebnissen über Jahrhunderte, sogar über Jahrtausende. Die Angst war oft genug ein Motor für euch, um euch voran zu treiben. Aber sie war zu oft die Hemmschwelle, der Hemmschuh, der euch hat verharren lassen, wo vorangehen angesagt war. Und so bedenkt, dass dieses Leben gelebt werden darf mit all seinen Erfahrungen, mit all seinen Erlebnissen!

Es liegt an euch, jeden Tag zum schönsten und erfülltesten Tag zu machen!

Eine Herausforderung oder, wie ihr es benennt, ein Problem, als das anzusehen, was es ausschließlich ist, nämlich eine Lernsituation.

Ein einfaches „Dankeschön", Dankeschön, dass ich lernen darf, würde als erste Reaktion auf alle Situationen, die euch begegnen, genügen, um euch herauszuholen aus euren Gedanken, aus eurer quälerischen Lebensart. Ihr seid beschützt. Wie oft sagen wir euch dieses? Wie oft habt ihr diesen Satz schon von uns gehört?

„GLAUBET“ „VERTRAUET“

Die Dinge werden euch begegnen. Die Situationen werden sich kreieren um euch herum oder auch mit euch. Doch ihr könnt gelassen in eurer Mitte verbleiben, es euch anschauen, lernen und dann loslassen.

Die Angst ist immer die Nachhut des Zweifels! Zweifel entstehen, wenn ich nicht in meiner Mitte bin. Wir haben über Zweifel schon einmal gesprochen. Oh ja, ihr braucht Rat. Also kommt ihr, fragt uns. Dann steht ihr auf, fragt weiter, aber nach außen. Denn ihr könnt nicht abwarten. Die Geduld, das Lieblingsthema dieser Gruppe, braucht manchmal eine gewisse Zeit, um die Antwort zu hören und auch, um euch die Antwort zu geben. Einen anderen Menschen zu befragen, ist natürlich einfacher, da die Antwort schneller kommt. Dort entstehen dann auch eure Zweifel. Der Andere kann nur aus seiner Sichtweise antworten. Ihr könnt einem Anderen nur aus eurer Sichtweise antworten. Und so habt ihr zwei Antworten, von links und von rechts. Welche werdet ihr annehmen? Es bedarf manchmal einfach eines längeren Zeitraumes, eines größeren Spielraums für die Antwort. Und wie euch schon einmal gesagt wurde, die Antwort kann auf verschiedenste Weisen zu euch gelangen. Und ihr wisst es, wenn ihr die Antwort erhaltet, dann gibt es keinen Zweifel und es gibt keine Angst.

Die Angst entsteht durch euer Gedankengut: Was wäre, wenn.......?

Stellt doch einmal die Gegenfrage: Warum sollte es denn.......?

Und oft genug werdet ihr erkennen, dass die Antwort sein wird: .....,weil ich es so verdient habe.

Das bedeutet, dass ihr die Angst entstehen lasst. Einmal aus einer Erwartungshaltung heraus, weil vielleicht fünf, sechs, sieben Erfahrungen euch gelehrt haben, dass die Dinge eben nur so geschehen und nicht anders. Und zum Anderen aus einem Schuldgefühl heraus, dass wiederum mit eurem Selbstwertgefühl zu tun hat. Und auch dieses entstand aus den verschiedensten Gesellschaftsformen der letzten Jahrhunderte, dass der Mensch nur unter bestimmten Bedingungen einen gewissen Wert darstellt. Wir können das zurückverfolgen durch eure Menschenleben. Wer gesund war, konnte schwer arbeiten. Wer krank war, war nichts mehr wert, war wertlos als Arbeitstier. Wer blond und blauäugig war, war wertvoll. Wer eine krumme Nase hatte und schwarzhaarig war, wurde in den Ofen gesteckt. Wer schwarzhäutig ist oder rotbraun gehört zur minderwertigen Rasse. Wer hellhäutig ist, ist wertvoll. Wer weiblich ist, ist weniger wert als männlich. Wer lange Fingernägel trägt ist reich, der braucht nicht zu arbeiten usw., usw., usw.
Seit Jahrhunderten habt ihr Regeln aufgestellt, die ausschließlich mit dem Wert eines Menschen zu tun haben. Aber nicht nur das. Auch mit eurer Umgebung, egal ob Pflanzen oder Tiere, alles wurde oder wird bewertet. Und so könnt ihr euch vielleicht vorstellen, wie viel ihr an Ballast in diese Realität mit euch herumtragt, mit wie viel Schuld und dadurch verbunden, mit wie viel Angst ihr euch beladet.
So lasst euch denn gesagt, ihr seid Kinder des Lichts. Ihr alle seid behütet. Ihr seid beschützt, auch wenn es euch hin und wieder nicht so scheinen mag. Glaubt, dass es an dem ist!
Allen Situationen drückt ihr euren Wertstempel auf. Ihr könnt loslassen und darauf vertrauen, dass die Dinge gut laufen für euch.
Das Leben selbst soll für euch ein Fest sein!
Das Leben selbst soll für euch Freude sein!

Angstfrei, schuldfrei, wertfrei. Besonders die weiblichen Mitglieder dieser Gruppe arbeiten jetzt stark an der Auflösung. Für sie ist es noch schwerer. Da sie in diesem Leben ein weniger wertvolles Leben gewählt haben, indem sie in ihrer Gesellschaft als weiblich erschienen sind. So führt ihr einen doppelten Kampf. Doch vertraut darauf, dass dies nicht notwendig ist. Die geistige Welt macht keinen Unterschied. Die geistige Welt wertet nicht und teilt nicht. Ausschließlich in eurer Realität haben diese Themen Wertigkeit. Ausschließlich in eurer Realität könnt ihr diese Themen auflösen. So werdet ihr, und seid gewiss darum, unsere gesamte Aufmerksamkeit und Unterstützung haben. Denn es ist nun an der Zeit, die Aufgaben anzugehen. Zu beginnen, den großen Plan zu unterstützen. Zu beginnen, auszusäen und voll und ganz tagtäglich mit dem Licht zu sein. Und zwar mit eurer gesamten Aufmerksamkeit und mit eurem gesamten Sein.
Die großen Blockaden habt ihr gelöst. Ihr habt in den letzten Wochen sehr viel gelernt. Wir wissen, dass es nicht einfach war, für jeden Einzelnen von euch. Um so mehr erfreut es uns, dass ihr euch zusammen gefunden habt und weiter gehen wollt. Und so nehmt die Geschenke des Universums an! So nehmt die Geschenke der geistigen Welt an! Nicht nur in der nächsten Zeit, sondern solange, wie euer Dasein in dieser Realität sein möge.
So spüret unsere Liebe! So spüret das Licht!
Der Segen des Universums ist mit euch.

Ich bin Avanshar, Meister der fünften Ebene!

„Das Geschenk des Friedens"

Ich bin Avanshar, Meister der fünften Ebene.

Ich grüße euch, Kinder des Lichts.
Die heutige Botschaft kommt, da ihr nun auf einem Punkt angekommen seid, wo ihr der Hilfe benötigt und auch empfangen könnt.
Der Segen des Universums ist mit euch. Ihr habt erlebt in den letzten Wochen, was wir euch gesagt haben. Jeder Einzelne von euch ist durch das gegangen, was ihn wirklich blockiert hat. Ist durch das gegangen, was wirklich wie ein Kloß in ihm steckte. Wir sehen eure Realität und manche von uns kennen sie. Und es ist nun wichtig für euch zu erfahren, dass ihr euch nicht festhaltet, dass ihr euch nicht festnagelt in dieser Realität. Es ist euch durch eure Multidimensionalität, eurer Vielfältigkeit des Seins, durch eure vielen Facetten und euren vielen Möglichkeiten gegeben, euch nicht nur einseitig zu orientieren. Es gibt so viele Räume. Es gibt so viele Zeiten. Es gibt so viele Möglichkeiten. Doch ihr bewegt euch oft genug in dem kleinen Radius, der euch bekannt ist. Ihr bewegt euch oft genug in einem zu kleinen Umfeld, obwohl ihr wisst, wie es ist, sich auszudehnen. Obwohl ihr wisst, wie es ist zu fliegen, in allen Bereichen, in allen Ebenen. Habt keine Angst! Jeder Einzelne von euch erfährt Schmerz. Das ist es, was ihr kennt. Das ist es, was ihr erfahrt. Das ist es, indem ihr gewachsen seid. Jeder Einzelne von euch brauchte diese Erfahrung. Egal was ihr tut, egal was ihr denkt, ihr werdet immer und zu jeder Zeit die Möglichkeit haben diesen Schmerz wieder zu erfahren, mal mehr, mal weniger, je nach der Bedeutung der Blockaden. Aber so braucht es nicht zu sein. Und dies ist etwas, was wir mit Gewissheit sagen können! Seid frei!

Schaut, was hat es euch gebracht! Schaut an, was hat es mit euch gemacht! Schaut an, wo ihr seid, wo steht ihr jetzt? Der Schmerz ist eine Form von Reinigung. Der Schmerz ist eine Form von Entgiftung. Ihr dürft wissen, dass es so nicht zu sein braucht. Ihr dürft wissen, dass ihr euch und Anderen mit Freude und Liebe begegnen könnt. Zu jeder Zeit, zu jeder Stunde, zu jeder Minute, ja zu jeder Sekunde in eurem Dasein könnt ihr so euer Leben begehen. Akzeptiert, dass viele Dinge einfach sind, dass viele Erlebnisse nicht nur für euch, sondern auch für alle Anderen da sind. Es ist nur eine Frage der Betrachtung. Und es ist eine Frage der Beurteilung. Wenn ihr Dinge verurteilt, so werden sie euch immer wieder begegnen. So lange, bis ihr gelernt habt, damit umzugehen. Es geschehen zu lassen, es anzuschauen, dankbar zu verabschieden und das war's dann. Schaut an, was geschehen ist! In den letzten Wochen und Tagen seid ihr alle mit den Dingen konfrontiert worden, die ihr gefürchtet habt, die ihr zutiefst verurteilt habt. Oh ja, wir wissen darum! Wir wissen es von jedem Einzelnen. Ja, es gibt viele Dinge, nicht nur in diesem Leben, die ihr nicht versteht. Aber ihr braucht es auch nicht. Die Geschehnisse der Zeit werden euch offenbart, wenn es für euch wichtig ist. Dann erlebt ihr das, was ihr so schön den „Aha-Effekt" nennt. Dann erlebt ihr, dass ihr aufatmet und sagt: „Nun habe ich begriffen!" Und dann könnt ihr Erlebnisse, Geschehnisse, Traumata loslassen, und darüber Frieden geben. Und dann strahlt ihr das aus, wenn ihr anderen begegnet, die in einer ähnlichen Situation sind, ähnliche Erlebnisse erfahren. Gerade zu der Zeit und an euren Energien und an dem, was ihr ausstrahlt, den Frieden nämlich, werden sie sehen, fühlen, spüren auf allen Ebenen, dass alles möglich ist.

Ihr seid so bemüht die Dinge zu erklären, zu erarbeiten, vorzuleben, vorzumachen. Und die anderen sollen das euch möglichst gleich tun. Aber das geht nicht. Denn jeder erlebt die Dinge auf seine Art und Weise. Und nur an einem Punkt werdet ihr euch treffen. Nämlich an dem Punkt, wo auch der andere bereit ist Frieden zu geben, Frieden zu machen. Wenn ihr daneben steht, das ist euer Anteil am großen Plan. Es geht nicht darum, den Menschen die Lebenszusammenhänge zu erklären. Es geht nicht darum, den Menschen Verhaltensmassregeln zu geben. Es geht nicht darum, den Menschen zu sagen, wie sie ihr Leben zu leben haben, damit es ihnen besser geht. Das könnt ihr nicht. Das kann niemand. Ihr könnt Möglichkeiten aufzeigen. Die Menschen können euch fühlen. Und anhand der Liebe und des Friedens, die ihr aussendet, und des Lichts, das um euch herum erstrahlt, werden die Menschen zu euch finden. Es ist an der Zeit, euch das Geschenk des Friedens zu geben, euch allen. So nehmt bis zum Ende eures Jahres, nehmt in den nächsten Wochen, den Frieden. Diese wunderbare Energie, die wir euch nun senden, euch allen. Gleichgültig wo ihr euch im Moment befindet. Dies sei unser Geschenk an euch in eurer Zeit der Besinnung, in eurer Zeit des Friedens, des Lichtes, des Festes, das ihr feiert in eurer Realität. Und vertraut darauf, dass dieser Frieden euch immer begleitet! Dass dieser Frieden, wenn ihr es wünscht, in euch ist. Egal, was um euch herum geschieht. Diese machtvolle Energie ist ein Teil, den ihr erfahren dürft. Denn es ist einer der wichtigsten Anteile am großen Plan. Es ist an der Zeit, dass ihr loslasst, Frieden macht mit dem Schmerz.

Ihr wisst nun, wie es sich anfühlt, wenn ihr eure Erlebnisse habt, vor denen ihr viele lange Jahre, Jahrzehnte, Jahrhunderte davongelaufen seid. Es mag genug sein. Ihr dürft dieses Geschenk annehmen in dem Bewusstsein, dass ihr damit alles verändert. Ihr wisst um die Kraft der Gedanken. Ihr wisst um eure Macht, die ihr für euch einsetzen dürft. Und ihr wisst um unsere Hilfe. Und so lasst los und vertraut darauf, dass

eure Wünsche und Bedürfnisse erfüllt sind! Schaltet euren Verstand einfach ab! Seid und fühlt und spürt und genießt! Habt Freude! Seid glücklich! Fühlt euch frei! Seid frei! Denn das ist es, was eure Bestimmung auf diesem Planeten sein soll.
Dies gilt besonders für den Menschen, durch den wir sprechen. Bedenke, wie oft wir dir sagen, es ist schon da. So öffne deine Hände. So öffne dich ganz und gar! Sei dir bewusst, dass du bist und empfange!
Dies sei auch Euch allen gesagt.
So senden wir euch den Frieden. Und so segnen wir euch, jeden Einzelnen und die Gruppe. So seid gewiss, dass wir mit euch sind. Empfangt den Segen und das Licht des Universums.

Ich bin Avanshar, Meister der fünften Ebene!

Es ist schön, mit euch zu sein, Kinder des Lichts.

„ Vorstellung der Meister Saidin und Nesira“

Ich bin Avanshar, Meister der fünften Ebene.

Es ist schön, bei euch zu sein, Kinder des Lichts.
So kommen wir wieder zusammen. Wir sind heute eine Dreiergruppe. Es ist dazugekommen: „Saidin“, der Vollstrecker, der Vollbringer. Und es ist dazugekommen: „Nesira“, die Meisterin der Liebe.
Und so grüßen wir euch, Kinder des Lichts und der Segen des Universums ist mit euch.
Nun, ihr werdet euch fragen, warum wir heute gemeinsam erscheinen? Wir haben euch erzählt, wer wir sind. Wir haben euch unterrichtet von den Dimensionen, über das, was jetzt wichtig ist. Und nun schaut, warum wir erschienen sind. Wir sind die Wächter. Saidin, der Vollstrecker, ist der, der erscheint, wenn ihr euch bereit erklärt, alte Dinge abzuwerfen, euch zu trennen von alten Mustern. Nun, wir und auch ihr wisst, dass es nicht einfach ist, Abschied zu nehmen. Alte Glaubensvorstellungen und Verhaltensweisen loszulassen, ist nicht etwas, was ihr leichtfertig und frohen Mutes tut, nicht wirklich. Wir schließen da die sogenannten Lippenbekenntnisse aus. Oh ja, oft genug müsst ihr es nach außen tragen. Oft genug müsst ihr euch nach außen bestätigen, bis wirklich und wahrhaftig auch innerlich eine Abtrennung erfolgen kann. Warum nun heute?
Unsere Begleitung mit euch geht nun seid drei Monaten in eurer Zeitrechnung. Und ihr habt alle in einem rasanten Tempo Dinge durchschritten und Situationen durchlebt, die nicht einfach waren. Nun, Saidin kommt, wenn tatsächliche Veränderungen anstehen. Der Name Vollstrecker mag euch etwas hart erscheinen, aber er vollstreckt wirklich. Er hilft euch zu beschneiden. Er hilft euch die Trennung zu vollziehen. Ihr alle und jeder

Einzelne von euch kennt ihn, denn ihr seid ihm schon öfter begegnet in eurem Leben.

Der Macher als er sich entschied, seinen eigenen Weg zu gehen. Die, die die Liebe lebt, als sie sich entschied, eine Familie zu gründen wider all dem, was in ihr war. Die Sanfte, die Dinge tut wider ihrer Natur mit vollem Bewusstsein, in freier Entscheidung zum Wohle eines Anderen. Der, der die Vergebung lebt, im Loslassen seines alten Hahnes, seines alten Egos, der ewige Kampf zwischen Sein und Schein, der ihn bis zum heutigen Tage begleitet. Und die, durch die wir sprechen, die in diesem Leben ihrem Urteilen und Verurteilen begegnet bis zu allen Grenzen, der immer und überall alles genommen wird zur Auflösung der Vorurteile und Urteile. Exzessiv zu leben, ist auch eine Aufgabe in diesem Leben und da bedurfte es einiger tiefer Einschnitte und Entscheidungen.

Und so hat jeder Einzelne von euch Saidin an seiner Seite gehabt. Denn er äußert sich nicht wie wir mit Worten, sondern ausschließlich mit seiner Energie. Doch wenn er da ist, ist er sehr präsent. Und ihr alle dürft ihn begrüßen als Freund. Er kommt in Liebe, wenn ihr sehr verzweifelt seid, wenn eure Not am größten ist. Wenn die Dinge in eurer Realität euch so gebunden und gefesselt haben, dass eure Seele nach Hilfe ruft. Er ist da, wenn dreiviertel eures Selbst um die Entscheidung und die Loslösung weiß, aber das andere Viertel wie ein Bär kämpft. Dann kommt Saidin, der Vollstrecker und ist euch behilflich. Und darum ist sein Erscheinen natürlich nicht sehr oft.
Seit Wochen ist er mit in dieser Gruppe, denn er kommt lange vor seiner Zeit. Er gibt seine Energie dem Menschen, bewusst oder unbewusst, der ihn ruft. Und so ist es, wie auch bei vielen anderen Dingen, ein

langsames Wachsen und Erwachen bis zu dem Moment, wo ihr zu allem ja sagen könnt.

Nun, und so ist es auch heute. Der Macher, der seine Entscheidungen getroffen hat, der sich geklärt hat für die nächste Zeit.

Die, die die Liebe lebt, die sich selbst erlaubt hat, auch die andere Seite der Liebe anzuschauen und wieder hineinzugehen. Denn die andere Seite ist es, die du so gut kennst. Das auszuhalten, die Wahrheit zu erkennen, war für dich nicht einfach. Nein, du hast es wirklich vorgezogen eine tiefe Form der Reinigung und Buße dir aufzuerlegen und zu durchwandern. Doch sei dir der Liebe des Universums bewusst und auch der unsrigen.

Der, der die Vergebung lebt, erkennt langsam, wirklich sehr langsam, dass Erfolg ausschließlich etwas mit der eigenen Wertschätzung zu tun hat. Wir hören deine Frage immer wieder und geben dir immer die gleiche Antwort. Ja, es ist etwas wunderbares, Erfolg zu haben und Geld zu verdienen. Doch für wen? Deine Motivation liegt, wie so häufig, im Außen. Deine Motivation ist immer noch: „Wie stehe ich da?“ Du darfst es fühlen. Diese Lippenbekenntnisse, von denen wir zu Beginn sprachen, sind etwas, die dich ganz persönlich betreffen. Ja natürlich soll man die Vergebung leben, ja natürlich soll man nicht verurteilen, nicht urteilen. Aber, bedenke, dass gilt auch für dich selbst. Es gilt insbesondere für dich und an erster Stelle für dich selbst. Dein Erfolg, dein Verdienen tritt dann ein, wenn du davon überzeugt bist. Und zwar nicht: “Ich bin oder weswegen ich bin, verdiene ich.“ So geht es auch, aber nicht bei dir. Oder: „Ich verdiene nur, wenn ich das mache oder es so mache.“ Nein, all dies löse und fühle hinein in das, was du sagst, aussprichst und denkst. Denn wenn du all das, was du aussprichst und denkst auch beginnst zu fühlen in deinem Herzen, dann kannst du es kreieren und in Visionen umsetzen. Du bist auf dem Weg. Aber immer noch stellst du dir Fallen. Immer noch bist du durch Altes gefesselt. Doch das ist der Grund, warum Saidin in dieser Gruppe ist, denn auch du löst auf.

Die Sanfte, die die Licht in die Dunkelheit bringt, steckt mitten in dem Prozess des Weitergehens, so wie ihr alle. Und das bedeutet diesmal nicht, hinfort! Sondern es bedeutet wirklich das, was dieses Wort aussagt „weiter gehen". Nicht weiter flüchten, nicht zurücklaufen, nicht fortlaufen, sondern ein Schritt nach dem andern vorwärts. Saidin ist gekommen, um auch mit dir den Weg der Trennung zu vollbringen. Alte Dinge zum Abschluss zu bringen, Frieden zu machen. Und vor allem wirklich mit Neuem anzufangen. Du bist auf besondere Art und Weise mit den verschiedensten Ebenen verbunden. Es bedarf der Disziplin, auch für dich, damit umzugehen. Doch wir sehen deine Bereitschaft und sei gewiss, dass du deine Aufgabe erhältst. Die, und dessen sei dir auch gewiss, sehr bodenständig sein wird.

Und da wir beim Thema Boden sind, gehen wir über zu dem Menschen, durch den wir sprechen. Er hat sich – nun ja - einige Jahre damit mächtig abgemüht, nicht verrückt zu sein und zu werden. Durch intensivste Übung sich ordentlich in den Boden gesenkt und nun verlernt zu fliegen. Nun, sei du gewiss, dass all das, was du erlebt hast, dir wieder deine Flügel zum Ausbreiten, zum Schwingen bringt. Es wird noch eine Aufgabe kommen und wir wissen um deine Freude des Außergewöhnlichen, wo du lernen wirst zu springen und deine Flügel auszubreiten.

Für euch alle ist gekommen Saidin, der euch behilflich ist im Moment, diese Dinge zu entwickeln. Den neuen Wegen die Entstehung zu geben. Und seid euch gewiss, dass Saidin ausschließlich erscheint nach großem Rufen und Bitten.
Relativ schnell, um nicht zu sagen gleichzeitig und als Paar, tritt neben Saidin „Nesira", die Meisterin der Liebe, auf. Sie hilft euch, die Dinge loszulassen, die ihr vielleicht sogar über Jahrhunderte und Jahrtausende mit euch tragt. Denn dazu braucht es sehr viel Liebe. Sie hilft euch, die Leere auszuhalten, die kurzfristig erscheint, bevor das Neue sich kreiert. Denn dazu braucht es die Liebe. Sie hilft euch, all eure „Wenn's" und „Abers" zu begegnen. Damit ihr überhaupt den ersten Schritt macht in das Neue hinaus, braucht ihr die Liebe. Und darum erscheint Nesira, die Meisterin der Liebe, der universellen Liebe. Aber auch mit der Liebe für jeden Einzelnen. Nämlich das, was jeder einzelne Mensch, jedes einzelne Wesen und jede einzelne Lebensform in eurer Realität unter Liebe verstehen mag. Und so mögt ihr die gewaltige Größe ihres unglaublichen Seins erfassen und verstehen, ihre unglaubliche Energie erspüren! Denn diese Liebe ist es, die euch alle mit Allem verbindet. Sie ist die Mittlerin der göttlichen Liebe, der Liebesformen in eurer Realität. Sie ist auch die, die alles, was ihr mit Liebe verbindet, transformiert, wie z.B. Liebestränen, Liebesleid, Liebesschmerz, Liebesglück. All diese Dinge, die ihr mit eurer Form der Liebe ausdrückt, setzt sie um, übersetzt sie und leitet es weiter. Umgekehrt vermittelt sie jedem Einzelnen von euch, was Liebe noch sein kann, außerdem, was ihr meint zu leben.
Und so sind wir heute hier erschienen, euch allen, jedem Einzelnen von euch sowie der Gruppe, um euch immer mehr aufzuzeigen. Euch mit behilflich zu sein, euer Bewusstsein anzuheben. Wir wissen, dass die Arbeit schwer ist. Das ihr in persönlichen Bereichen

stark gefordert werdet. Aber vertraut darauf, das ist notwendig. Denn die Arbeit ruft, eure gemeinsame Arbeit und ihr seid schon mitten darin, alle. Vertraut darauf, dass wir euch hören, euch universell erfassen. Auch wenn der eine oder andere Fokus euch wichtig erscheint oder ihr bestimmte Dinge nicht versteht. Trotz alledem geht ihr mit eurem gesamten Wissen und willentlich voran mit großen Schritten, mit einer großen Schnelligkeit. Und das ist auch gut so. Denn eure Zeit beschleunigt sich und die Menschen werden folgen. Und so ist die Aufgabe des großen Plans. Es ist schön, wie ihr mitgeht und wie ihr bereit seid.
So seid euch bewusst, dass ihr Kinder des Lichts seid! Seid euch bewusst, dass der Segen des Universums mit euch ist! So spürt die Liebe und den Frieden, den wir euch übermitteln!

So grüße ich euch, Avanshar Meister der fünften Ebene.

Es grüßt euch Saidin der Vollstrecker und Nesira, Meisterin der Liebe. Das Licht sei mit euch!

„Das Buch des Wissens hat kein Ende“

Ich bin Avanshar, Meister der fünften Ebene.

Ich begrüße euch, Kinder des Lichts.
Und so verbindet eure Energien, lasst das Licht fließen und spürt unsere Liebe!

Wir begrüßen den Atlanter, der zu dieser Gruppe stoßen wird, der, der das alte Wissen trägt.

Wir freuen uns, mit euch zu sein, außerhalb eurer angegebenen Zeit. Das ist gut, denn der Mensch, durch den wir sprechen, ist immer noch nicht gewillt die Energie anzunehmen und damit zu arbeiten. Darum kommen wir immer wieder außer der Reihe. Denn so kann er keine Blockaden bauen. Außerdem wissen wir, dass er das Außergewöhnliche liebt. Im übrigen ist es das, was der Mensch, durch den wir sprechen, erlebt, wenn er dieses Haus betritt, mit den Menschen, mit denen er verbunden ist, wie mit seiner Gruppe. Er weigert sich, diese Energie anzunehmen und fließen zu lassen. Er weigert sich, das Leben anzunehmen, und darum ist er blockiert mit seinem Atem.

Nun ist das Thema gelöst worden und so seid willkommen. Wir freuen uns mit euch zu sein. Und wir werden auch gleich beginnen.
Das Thema heute wird sein *„Entschluss“.*
Nun, wie immer werden wir eine kleine Definition vorab geben, damit ihr wisst, was wir meinen. Und damit es in euer Bewusstsein einkehren kann. Ein Entschluss bedeutet in eurer Realität eine Entscheidung mit einem Ende, darum auch Schluss. Schluss mit diesem und mit jenem. Einen Schlusspunkt setzen, einen Schlussstrich ziehen. Oh ja, die Dinge müssen bei euch immer sehr

gradlinig verlaufen. Immer erst eins zu Ende bringen, bevor ich das andere beginnen kann. Immer erst etwas vollenden, bevor sich Neues kreieren darf. Doch so soll es nicht mehr sein. Die Dinge fließen. Viele Konstellationen, viele Wege fließen ineinander.
Ihr begreift immer noch nicht, dass nichts, was in eurem Leben geschieht, kein Mensch und keine Situation der ihr begegnet, umsonst ist. Selbst wenn sie noch so geringfügig und noch so klein scheint. Doch braucht ihr euch nicht damit zu belasten. Annehmen heißt, es in Dankbarkeit tun. Obwohl da sicherlich der Eine oder Andere in der Gruppe ein kleines Defizit hat. Loslassen, fließen lassen und darauf warten, dass der Punkt kommt, an dem ihr mit eurem Bewusstsein einsteigen und verstehen könnt. Und immer wieder weisen wir euch darauf hin, dass ihr euch darum geschickt worden seid. Dass ihr euch bewusst getroffen habt, in diesem Leben, um euch zu unterstützen. Um euch zu fördern, um euch zu helfen. Denn ihr seid alle mit dem gleichen rosa Strahl gekommen. Ihr habt eine identische Liebesenergie. Und darum könnt ihr euch ganz besonders helfen. Viele Dinge werden euch erst klar oder annehmbar für euch, wenn es ein anderer in Liebe aus der Gruppe zu euch sagt. Und seid gewiss, dass wir oft genug durch diesen Menschen mit euch sind. Denn ein jeder Einzelne von euch trägt auch unsere Energie. Und ist in Lage diese Energie weiterzugeben, abzugeben und Kanal zu sein für uns, wenn es benötigt wird. Und so versteht, das die Zeit reifen darf. Dass das Muster entstehen darf oder Altes sich auflösen kann. Ja, das euer freier Wille noch dasteht, ohne den nichts geschieht.

So wie der Mensch, durch den wir sprechen, immer wieder diese Energie verweigert. So wie der Mensch, der die Liebe lebt, immer wieder zweifelt. So wie der Macher immer wieder seine gesamte Energie nur in

eine Seite packt. So wie der Mensch, der die Vergebung lebt, immer noch nicht bereit ist, die Macht seiner Energien zu erkennen und anzunehmen. So wie die Sanfte immer noch gegen sich arbeitet, immer noch meint sich opfern zu müssen für andere - so lange werden wir Geduld haben. (Das Lieblingswort dieser Gruppe). So lange braucht es auch die Zeit.
Natürlich ist es an dem, dass es möglich ist, aus unserer sowie aus anderer Ebene die Dinge gewaltig zu beschleunigen. Doch, meine Kinder, das ist etwas worum ihr alle gemeinsam gebeten habt, dass das nicht mehr geschieht. Denn jeder Einzelne von euch hat schwere Zeit erlebt. „Urknalls", wie ihr sie nennt, erfahren. Mancher liebt sie noch immer, weiß aber um die immense Kraft und Energie, die freigesetzt wird, wie anhaltend er damit umgehen darf. Und darum, alles etwas sanfter, alles etwas langsamer. Gleichzeitig wird etwas in euch geschult und das ist Geduld, sowie das Wissen das die Dinge ihre Zeit brauchen, genauso wie die Menschen.
Doch bedenkt trotz alledem, das ihr jetzt und heute, wo euer neues Jahr beginnt, wo wieder alles neu anfängt, ihr beginnen dürft, mit euren Qualitäten weiterhin zu gehen. Und das bedeutet auch, für jeden Einzelnen von euch, „Entschluss" und „Entscheidung"

Der, der die Vergebung lebt, möge sich entscheiden. Möge für sich beschließen, was er wirklich tun möchte und auf welchen Ebenen. Das bedeutet: Wie weit bist du wirklich bereit den Weg zu begehen? Frei von dem, mit dem du dich abplagst? (siehe Wertigkeit). Gehe mit diesen Gedanken in dich, und arbeite damit!

Der Macher möge bedenken, dass seine Zeit gekommen ist, nicht nur Disziplin in die eine Seite der Arbeit hineinzulenken, sondern auch in deine andere Seite. Es ist an der Zeit, auch dahin Energie zu geben.

Und glaube uns, wenn wir dir sagen, dass du dann auf der anderen Seite viel weniger Zeit benötigen wirst. Das die Dinge viel intensiver und klarer fließen werden. Beginne umzusetzen, anzuwenden, was du gelernt hast und verschiebe diese Zeit nicht auf später! Heute ist heute, jetzt ist jetzt, und nun darfst du beginnen.

Die, die, die Liebe lebt, darf jetzt leben. Genieße, was dir an Gaben und Qualitäten gegeben ist. Sei mit dem. Werfe ab deine Zweifel, deine Gedanken. Sie sind nicht mehr notwendig! Die Unterstützung, die Zuwendung, die du benötigst, wird kommen, wenn du darum bittest. Die Betonung liegt auf „DU" bittest. Du hast die andere Seite gesehen, du hast mit ganz vielen, dunklen Gedanken Kontakt gemacht. Du darfst dir vergeben und loslassen. Und es ist auch bei dir an der Zeit, mit den Energien zu arbeiten. Bewusst darauf zu vertrauen, dass sie da sind und das du das deinige dazu tun kannst, indem du sie benutzt.

Zu dem Menschen, durch den wir sprechen, brauchen wir nichts weiter zu sagen. Es ist klar, wir haben damit begonnen. Du weißt um was es geht. Du siehst es deutlich in dir. Hör auf Widerspruch zu geben und hör auf zu kämpfen, wo kein Kampf notwendig ist!

Die Sanfte, die, die Licht in die Dunkelheit bringt, macht es tatsächlich umgekehrt. Sie bringt Dunkelheit ins Licht. Sie möge sehen, nun endlich, dass all die Opfer nicht notwendig sind. Sie möge die Schuld loslassen. Es ist genug. Du kannst dich immer tiefer und tiefer in die Dunkelheit hinein bringen. Das steht dir frei. Aber, es ist nicht notwendig. Indem du immer weiter ins Dunkle gehst, vergisst du deine eigentliche Arbeit und deine eigentlichen Aufgaben. Gerade Dunkelheit hat ihre Faszination. Löse dich, denn all das ist nicht mehr notwendig!

Ein kurzes Wort zu dem neuen Mitglied der Gruppe, der Atlanter. Er ist gekommen mit einem uralten Wissen und weiß in seinem jetzigen Leben nichts davon. Er ist absolut frei von allen früheren Geschichten. Sein Bewusstsein ist ausschließlich auf diese Realität gerichtet. Und er ist geschickt und gerufen worden, denn viele von seiner Art werden euch begegnen. Und durch die Aufnahme in diese Gruppe werdet ihr lernen, euch zu öffnen. Und er wird lernen sein Bewusstsein aufzuschließen. Es wird natürlich nur so weit gehen, wie er bereit ist. Aber er hat darum gebeten, um Hilfe, und so wird er diese Gruppe begleiten.

Es ist nicht immer notwendig, darum bitten wir euch, diese Worte genau zu verstehen, das alte Wissen oder das Bewusstsein in seiner Gesamtheit zu erfüllen. Viele werden euch begegnen, die nur bereit sind eine Teilsicht zu akzeptieren. Und das ist etwas, was ihr lernen dürft. Das die Menschen manchmal nur zwei Schritte vorwärts machen möchten, und damit soll es dann genug in diesem Leben sein. Doch mit eurer Arbeit werdet ihr ihnen helfen, in das nächste Leben mit einem andern Bewusstsein einzutreten. Darum ist es so wichtig, dass ihr bereit seid. Dass ihr beschlossen habt, bewusst in diesem Leben den Weg zu begehen. Und darum ist es möglich, dass ihr mitarbeitet am großen Plan. Und eure Lehrzeit wird bis zum Schluss gehen. Denn das Buch des Wissens wird nie ein Ende haben!
Wir werden euch immer ein wenig anstupsen. Wir werden euch immer wieder ein wenig erinnern. Gerade die, die sich immer wieder in anderen Energien verlieren. Aber, ihr wisst auch, dass unsere Liebe und der Segen des gesamten Universums mit euch sind. Und darum vertrauet! Seid mutig, und hört aufeinander! Denn ihr seid euch als Geschenk gegeben!

Und vergesst nicht, dass das Geschenk des Friedens weiterhin mit euch ist! Und so spüret unsere Liebe!

Es stand eine Frage aus zu den Seelen, die in eurer Gemeinschaft leben. Selbstverständlich sind sie gerufen. Warum glaubt ihr, fragen sie? Sie sind Kinder des Lichts. Diese alten Seelen spüren, dass sie mithelfen am großen Plan. Und selbstverständlich dürfen sie dazukommen, denn sie sind berufen worden. So nehmt sie auf in eurer Gemeinschaft, jederzeit. Macht sie vertraut.

Es werden immer Seelen im Wechsel dabei sein. Mal gemeinsam, mal vereinzelt. Aber sie sind so miteinander verbunden, dass, wenn nur eine Seele dabei ist, alle anderen davon partizipieren. Sie sind gesegnet. Ihr dürft von ihnen lernen, wie natürlich und einfach die Dinge fliessen können, wenn man sie lässt. Dass es nie einen Abschluss gibt oder ein Ende, nur einen Übergang in eine andere Situation, in andere Energien.

Ich bin Avanshar, Meister der fünften Ebene.

Ich segne euch Kinder des Lichts und es ist schön, mit euch zu sein!

„Die Familie des Lichts“

Ich bin Avanshar, Meister der fünften Ebene.

Ich begrüße euch, Kinder des Lichts.
Wir werden heute etwas unkonventionell beginnen. Denn es sind alte Seelen dabei, die etwas der Hilfe bedürfen, um sich hineinzufinden in die Energie des Lichts.
So verbindet euch. Schickt hoch über euren Kopf hinaus einen Lichtstrahl! Schickt ihn höher und höher, so dass er sich verbinden kann mit allen Seelen und Wesen, die heute Abend mit uns sind. Die Verbindung ist hergestellt.

Nun, heute Abend ist jemand dazugekommen. Wir freuen uns, dass der Ruf gehört wurde. Dein Name sei „der Atlanter“, der, der das alte Wissen trägt. Sei gegrüßt, denn auch du bist ein Kind des Lichts. Sei gegrüßt, denn deine Entscheidung in diesem Leben ist es gewesen, mitzuhelfen am großen Plan. Obwohl du vieles vergessen hast. Doch ein Teil von dir hat gerufen und du wurdest erhört. Die geistige Welt ist eine Welt voller Wunder. Die geistige Welt ist eine Welt, die allumfassend sieht. So, wie du teilweise mit deinem Computer. Deine Aufgabe wird sein, die Verbindung herzustellen von der alten zur neuen Welt. Du wirst die Schnittstelle sein, welche die Menschen berühren. Du wirst den Menschen jeglicher Art und Weise, die teilweise genauso unbewusst sind wie du, weiterhelfen und der Wegweiser sein. Oft wirst du nicht wissen, warum du dieses oder jenes sagst. Jedoch, wird es immer dem Anderen den Weg weisen. Und darum sei willkommen in dieser Gruppe. Sei gewiss, dass das alte Wissen erkannt werden wird, auch in diesem Leben. Sei gewiss, dass deine Aufgabe groß und wichtig ist. Und sei gewiss, dass du einzigartig bist im Hier und Jetzt. Lerne damit umzugehen. Lerne dir persönlich den gebührenden Respekt und die Liebe zum Leben zu geben, die du verdienst.

Willkommen seien auch die vier alten Seelen, die sich nun doch relativ schnell entschlossen haben, dem Ruf zu folgen. Denn die Energien beschleunigen sich und die Zeit kommt immer näher, wo euer Dienst und eure Aufgabe gefragt ist und wo ihr gefordert werdet. Und darum ist es wichtig, Helfer an eurer Seite zu haben, die mit euch sind und euch unterstützen, dass Licht zu halten. Denn glaubt wohl, für die Gruppe ist es nicht nur von Bedeutung die Aufgaben zu erfüllen, die jeder Einzelne sich gestellt hat. Sondern es wird wichtiger und wichtiger, innerhalb dieser Gruppe zu lernen, das Licht zu bündeln und hinauszuschicken. Durch das einfache Dasein, durch das einfache Hier sein, durch das einfache existent sein, sollt ihr Lichtträger sein. Ihr seid Pfeiler. Ihr seid die Ampeln, an denen die Massen von Menschen treten, mit ihren Fragen, ihren Verwirrungen und ihren Zweifeln. Es ist jetzt die Zeit gekommen, wo Reinigung erfolgt. Es gibt ein Sprichwort bei euch: „Wo Spreu vom Weizen getrennt wird". Und Viele, die scheinen, mehr Schein als Sein, werden ins Licht der Wahrheit gerückt. Und die, die mit ihnen waren, werden allein sein. Einsamkeit ist etwas, was jetzt in den nächsten Monaten viele Seelen betreffen wird. Aber diese Einsamkeit ist wichtig. Um sich zu öffnen für das Licht. Um sich zu öffnen für die neuen Energien. Und dafür braucht es Anlaufspunkte. Und diese Anlaufspunkte, meine Kinder, werdet ihr sein. Seid gewiss, dass für euch gesorgt ist, für alles was ihr benötigt.

Der Atlanter, der neu dazugekommen ist, kann gewiss sein, dass sein altes Thema erledigt werden wird. Denn bedenke das, was du erlebt hast, war etwas, das du mitgebracht hast in diese Zeit. Und es war etwas zu lernen für dich dabei. Denn du bist in dieses Leben gekommen und hast wieder etwas genommen und arbeitest wieder mit etwas, indem Manipulation groß geschrieben wird. Das ist ein ausführliches Thema für dich. Und so überlege dein Werken und dein Tun, denn die Dinge können Euch immer zum Segen gereichen oder zum Gegenteil.

Den anderen dieser Gruppe möge gesagt sein, „lasst los". Die Aufgabe ist die, was zu tun ist und nicht das Warum.
Es werden mehr und mehr zu dieser Gruppe kommen. Denn dieses Jahr, in eurer Zeitrechnung, wird unglaubliche Energien freisetzen, Unglaubliches wird geschehen. Die Menschen werden beginnen, nach diesem Jahr oder in dieser Zeit wieder an Wunder zu glauben. Euer gemeinsames Licht wird nicht nur helfen, dass die Menschen die Wunder sehen, sondern dass sie diese Wunder auch annehmen können. Wisst ihr, wie viele Wunder ihr in eurem Leben, jeder Einzelne von euch, erhalten hat? Schaut in euch hinein. Wie viele könnt ihr noch sehen, an wie viele könnt ihr euch noch erinnern?
Jeder Einzelne von euch wird in den nächsten fünf Tagen, in eurer Zeitrechnung, sein ganz persönliches Wunder erleben. Ihr dürft euch bei eurer nächsten Zusammenkunft darüber unterhalten und austauschen.
Es ist nun an der Zeit, für jeden Einzelnen von euch, Schlussstriche zu ziehen, alte Dinge zu begraben, alten Geschichten zu vergeben, neu zu beginnen. Denn das ist es, was ihr benötigt für den großen Plan. Bedenkt, wenn ihr das Alte nicht loslasst, ist kein Platz für das Neue. Es werden in den nächsten Wochen Situationen zu euch kommen, bei denen nicht mehr die Frage ist:

„Oh mein Gott, was denkt der von mir? Was denken die von mir? Oh mein Gott, was glauben die denn von mir?“ Es wird an der Zeit sein, zu vertrauen und die Dinge einfach zu tun!

Da möge euch der Atlanter ein Vorbild sein.

Die vier alten Seelen, die heute dazugekommen sind, werden mithelfen in ihrer Form das Licht zu halten. Sie werden euch helfen, euch zu erinnern. Sie sind noch Kinder und frei von dem Ballast, den ihr mit euch herumtragt, frei von alten Konditionierungen. So mögen sie dazu beitragen, euch immer wieder zu erinnern, dass ihr alle mit Freude zu leben habt, leben dürft, mit Liebe, mit Frieden und in der materiellen Sicherheit, die ihr euch vorstellt. Wir werden zu einem späteren Treffen das Thema „Geld“ als Energiefluss mit euch durchgehen. Doch glaubt gewiss, dass das jetzt im Moment kein Thema ist, für keinen von euch. Wenn Einschränkung besteht in dieser Form von Energiefluss, dann hat das mit anderen Dingen, mit anderen Beweggründen für jeden Einzelnen von euch zu tun und ist ausschließlich eine Äußerlichkeit. So als ob ihr euch nicht gut fühlt und deswegen die Farbe Schwarz tragt. Die Farbe Schwarz ist nur das äußerliche Zeichen, die Bekleidung ist nur das äußerliche Zeichen eurer innerlichen Situation. So ist es im Moment bei jedem Einzelnen von euch mit der materiellen Einschränkung oder des nicht Fließens von Geld. Und anstatt immer wieder zu hinterfragen oder um mehr zu bitten und zu beten, sollet ihr in euch hineingehen und hineinschauen, wo das wirkliche Defizit, die wirkliche Blockade, wo das wirkliche Hemmen des nicht Fließens besteht. Wenn das erkannt ist, habt ihr die Möglichkeit und das Wissen, es aufzulösen, von jetzt auf gleich.
Womit wir wieder bei dem Thema Wunder wären. Und dann könnt ihr auch dies abhaken und euch neueren

Dingen, neueren Themen zuwenden. Dies ist ein ganz wichtiger Punkt, den ihr lernen dürft für euer weiteres Leben. Wenn etwas nicht läuft, wenn etwas nicht fließt, dann schaut euch das Thema in euch an. Geht nicht hinaus und arbeitet noch mehr und noch mehr. Das ist nicht das Thema. Geht in euch hinein und schaut euch an, wo ihr euch zumacht, wo ihr euch blockiert.
Wenn jemand einen Partner wünscht, einen Seelenpartner, mit dem er wirklich viel teilen kann und ihn einfach nicht trifft, dann hat er die Möglichkeit, hinauszugehen und jeden Menschen anderen Geschlechts anzuschauen. So viele wie möglich, nach dem Motto „von hundert wird einer dabei sein" für mich. Doch das ist es nicht. Schaut in euch hinein. Schaut es euch an und habt Mut. Dann öffnet euch und vertraut darauf, dass dieser Mensch kommen wird. Und wenn es auf dem Weg zu eurem Briefkasten ist. Wenn in eurem Leben die Dinge nicht funktionieren, im Außen, dann schaut in euch hinein.
Bedenkt, dass diese Gruppe sich gegeben wurde, um sich gegenseitig zu unterstützen und zu helfen. Wir möchten wieder darauf hinweisen und es noch einmal betonen, dass dies wichtig ist. Denn die Zeiten werden euch brauchen. Auch ihr braucht Unterstützung und Liebe. Das alles sollt ihr für euch sein. Ihr seid euch Geschenke, die wir euch gaben. Geht miteinander in Respekt und Würde um, liebevoll, in Frieden und Freude. Und so möge der eine für den anderen da sein. So möget ihr benannt werden die Familie des Lichts. Und es werden mehr und mehr dazukommen.

Ich bin Avanshar, Meister der fünften Ebene.

Der Segen des Universums sei mit euch.
Es ist schön, mit euch zu sein.

„Die Berufung“

Ich bin Avanshar, Meister der fünften Ebene.

Mit mir sind gekommen Nesira, Meisterin der Liebe, Saidin der Vollstrecker, der Vollbringer, er ist euch allen wohl bekannt.
Wir begrüßen euch, Kinder des Lichts. Der Segen des Universums sei mit euch.

Wir begrüßen das neue Mitglied der Gruppe. Genannt werden sollst du die Seherin diejenige, die alte Seelen erkennt, die in die Vergangenheit schauen kann. So sei auch du willkommen in diesem Kreis und sei dir bewusst, dass du ein Kind des Lichts bist. Das du gerufen hast, innerlich, und erhört worden bist. So sei willkommen, mitzutun und mitzuarbeiten am großen Plan. Wir freuen uns, dass der Ruf gehört wurde.

So wollen wir beginnen. Das Thema heute Abend wird sein: *“Berufung!“*
Nun, ihr alle seid im Umbruch, im Aufbruch, im Wandel. Jeder Einzelne von euch in dieser Gruppe steht vor neuen Wegen. Doch es geht vielen Menschen so, wie ihr sicherlich um euch herum bemerken werdet. Was bedeutet nun „Berufung?“ So schaut an, was ihr tut. In eurer Gesellschaft ist es üblich zu arbeiten. In Eurer Gesellschaft ist es üblich, die sogenannte Zeit nicht mit – wie ihr es nennt – Müßiggang und Freuden zu verbringen, sondern einer sogenannten sinnvollen Tätigkeit nachzugehen. Was immer ihr alle auch darunter verstehen mögt. Und so beginnt jeder Einzelne von euch mit seinem Beruf, der wahrlich jedoch kaum etwas mit seiner Berufung zu tun hat. Was bedeutet das Wort „Berufung“ in diesem Zusammenhang? Wenn ihr morgens erwacht, solltet ihr voller Energie sein, den Tag

freudig begrüßen. Fröhlich euch erheben. Euch freuen auf den Tag und was er bringen mag. Ihr sollt erwartungsvoll sein, denn es werden Herausforderungen auf euch zukommen, Wunder jeglicher Art. Ihr werdet andere Seelen treffen. Dieser Tag kann nur gut und schön sein. Und so sollte euer Tag mit eurer Berufung beginnen. Er soll euch erfüllen. Es soll euch zufrieden stellen, die Dinge des Tages zu erledigen. Das Tun soll eigentlich übergangslos in eure sogenannte Freizeit fließen. Obwohl die Berufung kaum oder sehr wenig Freizeit benötigt. Denn die Berufung laugt nicht aus, stresst nicht, macht nicht müde und energielos, da sie euch erfüllt.

Nun möge jeder Einzelne von euch in sich hinein blicken und sich fragen, wann er das letzte Mal seinen Tag so begonnen hat – seinen Berufstag. Euer Thema und das Thema vieler, läuft in eine ganz andere Richtung. Ihr wählt etwas aus, von dem ihr meint, dass euer Interesse euch dahin führt. Die meisten beginnen hier schon ihren ersten Fehlgriff, weil sie unklar sind. Das Nächste, das dazukommt, ist heute nicht mehr die Frage: „Warum tust du diese Arbeit?“ Sondern die Frage ist: „Was verdiene ich dabei? Oder, ist diese oder jene Arbeit auch noch sicher in einigen Jahren? Hat sie Zukunft?“ All diese Formen der Illusion werden euch seit Kindheit beigebracht. Da ihr erwachsene Mitglieder eurer Gesellschaft seid, festigt ihr euch in diesen Illusionen und folgt ihnen nach. Doch, und auch das zeichnet diese Gruppe aus, ist der eine oder andere nicht so ganz glücklich, nicht so ganz zufrieden damit. Hin und wieder hat einer von euch einen Ausrutscher gelandet, denn die meisten von euch haben anderes begonnen. Nicht da, wo ihr jetzt und zur Zeit steht. Das hatte ganz sicher seinen Grund für euch. Um zu seiner Berufung zu gelangen, braucht es ein klares, innerliches Schauen. Es reicht nicht zu sagen, ich möchte irgendetwas mit Computern machen. Es reicht nicht zu sagen, ich

möchte irgend etwas mit Menschen machen. Und es reicht nicht zu sagen, ich möchte viel Geld verdienen.
Die Fragestellung, die ihr euch stellen dürft, ist die: „Warum möchte ich z.B. mit Menschen zusammenarbeiten? Warum möchte ich am Computer arbeiten? Warum möchte ich REIKI machen? Was genau möchte ich damit erreichen? Macht es mich zufrieden? Macht es mich glücklich?"
Je klarer ihr euch ausdrückt, um so klarer können wir helfen. Um so deutlicher kann sich das kreieren, was ihr euch vorstellt. Wir wollen das anhand eines Beispiels erläutern. Wenn jemand sagt, ich möchte sehr viel Geld verdienen, das ist in Ordnung. Wenn jemand sagt, ich möchte sehr viel Geld verdienen, um mir dieses und jenes zu leisten, ein großes Auto, ein Flugzeug, eine Insel, fünf Häuser, das ist in Ordnung. Wenn derjenige dann fragt, wie kann ich das erreichen, wird er anfangen, sich Ziele zu stecken und gezielt daraufhin arbeiten.
Nun nehmen wir die andere Seite. In eurer Gesellschaft ist es nicht mehr möglich und wir betonen, es ist nicht mehr möglich, ohne Unehrlichkeit, ohne Lug und Betrug zu viel Geld zu gelangen. Wenn das einem Menschen klar ist, dann hat er für sich ganz deutlich die Ziele gesteckt. Er wird über alle Maßen hinaus und unter jeglichen Grenzüberschreitungen bereit sein, zu diesem Geld zu gelangen. Um sich damit das zu erfüllen, was er sich vorstellt. Darum ist es so wichtig, euch zu hinterfragen, wie ihr etwas tun möchtet. Warum ihr etwas so und nicht anders ausübt: "Ich möchte den Menschen in der heutigen Zeit helfen, bei sich zu bleiben. Mit all den Energien, die um ihn herum sind, zurechtzukommen. Damit umzugehen und innerlich Frieden, Freude und Liebe zu verspüren. Gleichgültig wie die äußeren Umstände sich darstellen." Das, meine Lieben, wäre ein klares Ziel. „Ich möchte das mit z.B. Meditation erreichen. Ich möchte das in diesen

Räumlichkeiten tun. Ich schicke nun meine Liebe und mein Licht hinaus, auf dass die Menschen diesen Ruf vernehmen." Ein anderes Beispiel wäre der Computer. Zu sagen: „Ich möchte eine Position, in der ich all die Vorstellungen und all mein Wissen selbständig und unabhängig durchführen kann, ausleben kann, die ich auf diesem Gebiet habe. Mit einem Chef, mit dem ich mich verbunden fühle, mit dem ich mich verstehe, nicht nur auf der beruflichen auch auf anderen Ebenen und so weiter und so weiter."

Je klarer ihr seid, um so schneller können sich Dinge kreieren. Wir werden euch diese Aufgabe geben. Jedem Einzelnen von euch, bis nächste Woche, bis zum nächsten Zusammentreffen. Wundert euch nicht, wie viel oder wenig Dinge dann in euch hochkommen. Die materielle Seite kann, darf und sollte nie ein Grund sein, um Dinge zu tun oder nicht zu tun. Manch einer von euch wurde schon gestoppt. Einige von euch leben noch unter diesen Auswirkungen. Aber ihr werdet es verstehen. All diese Dinge werden beseitigt.

Die materielle Seite ist immer etwas, was automatisch erfolgt. Wenn ihr innerlich im Fluss seid und innerlich mit euch und in euch seid, kann und wird diese Form der Energie nicht unterbrochen sein. Es kann und wird diese Energie nicht ins Stocken geraten und keine Blockaden bilden. Einige in dieser Gruppe sind zur Zeit gerade auf dieser Energieebene stark blockiert, belastet mit allen Dingen, belastet mit Schulden. Und so betrachtet - und wir haben schon das letzte Mal darauf hingewiesen – genau, wo ihr innerlich nicht im Fluss seid. Wo ihr innerlich nicht stimmig seid. Denn wie es innen ist, so stellt es sich nach außen dar. Wenn ihr euch klar geworden seid über eure Berufung, dann meine Lieben funktioniert auch alles Andere. Mit dem Gefühl zu sein, fröhlich, mit Freuden, mit Lachen. Entspannt auch die kleinen Dinge des Lebens zu sehen und nicht schon in

Gedanken - wo immer - auch sein. Wenn das stimmt, fließt es auch im Außen.
Die Meisten von dieser Gruppe werden bis Ende diesen Jahres, nach eurer Zeitrechnung, wissen, wovon wir gesprochen haben. Denn sie werden bis dahin ihre Berufung geklärt und verändert haben. So mögen die ganz Jungen unter euch schon jetzt schauen, wo Ihre Schwerpunkte liegen. Was ihnen Freude macht und sich dem langsam zuwenden. Sie sollen daraufhin arbeiten, zu dieser Berufung zu gelangen, mit der sie froh und freudig durch das Leben gehen können. Es gibt so Viele, die von morgens bis abends Dinge tun, die sie sogar hassen. Es gibt so Viele, die zuviel Zeit mit Dingen verbringen, die sie nicht leiden können und die sie nicht erfüllen. Dadurch gibt es sehr viele Ausfälle und das wiederum belastet eure Gesellschaft. Darum sollte die Berufung das sein, was ihr Beruf nennt. Diese wirklich zu wählen und voll auszuführen, ist sehr wichtig. Denn ihr verbringt damit den größten Teil eures Erdenlebens.
Und so möge es für heute genug sein.

Es soll der Seherin gesagt sein, dass auch sie vor Veränderungen steht.
Lerne, die Dinge nicht vor dir herzuschieben, sondern gehe sie an. Dein Körper signalisiert dir deutlich, dass etliches nicht im Fluss ist. Du darfst rasch und im Vertrauen, so dass es gut ist, deine Energien zum Fliessen bringen. Was dazu nötig ist, darfst du tun.

Und so grüßen wir euch alle, Kinder des Lichts.
Der Segen des Universums sei mit euch. Es ist schön, mit euch zu sein und vertraut darauf, dass wir mit euch sind zu aller Zeit.

Ich bin Avanshar, Meister der fünften Ebene.

„Die Energie des Geldes"

Ich bin Avanshar, Meister der fünften Ebene.

Der Segen des Universums sei mit euch.
Wir werden heute verschiedene Dinge ansprechen. Und es sind Meister im Licht bei uns und mit euch, die heute sprechen werden:
Ich bin Nesira, Meisterin der Liebe. Ich komme heute zu euch allen. Aber ich spreche auch Einzelne in der Gruppe an: Speziell zu der Seherin, speziell zu dem Atlanter, speziell zur Sanften und speziell zu den vier alten Seelen. Es ist heute der Tag, wo ich komme, um euch Dinge zu sagen, die euch in euren Herzen bewegen.

Ich beginne mit den vier alten Seelen. Ihr steht am Anfang eures Lebens. Ihr lebt, jeder Einzelne von euch, im Moment eine Form der Liebe. Der Älteste der vier Seelen erlebt eine Form der Liebe, die Mittlere erlebt eine Form der Liebe, die mit der Liebe zwischen Mann und Frau zu tun hat. Ich werde bei euch sein. Doch bedenkt, dass verliebt sein nichts mit Liebe zu tun hat. Genießt diesen Zustand, doch verliert euch nicht darin. Liebe bedeutet, frei zu sein. Das, was ihr erlebt im Moment, wird weh tun. Aber glaubt und vertraut mir, es wird vorbeigehen. Die mittlere alte Seele und die kleine alte Seele erleben auch die Liebe, in anderer Form. Gebt bitte noch ein bisschen mehr und ihr werdet Wunder erleben. Wenn ihr wirklich etwas möchtet, dann gebt Liebe hinein. Nicht ich will Liebe! „Ich möchte von ganzem Herzen". Dann werden sich eure Wünsche erfüllen.

Die Sanfte, die ewig und ständig nach Liebe ruft und so viel Liebe in ihrem Leben erlebt, darf einfach lernen, endlich Liebe anzunehmen. Liebe ist nicht unbedingt das, was du dir vorstellst. Liebe ist nicht unbedingt das, was du erlebst. Sicherheit, Geborgenheit, Zärtlichkeit kann nur aus dir heraus erfolgen. Laufend und ständig versuchst du, dir die Liebe von außen für dich hinein zu holen. Es ist in Ordnung, wenn du diesen Weg für dich gehen möchtest, weiterhin und ständig. Aber es wird nicht dein Weg sein. Du wirst so sehr geliebt und du schaust so sehr weg und bemühst dich so sehr, diese Liebe nicht zu sehen und nicht zu erkennen, dass du weiter lernen darfst.

Der Atlanter wird gewiss sein, dass er seinen Lebenspartner trifft. Der Atlanter wird gewiss sein, dass er die Liebe und die Zuwendung erfährt in diesem Leben, die er braucht und die er benötigt. Da er sich die Freiheit gibt, loszulassen. Du bist in diesem Leben gesegnet mit sehr viel Liebe und Zuwendung, um die dich manch einer beneidet. Dein Leben wird in dieser Richtung erfüllt sein. Vertraue darauf, dass das Leben dir deinen Partner bringt. Auch wenn du dir sehnlichst im Moment diesen Partner wünschst, ist es noch nicht an der Zeit. Denn dein Partner ist gerade erst im Begriff zu erscheinen, sich in deine Region zu begeben. Du bist in dieses Leben mit leeren Händen gekommen. Das heißt, dass du auf- und abbauen kannst, dass du alle Möglichkeiten hast. Du weißt, wie man sie nicht nutzt, das hast du erlebt. Darum nutze sie, wenn du sie erhältst. Nutze sie im Sinne der geistigen Welt. Gehe durch dein Leben im Bewusstsein von Freude, von Liebe und Respekt. Erziehe deine Kinder in unserem Namen.

Die Seherin möge für sich ihr Leben überprüfen. Wo sie jetzt steht. Sie darf hinterfragen, ob sie sich in den letzten Jahren die Möglichkeit gegeben hat, die Fülle ihrer Liebe, die sie in sich spürte, weiter zu geben. Du bist in diese Welt gekommen, wie viele andere auch, mit einem unglaublichen Anteil an Liebe. Wo leitest du diese Liebe hin? Diese unglaubliche Fülle an Liebe war ein Geschenk. Wem gibst du sie? Wem schenkst du sie weiter? Ich, Nesira, Meisterin der Liebe, frage dich, was tust du mit dieser Liebe? Mögest du diese Frage für dich beantworten und danach in den nächsten drei Wochen überprüfen, was du wirklich willst.

Den anderen dieser Gruppe möge gesagt sein, dass ihre Liebe erfüllt ist.
Nun, wir wollen heute beginnen mit einer Unterweisung und dem ganz großen Thema von euch allen. Das Thema: *„Geld!“*
Es ist doch sehr interessant, dass eure Gruppe eins auszeichnet: Es gibt eine Seite, die hat es nicht und es gibt eine andere Seite, die hat es. Wir werden euch heute die Unterweisung geben, was Geld bedeutet. Und so möge hinterher ein jeder von euch sich in seine Stille begeben. Sich hinterfragen, wo stehe ich? Und wo ist mein Thema damit?
Geld ist eine Form der Energie. Nun, das ist euch allen klar, oder? Zumindest den meisten von euch in dieser Gruppe. Nun, wann fließt sie? Wann fließt sie nicht? Warum fließt sie bei dem einem mehr? Warum fließt sie bei dem anderen weniger? Bei manchen gar nicht. Bei manchen ist nur noch das „Geld“ Energie! Was könnt ihr mit dieser Energie anfangen? Was wollt ihr mit dieser Energie? O.k., wir beginnen: Z.B. ihr wollt Licht. Also betätigt ihr einen Schalter. Dann habt ihr Licht. Aber ihr wollt mehr Licht. Also beginnt ihr, euch auf die Suche zu machen. Und so, meine Lieben, ist es auch mit Geld. Ihr wollt Geld? Also betätigt ihr den Schalter, ihr beginnt eine Arbeit. Aber, ihr merkt relativ schnell, dass das nicht ausreicht. Ihr wollt mehr Geld. Also begebt ihr

euch auf die Suche. Und das, ihr lieben Kinder, ist das Thema. Wer Geldnot, Geldunterbruch hat, ist auf der Suche. Wer Schulden hat, ist nicht klar. Bedenkt diesen Unterschied. Darüber hinaus gibt es Menschen, die viel Geld haben, die sehr viel Geld haben, die überdimensional viel Geld haben. Wobei wir ganz klar zu dieser Gruppe, sowie für jeglichen Zeitraum sagen möchten, dass das nicht euer Thema ist. Die Menschen, die in diesem Leben, in eurer Gesellschaft, sehr viel Geld haben, werden nicht die Menschen sein, mit denen ihr euch befassen werdet. Denn sie haben andere Aufgaben, sie haben andere Prioritäten, die euch in diesem Leben nicht betreffen.

So wollen wir hineingehen in das Thema dieser Gruppe: Das ist die Schuld. Jeder von euch ist hineingeschlittert, seiner Meinung nach. Jeder von euch ist ein Opfer. Er konnte gar nichts dafür. Immer war ein Dritter schuld. Es ist halt so passiert. Man war zu gutmütig. Man war zu gutgläubig. Doch wir können euch sagen, es wurde euch bewusst geschickt. Und so möge jeder Einzelne von euch in sich hinein schauen. Sich fragen, ob er heute hier sitzen würde, wenn all das nicht geschehen wäre. Wir sehen eure „Neins" in euren Köpfen. Bei Gott, wir sehen sie! Aber es geht noch weiter. Ihr hättet alle die Möglichkeit gehabt, die alte Schuld umzuwandeln und auf einem anderen Weg weiter zu gehen. Aber die habt ihr nicht genutzt. Möge ein jeder jetzt in sich schauen, warum. Wir kennen eure Leben bis zu dem heutigen Tage und bis zu eurem Ende. Wir wissen, warum. Ihr seid alle aus verschiedenen Richtungen gekommen. Was euch auszeichnet ist, dass ihr aus beengten und relativen beschränkten Verhältnissen seid. Ihr habt euch aufgeschwungen zu Größerem. Seid hinaus aus eurer alten Energie. Habt euch emporgeschwungen und euch fast in euren Träumen

verloren. Ihr seid hineingegangen in eure Träume und ihr seid platt auf dem Bauch gelandet.
Warum nun? Wir können es euch sagen. Weil ihr gewusst habt, dass dazwischen etwas fehlt. Man kann kein Haus bauen und mit dem Dach beginnen. Vom Keller aus, mit einem Fundament, mit einer Basis ist das in Ordnung. Darum werdet ihr Menschen mit einer bestimmten Menge von Geld nicht treffen. Denn sie haben, im Gegensatz zu euch, diese Vision geschafft. Sie werden anderes lernen dürfen, was nicht eures ist. In dieses Leben seid ihr gekommen, weil ihr bewusst die Dinge verstehen wolltet. Ihr habt begriffen: „Lebt eure Träume und träumt nicht ein Leben lang." Ihr seid heruntergefallen, mit großer Wucht und dadurch habt ihr verstanden Jeder Einzelne von euch in dieser Gruppe kann davon berichten. Nun, was ist das Resultat davon? Das Resultat ist, die Dinge von unten zu beginnen.
Das Mensch sein, hier sein, jetzt sein, in dieser Realität sein, dazu gehört Herz und ein Miteinander. Und davon, meine Kinder, habt ihr am Beginn eures jetzigen Lebens sehr wenig mitgebracht. Und durch eure Not hat es sich kreiert, hat es sich entwickelt, hat es sich geöffnet. Und darum seid dankbar für die Einschränkungen, die ihr erlebt habt und ihr noch erlebt im Moment. Auch das wird sich verändern. Wir haben euch dieses schon mehrmals gesagt. Behaltet es in eurem Herzen. Denn ihr werdet andere treffen und die möchten Hilfe, so wie ihr Hilfe erhalten habt, immer und immer wieder. Dann dürft ihr da sein, denn das ist ein Teil des großen Plans. Möge der Eine dem Anderen die Hand reichen und behilflich sein. Ihr kommt nicht einfach nur hierher, „macht Kohle". Lauft einfach einmal eine Runde, hier auf diesem Erdendasein ab und verschwindet wieder. Jeder Einzelne von euch ist ein Individuum, ist ein Geschenk des Universums an die Erde. Danach dürft ihr euch auch verhalten. Und so dürft ihr eure Mitmenschen sehen. Und das besondere Geschenk von uns an euch

ist diese Gruppe. In der euch in Liebe vieles gesagt wird. Ihr beschützt seid. Wo ihr behütet seid. In der ihr einen Zufluchtsort habt, wenn ihr nicht mehr weiter wisst. Wo ihr Liebe erfahrt. Liebe, unabhängig, von dem, was ihr seid. Wie ihr ausseht, wie ihr riecht, wie ihr schmeckt. Ob ihr schön oder hässlich seid. Ob ihr gut oder böse seid. Ob ihr funktioniert oder nicht. Ob es dem Einen oder Anderen passen mag oder nicht.
Dies ist eine Gruppe der Liebe und des Lichts. Die Geldsituation wird sich für die meisten von euch lösen. Es ist eine Energieblockade. Alte Schuld wird sich auflösen. Oh ja, ihr werdet euch fragen, wie soll das passieren? Wie soll das geschehen? Vertraut darauf, dass es geschehen wird! Gebt keine Energie mehr hinein! Betrachtet nur und ausschließlich, was es euch gebracht hat. Wie viel ihr dadurch gelernt habt. Wie vielen ihr begegnet seid. Das war der Grund, warum ihr all das erlebt habt. Bedenkt immer, die Konstellationen und die Muster des Universums werden vielschichtig und weitläufig, weiträumig, zeiträumig gewebt. Oft ist da das Geld oder die Geldsituation eine Möglichkeit, euch so schnell wie möglich mit euren Bedürfnissen, mit euren Wünschen dahin zu bringen, wo ihr hin wollt. So möge jeder Einzelne von euch heute Abend ganz persönlich entscheiden, was er wirklich möchte. Was er wirklich braucht. Und seid gewiss, es wird euch gewährt! Und seid gewiss, dass euch alles geschickt wird, dass ihr euch keinerlei Sorgen machen braucht. Denn wir sind mit euch!
Geld ist die größte Form nach der Sexualenergie, mit der wir euch behilflich sein können. Und wenn Not damit ist, liegt es daran, dass ihr in ganz wichtigen Programmen steckt. Das ihr in ganz wichtigen Situationen steckt, in denen ihr euch hinterfragen dürft, was will ich lernen? Solange ihr Schulden habt, lasst ihr alte Dinge nicht los. Mag sein, dass es eine gewisse Faszination in sich trägt, anderen Menschen von seinem

schweren Leben zu erzählen. Mag sein, dass es eine gewisse Faszination ist, mit den Armen mitzureden. Mag sein, dass so lange, wie ich kein Geld habe, auch nicht beneidet werden kann. Dann schaut euch euren eigenen Neid anderen gegenüber an. Es gibt so viele Varianten von euch, die in dieser ganzen Thematik sind, das wir sie gar nicht alle heute Abend aufzählen können. Und so mögt ihr euch hinsetzen und nacheinander diese Themen erarbeiten und euch miteinander austauschen. Dafür seid ihr euch gegeben. Und egal, wie hoch die Schuld ist, sie wird bereinigt. Sie wird geklärt, sie wird auf "Null" gestellt. Wenn ihr das wirklich wollt. Das Thema Geld soll für diese Gruppe wirklich bereinigt werden, beendet werden. Es soll fließen!
Bedenkt, was und wie ihr über Menschen denkt, die viel Geld haben. Ob ihr wirklich der Meinung seid, dass diese Menschen keine spirituelle Liebe benötigen. Wenn ihr all diese Gedanken, die ihr in euch tragt, verändert, wird eure Situation sich auch verändern. Löst euch von euren alten Begriffen. Öffnet euch wieder und bleibt auf, denn Überfluss ist für alle da! Und zwar für alle, die es wünschen! Der freie Wille ist eines der großen Gesetze auf diesem Planeten und im Universum. Wenn die Dinge nicht so laufen, wie ihr wünscht, wie ihr sie wollt, wie ihr sie erhofft, ist da ein innerlicher, tiefer Wunsch es so nie zu erleben. Bedenkt dieses wohl. Es ist keine Entscheidung aus der geistigen Welt! Denn wir wissen um das Fließen und wir wissen, um das, was wirklich ist! Der Segen des Universums sei mit euch!

Ich bin Avanshar, Meister der fünften Ebene.

„Die wirkliche Freiheit in sich spüren“

Ich bin Avanshar, Meister der fünften Ebene.

Ich begrüße euch Kinder des Lichts!
Die Gruppe ist vollständig. Die Verbindungen werden hergestellt. Der Segen des Universums sei mit euch.
So wollen wir gleich beginnen. Das heutige Thema wird sein*: „Freiheit!“*
Dieses Thema ist ein Thema, das alle Menschen, ja eigentlich alle Lebewesen auf eurer Erde angeht. Schaut einige Minuten in euch hinein und überlegt: „Was bedeutet für mich Freiheit?
Freiheit ist ein so wichtiges Wort in vielen Kulturen, das es sogar definiert wurde und ihr es in die jeweiligen Gesetze aufgenommen habt. Doch auch Freiheit ist eine Illusion!
Wie könnt ihr „Frei Sein“, da ihr gebunden seid an eure Körper? Auf dieser Erde, in diesem Leben ist jeder Elnzelne von euch mehr oder weniger gefestigt in seinem Leib. Schon das allein macht euch unfrei. Natürlich immer nur aus der Sicht des Betrachters. Ihr werdet immer wieder spüren, wie schwierig es ist, in andere Ebenen zu gelangen. Zwar teilt Ihr die Ebenen, benennt sie auch, aber eine wirkliche Vorstellung davon ist nur sehr Wenigen gegeben. Was bedeutet denn „geistige Ebene“, „emotionale Ebene“, „seelische Ebene“, „mentale Ebene“, „körperliche Ebene?“ Das alles sind Bereiche, in denen euch nun möglich ist zu arbeiten. Ihr könnt nur annehmen, dass sie sind. Sie wirklich erleben bedeutet viel mehr. Von daher ist, solange ihr gebunden seid an eure Körper, immer eine gewisse Unfreiheit gegeben. Oh ja, es gibt genügend Menschen, die Möglichkeiten sowie Techniken entwickelt oder verinnerlicht haben, die ihnen ermöglichen, in andere Ebenen zu gehen. Und trotz

alledem sind sie nur bedingt frei. Denn sie werden immer wieder, solange sie in diesem Erdenleben sind, in ihre Körper zurückkehren dürfen. Ja, ihr habt diese Möglichkeit, wenn ihr schlaft. Dort erlebt ihr die Freiheit. Doch um welchen Preis? Um den Preis des Bewusstseins. Denn wenn ihr schlaft, schläft das Bewusstsein auch. Das heißt, dass eine Tür des Bewusstseins einfach zugeht und dadurch erlebt ihr die körperliche Freiheit sowie die anderen Ebenen.
Wir haben von den verschiedenen Dimensionen gesprochen und sie euch erläutert. Aber es ist schwierig für euch diese Freiheit vollständig, mit all euren Sinnen und "Über-Sinnen" zu erreichen. Nun, was versteht denn ihr unter „Frei - Sein?" Frei sein von „Arbeit, Geld, Sex, Liebe, Belastung, Negativem". Ihr benennt oft genug all die Dinge, die ihr nicht habt, mit dem Wort „Freiheit". Wenn die Menschen verfolgt werden, egal aus welchen Gründen, werden sie immer, wenn ihr sie fragt, sagen: „Freiheit" bedeutet für mich, zum Beispiel, „sagen zu können, was ich wirklich denke". Da sie vielleicht in einer Kultur leben, wo dies nicht möglich ist. „Freiheit bedeutet für mich, dieses oder jenes zu tun oder zu lassen." Da es vielleicht in ihrer Kultur nicht erlaubt ist. Das heißt, dass ihr sehr oft Einschränkungen, Urteile, Vorurteile, Verurteilungen verwechselt mit Freiheit, mit „frei sein".
Die wirkliche Freiheit kann doch nur und ausschließlich darin bestehen, von ihr „frei" zu sein. Das heißt in dem Moment darüber Bescheid zu wissen, bei allem was ihr tut, bei allem was ihr denkt, bei allem, was funktioniert und nicht funktioniert. Seit einer ganzen Weile, sogar euer Leben lang besteht die Freiheit darin zu erkennen, dass ihr alles gewählt habt. Dass es euer Wunsch war, so zu leben und nicht anders. Damit dürft Ihr Frieden schließen. Freiheit und Frieden gehören immer zusammen. Du kannst im tiefsten Kerker die größte Freiheit erleben. Das bedeutet auch, dass Freiheit nie

etwas ist, das von außen kommt, sondern aus euch heraus entsteht oder aus euch heraus fließt.
Freiheit ist das größte Geschenk, das ihr euch gegenseitig sowie jedem Menschen, den ihr trefft, machen könnt. Ihn in Freiheit annehmen. Ihn in Freiheit akzeptieren, sich bewusst sein, dass das, was er tut, für ihn richtig ist. Genau so ist es für euch richtig was ihr erlebt, was ihr tut. Wenn ihr euren Mitmenschen und euren Mitlebewesen, dazu gehören die Tiere und die Pflanzen, so begegnen würdet, dann wäre das Wort „Freiheit" wirklich das, wozu es eigentlich auf diese Erde geschickt worden ist. Die Begegnung in Freiheit kann nur und ausschließlich von euch aus stattfinden. Oft genug werden die Menschen sagen: „Ich weiß nicht, was es ist, aber ich fühle mich in der Gegenwart dieses oder jenen Menschen wohl." Das hat sehr viel mit der Freiheit des Gegenübers zu tun. Wenn du einen anderen annimmst so wie er ist, mit allem was er ist, ohne zu überlegen, ob er schön oder hässlich, gut gekleidet ist etc..., dann fühlt er sich wohl. Einfach durch dein Dasein und er wird mit Freude und Dankbarkeit innerlich begrüßen, dass er dich trifft. Dann, meine Lieben, erfahrt ihr Freiheit. Alles andere ist Illusion.
Geht zurück in eure Kindheit und überlegt einmal, wie oft da ganz besondere Sachen waren, zum Beispiel: „Wenn ich groß bin, schlafe ich aus, solange ich will. Dann kann ich essen, was ich will. Ich kann jeden Film anschauen, den ich will und so weiter. Wie bedeutend ist das Wort „Freiheit" bei einem Kind? Denn ein Kind lebt seine Freiheit tatsächlich, innerhalb seiner Vorstellung. Und dieses Kind ist immer noch in euch. Dieses Kind verändert die Bedürfnisse nach Freiheit. Schaut euch um in eurem Leben. Wer von euch kann sagen, dass er frei ist? Frei von was? Und schaut es euch sehr gut an. Frei von was, bedeutet „sich befreien". Das heißt also, ihr sitzt jetzt irgendwo in einer Enge. Ihr sitzt irgendwo in einer Sackgasse und kommt nicht

weiter. Das hat nichts mit Unfreiheit zu tun. Auch in einer Sackgasse könnt ihr frei sein. Es geht darum, dass euch klar wird und bewusst wird, dass Freiheit etwas in euch ist. Das Freiheit ausschließlich in jedem Einzelnen von euch existiert. Und das ist es, was ihr anderen Menschen, denen ihr begegnen werdet, erläutern dürft. Das, was ihr als unfrei bezeichnet, das, was ihr sagt, da und da möchte ich frei sein, ist genau das Thema. Ist genau die Herausforderung, auch bei allen anderen, die ihr angehen könnt und die ihr bearbeiten dürft. Wenn daraus für die Menschen das Gefühl der Unfreiheit entsteht, wehren sie sich dagegen und wollen einfach diese Herausforderung oder dieses Thema nicht annehmen. Das mag schwer zu schlucken sein. Das mag auch innerliche „Wenn“ und „Aber“ aufrufen. Doch wenn ihr Jemanden begegnet, näher und intensiver befragt, werdet ihr erstaunt sein, wie schnell ihr an diese Thematik gelangt. Denn es ist auch die Thematik eines jeden Einzelnen von euch. Wo seid ihr nicht frei? Schaut es euch an, klärt es! Vor allem seid ehrlich mit euch selbst. Da wo ihr euch unfrei fühlt, liegt ein wichtiger Bereich den ihr umkreist, aber nicht berühren wollt.
Natürlich gibt es Seelen, die sich schon im hier und jetzt lösen von ihrem Körper. Die ihren Körper verlassen können, wann sie wollen. Die reisen können, wohin sie wollen, ohne dass ihr Körper stirbt. Wenn ihr ohne Körper lebt, erfahrt ihr natürlich auch alte Verbindungen in anderen Ebenen, auf anderen Planeten.
Diese Möglichkeit ist jedem Einzelnem von euch gegeben, im Moment ist dies jedoch kein Bedürfnis in euch. Darum versucht in der nächsten Zeit die Form der Freiheit, die Suche danach oder das, was ihr mit dem Wort verbindet, wirklich einmal zu erfühlen, zu erspüren.

Und versucht, *wirkliche Freiheit in euch zu fühlen.* Wirkliche Freiheit bedeutet auch Eins-Sein in sich. Eins-Sein in alldem, was um euch ist. Wir geben euch noch

einen Hinweis: Wenn ihr ausnehmend schöne Momente lebt, dann spürt ihr die Freiheit. Wenn ihr eine Herausforderung zu eurer Zufriedenheit gelöst habt und euch zurücksinken lasst, dann spürt ihr Freiheit. Wenn endlich die Dinge so laufen und funktionieren, sich lösen, Wandlung geschieht und ihr spürt, ja das ist es jetzt, dann habt ihr die Freiheit. Seid wachsam, hört zu. Hört genau hin, wie oft die Menschen von ihrer Unfreiheit erzählen. Und bedenkt, so, wie andere euch begegnen, ihr euch dadurch eingeengt fühlt, unfrei fühlt, so vermittelt ihr das Gleiche anderen. Versucht also eine Haltung einzunehmen, eine Sprache zu sprechen, eine Ausstrahlung zu haben, die dem anderen, wenn auch unbewusst, seine und eure Freiheit klarmacht!
Auch dieses ist ein Teil des großen Plans, an dem ihr alle mitarbeitet. Jeden Anteil eures Gegenübers mit Respekt und Würde zu begegnen, egal zu welcher Tages- und Nachtzeit. Denn ihr seid Kinder des Lichts und ihr seid die Lichtträger. Und diese gesamten Unterweisungen sind nötig dafür, dass euch immer deutlicher wird, wie wichtig es ist, dass jeder Einzelne von euch anderen alles weitergeben darf. Jeder von euch in seinen Worten, in seinen Taten, in seinen Gesten, die ihm individuell gegeben wurden. Aber euch allen mit gleicher Basis: Der Liebe, der Freude, der Freiheit! Dies möge für euch alle sein. Und so spürt unsere Liebe!
Der Segen des Universums sei mit euch.

Ich bin Avanshar, Meister der fünften Ebene.

„Klarheit – Entzündet dieses Licht in Euch“

Ich bin Avanshar, Meister der fünften Ebene.

Seid gegrüßt Kinder des Lichts! Der Segen des Universums ist mit euch.
Ich freue mich, heute mit euch zu sein. Es ist an der Zeit darüber zu sprechen, wie ihr Veränderungen bearbeiten könnt, die euch in der nächsten Zeit begegnen werden. Lasst euch gesagt sein, dass ihr in den letzten Wochen, nach eurer Zeitrechnung, wieder einmal frohen Mutes allen Hindernissen und allen Blockaden mit offenen Armen entgegen gelaufen seid. Wir möchten euch noch einmal daran erinnern, dass dies nicht notwendig ist. Es ist immer noch nicht möglich für euch, immer noch ausnehmend schwierig, euch aus euren alten Schwingungen zu holen, in eure Mitte zu gelangen und von dort aus zu agieren. Ihr seid in der glücklichen Lage, nach einigen Tagen alles Wissen konsequent zur Seite zu schieben. Alle Unterweisungen in das letzte Eckchen zu verstecken, um dann weiter zu machen wie bisher. Meine Kinder, dass ist nicht euer Weg!
Oft genug bedarf es eines gewissen Langmutes, einer gewissen Form der Disziplin, und auch etwas von dem Lieblingswort dieser Gruppe *„GEDULD“*. Im Moment bedarf es für euch alle eines Wortes: Das ist Klarheit“. Es bedarf der Stille zur Klärung, um klar zu werden, Dafür müsst ihr euch Zeit nehmen. Wenn ihr Not verspürt, bedarf es den Kontakt zur geistigen Welt, um diese Not zu klären. So möge jeder Einzelne von euch in sich hinein schauen. Möge entscheiden, ob er es in den letzten Wochen geschafft hat, diesen Weg zu beschreiten. Wir haben euch gesagt, dass ihr alle in der Umwandlung seid, dass euch viel Neues bevorsteht. Neue Wege und neue Türen sich auf tun. Dass der Segen des Universums mit euch ist. Dass wir bei euch sind. Dass ihr beschützt seid. Dass ihr behütet seid.

Wenn ihr des Zuspruches bedürft, so möget ihr euch an eure Gruppe wenden. So möget ihr euch treffen und miteinander sein. So Vieles in euch möchte leben. So Vieles möchte zu euch kommen. So Vieles möchte sich nun kreieren. Doch seid ihr bereit? Ihr habt alles, was ihr braucht in euren Händen. Ihr seid verbunden mit der universellen Energie. Wie oft wendet jeder Einzelne sie für sich an? Wie oft unterstützt ihr euch gegenseitig damit? Ist es nun an dem, wie mit der „Berufung" euch erläutert wurde, dass ihr am Morgen mit Freuden erwacht? Ist es so, dass ihr den Tag freudig begrüßt, in der Erwartung, dass er schön ist? Ist es so, dass ihr übergangslos von der Berufung in eure Freizeit geht? Dass euer Tag voll mit Sinn und mit Freude angefüllt ist? Ist es so, dass ihr dankbar abends die Augen schließen könnt, um euch auf anderen Ebenen zu begegnen? Um dort weiter zu lernen, was ihr am Tag an Boden und an Weg bereitet habt?

Nun, wir sehen, bei jedem Einzelnen von euch, wie es ist. Könnt ihr das auch erkennen? Und ihr fragt euch immer wieder, warum die Dinge nicht funktionieren? Ihr seid traurig, ihr seid unausgeglichen. Ihr seid aggressiv, ihr seid müde. Ihr seid überfordert und überlastet. Oft genug wollt ihr die Dinge einfach hinwerfen und verschwinden. Wir können euch nur immer wieder daran erinnern, dass ihr ein Teil des großen Plans seid. Wir können euch nur immer wieder daran erinnern, dass ihr der Mittelpunkt seid und von euch aus der Weg weiter geht. Wenn ihr euch immer wieder an den Wegesrand stellt, kann sich nichts öffnen, kann nichts vorangehen. So schaut euch einmal an, wie es ist, wenn die Dinge zu eurer Zufriedenheit funktionieren. So schaut euch doch einmal an, wie es ist wenn ein Licht kurz aufflackert und ihr meint, ihr habt es geschafft. Das ist zu eurer Erinnerung! So kann sich jeder Tag eures Lebens gestalten! Wenn ihr es zulasst. Es wird immer Herausforderungen geben. Dazu seid ihr auf diesen

Planeten gekommen. Herausforderungen sind Lernsituationen, um auch denen behilflich sein zu können, die euch noch begegnen werden. Es werden mehr sein, als ihr euch in euren kühnsten Träumen vorstellen könnt. Doch dazu bedarf es der Klarheit. Dazu bedarf es eures Bewusstseins. Dazu bedarf es innerlicher, wahrer Liebe. Dazu bedarf es einer Ausgeglichenheit, die ihr ausschließlich über euch selbst erlangen könnt. Unabhängig, was um euch herum geschieht, kann in euch, in eurer Mitte, die Ruhe, der Frieden, die Freude und die Liebe existieren.
Und dies, meine Kinder, zu aller erst und immer an erster Stelle für euch. Wenn ein Gefäß nicht leer ist, kannst du es nicht füllen. Ein Gefäß, das Sprünge hat, ist nicht heil.
Die Energien werden dichter. Der Druck der Menschheit und der, den sich die Menschheit schafft, wird immer größer! Es ist wichtig für euch, wie ein Fels in der Brandung zu stehen und das alles auszuhalten. Sich nicht zu verirren in den Illusionen, im Lug und im Betrug. Denn diese Dinge werden dichter werden, sich immer dichter miteinander verweben, so dass es schwierig sein wird, Wahrheit und Illusionen auseinander zu halten. Diese Energien werden so dicht, dass es schwierig sein wird, sich davon nicht einlullen zulassen. Darum meine Kinder seid ihr aufgerufen als Gruppe, wie so viele andere auch, mit zu tun, mit zu arbeiten. So war euer Wunsch, so sollt ihr euch begegnen, euch und auch den anderen.
Wir haben über Wertschätzung gesprochen, wir haben über Respekt gesprochen, wir haben über Freiheit gesprochen. Wir haben über so viele Themen mit euch gesprochen. Wir fragen euch, wie viel davon setzt ihr um, für euch und für andere? Wir sind mit euch, jeden Tag, jede Stunde, jede Sekunde. Wir sagen euch, dass jeder Einzelne von euch noch an sich arbeiten darf. In den letzten Wochen hat jeder Einzelne von euch,

bewusst oder unbewusst, vermehrt Visionen. Das hat auch seinen Grund! Es soll euch helfen, es soll euch unterstützen, um sich endlich auf den Weg zu begeben. Auf den Weg, der euch erfüllt, der euch an euer Ziel bringt. Euer Vertrauen, meine Kinder, darf sich noch enorm ausbreiten. Der eine oder andere unter euch ist in der wunderbaren Lage, Dinge zu verdrängen. Auf eine Art und Weise, die uns, wenn das möglich wäre, staunen lasse würde. Wie viel Phantasie, wie viel Kreativität ihr in dieses fruchtlose Unterfangen einbringt. Alles was ihr verdrängt, kommt wieder zu euch zurück! Fangt an, euch dem zu stellen, was euch plagt. Wo die größten Widerstände sind. Womit ihr euch am meisten herumquält. Euch darf ins Bewusstsein kommen, dass das, was quälerisch ist, dass das, was nicht fließt, nicht eures ist. Das ist ein Festhalten an Pseudo-Sicherheiten, die außer in eurem Kopf, so nie existieren. Dreiviertels der Herausforderungen, wie ihr es benennt – der Probleme – die jeder Einzelne von euch hat, (sei es mit der Schule, sei es im Beruf, sei es mit den Kindern, sei es mit dem Computer) sind Probleme, die nur deshalb da sind, weil ihr sie kreiert habt. Ihr wollt dadurch bestimmte Erkenntnisse erlangen. Ihr wollt dadurch bestimmte Erfahrungen machen und das ist gut so.

Doch wenn eure Herausforderungen anfangen, euch zu nerven, euch unglücklich machen und freudlos, euch die Lebensfreude nehmen, euch Schwere vermitteln, euch festnageln an der Stelle, an der ihr steht, dann, meine Kinder, ist es an der Zeit, diese Themen loszulassen. Übergebt im Vertrauen, dass das nicht mehr euer sein kann. Wenn ihr klar mit diesen Dingen umgeht, wird euch euer Umfeld viel weniger auf die Nerven gehen. Ihr werdet von eurem Umfeld mit Respekt angenommen und ihr verliert euch nicht in Illusionen. Jeder von euch ist mit einem klaren Weg hierher gekommen. Jeder von euch weiß jetzt, im Moment, was er von seinem Leben

erwartet und kennt seinen Weg. Alle zusammen seid ihr ein Verbund von Lichtträgern, die mithelfen, dieses Licht dauerhaft aufleuchten zu lassen. Um andere zu unterstützen und ihnen aufzuzeigen, wie sie ihren Weg finden.
Und dies meine Kinder möchten wir euch für die kommenden Tage mitgeben: *„Entzündet das Licht in euch so oft wie möglich, lasst es aus euch heraus leuchten, egal wo ihr euch befindet oder was ihr gerade tut."*
Und vor allem lasst das Licht in euch sein! Dauerhaft! Beständig! Und nicht, wie bis zum jetzigen Moment, das Licht an- und ausmachen. Nach Belieben, wie man gerade Lust hat, drauf ist, oder wie einem gerade zumute ist. Lasst einfach das Licht für euch leuchten. Ihr werdet sehr schnell feststellen, welch großartige Veränderung es mit sich bringt. Wie sehr es euch in allen Situationen schützt.
So wollen wir den heutigen Abend beenden, in dem ihr gemeinsam dieses Licht kreiert und hinaus sendet.
Und spüret unsere Liebe!

Ich bin Avanshar, Meister der fünften Ebene.

Der Segen des Universums ist mit euch.
Bedenket, meine Kinder, dass ihr Lichtträger seid. Und bedenket, dass viele Menschen dieses Licht in sich haben. Es genau wie ihr aktivieren möchten. Und dafür seid ihr gekommen!

„Glück – Es ist von Allem für Alle im Überfluss da“

Ich bin Avanshar, Meister der fünften Ebene.

Mit mir sind gekommen Nesira, Meisterin der Liebe und Saidin, der Vollstrecker.
Wir grüßen euch, Kinder des Lichts.
So spürt das Licht. Baut die Verbindung, wie wir es euch gesagt haben, auf. Und spürt den Segen des Universums, für jeden Einzelnen von euch.
So wollen wir beginnen mit unserem heutigen Thema: „Glück“.
Was bedeutet für euch Glück? Was bedeutet für euch, Glück zu haben? So möge jeder Einzelne von euch ein paar Minuten in sich hinein horchen, in sich hinein schauen und sich fragen, was ist Glück für mich?
Wir wollen damit beginnen, euch zu sagen, dass die Form oder die Bezeichnung sowie das, was ihr unter Glück versteht eine Illusion ist! Viele Dinge, die euch ach so glücklich machen, sind Äußerlichkeiten. Viele Dinge, die ihr euch wünscht, von denen ihr annehmt, dass sie euch glücklich machen, sind Illusion. Glück in der Form, wie ihr sie verwendet existiert nicht! Diese Bezeichnung entstand aus einem tiefen Aberglauben heraus. So wie ihr die sogenannten Glücksbringer und Glücksmomente nutzt. Ihr wisst um all diese Dinge: „Jeder ist seines Glückes Schmied.“ „Ich habe Glück gehabt.“ „Der hat aber ein Glück!“ Das alles geht mit einer großen Beurteilung einher. Woher wollt ihr wissen, dass dieses oder jenes Glück bedeutet? Wie wollt ihr erahnen, dass das, zum Beispiel was ihr als Unglück bezeichnet, nicht das ist, was euch aus Vielem errettet? Das es euch aus Vielem erweckt? Ihr benutzt das Wort „Glück“ für Situationen, für Gefühle, für Wohlbefinden.

Das, meine Kinder, hat mit Glück nichts zu tun. Glück ist für euch etwas, was von außen zu euch kommt. Glück ist für euch etwas, auf das ihr keinen Einfluss habt. So wird es euch gesagt. So wird es euch vermittelt. So wendet ihr es an und so denkt ihr darüber. Das meine Kinder ist Illusion. Nichts was ihr denkt, nichts was ihr tut, was ihr fühlt, ist zufällig. Sondern ist eine Kette, ist ein Muster, nachdem ihr lebt. Darum seid ihr in diese Realität gekommen, um es genau so und nicht anders zu erleben. Wo also passt da Glück hinein? Wenn Dinge funktionieren, dann hat das damit zu tun, dass ihr in eurer Mitte seid. Das die Energie in euch fließt, innen wie außen. Darum ist es wichtig, solche Bezeichnungen wie Glück wegzulassen. Euch bewusst zu sein, dass alles und jedes, das mit euch sowie in euch ist, seinen Sinn und Zweck hat. Darum könnt ihr euch lösen von Wertbezeichnungen wie „Glück" oder „Unglück".
So dürft ihr in Zukunft auch mit anderen umgehen. So dürft ihr es anderen auch vermitteln. Überlegt einmal. Es ist alles auf eurem Planeten da. Im Überfluss, für jeden Einzelnen und für jedes Lebewesen. Alles, was ihr euch erwünscht. Alles, was ihr benötigt, ist im Übermaß vorhanden. Wieder einmal wollen wir euch darauf hinweisen: Ist das Eine oder das Andere nicht vorhanden für euch, leidet ihr an dem Einen oder Anderen Mangel, so hat das ausschließlich mit eurer Energie zu tun. So hat das ausschließlich damit zu tun, dass ihr Blockaden gesetzt habt. Das ihr in diesem Bereich nicht in eurer Mitte seid, nicht fließen lasst. Immer und immer wieder weisen wir euch darauf hin. Was heißt denn das: „Der hatte aber Glück?" Woher wollt ihr das wissen? Wie wollt ihr erkennen, dass das, was diesem Menschen begegnet ist, auch sein Glück bedeutet? Ihr schaut es ausschließlich von eurer Warte aus an.
Zum Beispiel: Jemand gewinnt ein Auto. Seit Monaten, seit Jahren seid ihr bemüht um ein Auto. Aber ihr lauft

immer noch zu Fuß. Und siehe da, euer Nachbar erhält dieses Auto. Und natürlich sagt ihr, der hatte Glück. Doch was passiert nun? Nutzt er diesen Wagen, um sein Erdendasein zu beenden? Nutzt er diesen Wagen, um vielleicht einem anderen dabei behilflich zu sein, sein Erdendasein zu beenden. Nutzt er diesen Wagen vielleicht für eine neue Abhängigkeit. Weil er Angst hat, dass an den neuen Wagen eine Delle kommen könnte? Zieht er sich mit diesem neuen Wagen neue Ängste heran? Woher also wollt ihr wissen, ob dieser Mensch mit dem neuen Wagen Glück hat? Nur weil ihr meint, ihn zu benötigen? Und so, meine lieben Kinder, geht ihr mit ganz vielen Dingen in eurem Leben um. Der eigentliche Sinn dahinter wäre, in euch zu gehen. Euch zu hinterfragen, z.B.: „Was will ich mit dem neuen Wagen?“ Euch herauszuarbeiten: „Wie kann ich zu einem neuen Wagen gelangen?“

Damit kommen wir zu der nächsten Frage: Warum habe ich kein Auto? Obwohl ich der Meinung bin, dass ich dringend einen Wagen benötige? Wenn ihr in der Stille verbleibt, wenn ihr euch die Muse und die Zeit nehmt, euch fragt, was wirklich dahinter steckt. Dann meine Lieben, werdet ihr erstaunt sein. Glaubt uns, dass oft genug ein Mangel an diesem oder jenem, ein nicht Vorhandensein von dem oder jenem, nichts anderes bewirken soll, als euch wach zu rütteln. Um euch darauf hinzuweisen, dass ihr weiter gehen dürft. Wir unterstützen euch, fördern euch und motivieren euch! Natürlich benutzt ihr oft genug diese Situationen, um euch zurückzuziehen. Um euch selbst zu bemitleiden. Um eure Gleichgültigkeit und teilweise eure Bequemlichkeit zu unterstützen. Auch das meine Lieben, ist euer freier Wille.

Es ist an der Zeit, für euch alle zu erkennen, dass es keine Bestrafung ist, weder aus der geistigen Welt noch vom Universum, wenn die Dinge nicht so funktionieren, wie ihr es wünscht. Seht bitte auch, dass die Worte

Glück oder Unglück dort keine Bedeutung haben. Das ist etwas, das in eurer Gesellschaft kreiert worden ist. Das ist es, was wir immer wieder versuchen, euch zu vermitteln. Manch einer hat es halt, manch einer halt nicht. Nein, meine lieben Kinder, so funktioniert es nicht. Alle können Überfluss haben! Aber viele wollen ihn nicht. Überlegt einmal, wo ihr alle heute sein würdet, wenn Dinge in eurem Leben anders gelaufen wären!
So bitten wir euch, euch zu bemühen weiter voranzugehen. Weiter zu machen und mitzuarbeiten, denn euer Ruf, ist gehört worden. Vergesst nicht, dass ihr Kinder des Lichts seid. Ihr, wie so viele andere auch. Wir geben euch immer und immer wieder diese Erinnerung. Es ist wichtig, dass ihr euch täglich selbst erinnert. Wir sehen, wie sich langsam aber sicher die eine oder andere große Blockade bei dem einen oder anderen beginnt aufzulösen. Dafür geben wir euch immer wieder diese Erinnerungen, Gedächtnisstützen. Bedenkt und vergesst nicht die Gemeinschaft der Gruppe zu nutzen. Hört auf, miteinander zu händeln. Hört auf, miteinander euch Schwierigkeiten zu bereiten, wo gar keine sind. Wir haben euch einige Male schon gesagt, dass es wichtig ist, euch mit Würde und Respekt zu begegnen. Zwischen euch brauchen keine Egogeschichten stehen. Es reicht aus, euch zu akzeptieren, anzunehmen und euch gegenseitig mit Licht zu unterstützen. Dafür seid ihr euch geschenkt worden. Es werden mehr kommen und ihr dürft innerhalb dieser Gruppe heraus aus euren Kleinkriegen. Heraus aus euren Unzufriedenheiten und dürft einfach miteinander sein. Unser Segen ist mit euch und das Licht!
So wie die gesamte Menschheit vergessen hat, dass sie Licht ist, so dürft ihr euch, wenn es sein muss, gegenseitig erinnern. Denn ihr werdet alle miteinander sowie jeder Einzelne von euch benötigt und gebraucht. Bedenkt was ihr denkt. Bedenke, was ihr sprecht.

Bedenkt, was ihr fühlt Bedenkt, wie ihr mit euch und mit anderen umgeht. Dazu gehört, dass ihr euch langsam von alten Überlieferungen löst. Dass ihr euch aus bestimmten gesellschaftlichen Vorstellungen löst. Denn all das ist für euch nicht nützlich. In den nächsten Wochen werden wir über vieles mit euch reden. Ihr werdet sehen, wo ihr überall mit alten Urteilen, mit alten Vorurteilen geprägt worden seid. Es ist wichtig, auch in dieser Richtung klar zu werden und sich frei zu machen. Dies, meine Kinder, ruft euch immer wieder in Erinnerung. Es ist von Allem für Alle im Überfluss vorhanden.
Und so spüret das Licht und die Liebe, die wir euch senden.

Ich bin Avanshar, Meister der fünften Ebene.

Es ist schön, mit euch zu sein, Kinder des Lichts.

„Das Geschenk der Stille“

Ich bin Avanshar, Meister der fünften Ebene.

Ich begrüße euch alle, Kinder des Lichts. Und so wollen wir heute unkonfessionell beginnen.

Unser heutiges Thema lautet: *„STILLE“.*

So, meine lieben Kinder, haben wir mit euch begonnen. Schaut Euch an, jeder Einzelne von euch, wie schwer oder leicht es euch fallen mag, die Stille auszuhalten. Es hat sich in eurer Zeit kreiert, dass es mehr und mehr Energieformen gibt, die sich spiralförmig schneller und schneller drehen und dadurch immer raschere Bewegungen nach sich ziehen. Auch in euch sowie auf all euren Ebenen. Darum ist es wichtig, für jeden Einzelnen von euch, in die Stille einzukehren. Sich in die Stille zu begeben, um dort Sammlung zu erfahren. Um sich zu reinigen, um sich zu klären und um eure Mitte zu verspüren. Denn die Bewegung, die spiralförmige Bewegung der hohen Energien von Außen, schaffen es immer wieder, euch aus eurem eigenen Energierhythmus heraus zu katapultieren. Damit ist der Satz: „Da stand ich aber neben mir“, im wahrsten Sinne des Wortes erfüllt. Dic Stillo, meine Kinder, ist lebensnotwendig für euch. Sie bringt euch heraus aus den Manipulationen. Sie bringt euch weg von Fremdenergien, von Beschallungen und Bestrahlungen, die nicht unerheblich sind.
Jegliche Energieform, die sich nicht mit der eurigen verbinden lässt, die eure Energie zu unterdrücken versucht oder sogar teilweise zur Seite drängt, lässt sich in der Stille reinigen. Damit ihr all das ausgleichen könnt, ist die Stille von Nöten. Es ist nicht damit getan, die Beschallung und die energetischen Bestrahlungen von außen zu beseitigen. Nein, meine Lieben, auch in

eurem Kopf ist selten Ruhe. In eurem Kulturkreis ist es euch nicht übermittelt worden, eure Gedanken fließen zu lassen. Die Gedanken kommen und gehen zu lassen, dann die Leere im Kopf auszuhalten.
Dies, meine Lieben, sollte von den frühsten Kindheitstagen an gelehrt werden. So seht, wie ihr die Formen der Reinigung nutzt. In den letzten Tagen und Wochen ist jeder Einzelne von euch dabei, eine intensive Reinigung zu erfahren sobald ihm alles zuviel wird. Das ist in erster Linie energetisch gemeint. Wenn ihr euch nicht mehr anders zu helfen wisst, wenn eure eigenen Energien absolut am Boden sind, weggedrängt und weggedrückt, verunreinigt sind, dann meine Lieben, schafft ihr euch beruhigende Situationen, nehmt sogar Fremdkörper wie Viren und Bakterien auf. Dann zieht ihr euch zurück und erlebt die Stille. Schaut, wie gut sie euch tut. Schaut, wie sehr ihr der Ruhe benötigt. Das ist nicht immer eine Zeitfrage. Drei Minuten intensivster Stille und Ruhe mag oft schon genügen. Ein entspanntes Dasitzen oder Hinlegen, sich für eine halbe Stunde ausschließlich erfühlen, mag oft ausreichend sein. Jeder Einzelne von euch weiß darum. Jeder Einzelne von euch nutzt es zu wenig.
Die Stille ist es, die sehr viele von euch schlecht aushalten. In der Stille erfahrt ihr, wie viel Raum es gibt. In der Stille erlebt ihr ausschließlich euch sowie das unfassbare Universum und das macht Angst. In der Stille erfahrt ihr Grenzenlosigkeit. Alles, was ihr nicht einordnen, nicht abgrenzen, eingrenzen und zuordnen könnt, macht euch Angst. Am besten ist die Stille für euch zu erfahren, wenn ihr in eure Mitte geht. Diese Mitte befindet sich bei euch allen zwischen eurem Rippenbogen und dem Nabel. Da hinein gebt euer gesamtes Fühlen und Spüren.
Spürt euren Atem. Leitet ihn in eure Mitte und von dort wieder hinaus. Dann nehmt das Licht, denn ihr seid Kinder des Lichts, lasst es in eure Mitte fließen. Wenn

ihr so eine Weile verblieben seid, nehmt ein Thema, nehmt eine Herausforderung, nehmt einen Wunsch, ein Bedürfnis, einen Mangel an etwas, und lasst es entstehen, außerhalb von euch. Lasst das Licht aus eurer Mitte in dieses Thema fließen. Sobald ihr genügend Licht in diese Thematik gegeben habt, nehmt dieses Thema und legt es an eurer rechten Seite ab. Lasst das Licht noch einen Moment in eure Mitte weiter fließen, atmet bewusst dort ein und aus.
In eurer Zeit ist Stille ein Geschenk. Dieses Geschenk dürft ihr euch täglich geben. Dazu benutzt ihr diese Übung, die wir euch beschrieben haben. Denn sie wird euch auf Dauer und längere Sicht helfen, schwierigen Situationen zu begegnen und auszuhalten. Dann braucht ihr euch nicht jedes Mal zurück zu ziehen für eine Körperreinigung. Obwohl auch dieses hin und wieder von Nöten sein mag. Die Stille ist es, die ihr den Menschen, die euch geschickt werden, den Menschen, die euch begegnen, vermitteln dürft. Ihr werdet feststellen, dass die Stille für die meisten ganz schwer auszuhalten ist. Denn die Ablenkungen und Beschallungen sind enorm. In der Stille zu verbleiben, ist schon fast eine Kunst zu nennen in eurer Gesellschaft. Ihr dürft diese Kunst erlernen und beherrschen. Sie ist für den großen Plan von Wichtigkeit und sie wird für eure Arbeit von Wichtigkeit sein. So möge jeder Einzelne von euch jeden Tag mindestens einmal diese Übung anwenden. An eurem nächsten Treffen möget ihr euch austauschen, wie es euch damit ergangen ist. Die Stille wird euch helfen, das Licht zu halten. Die Stille wird euch helfen, das Licht zu stabilisieren. Die Stille wird euch helfen, bei euch und mit uns zu sein.
Und so grüße ich mit Stille die neue Seele die dazu kommen wird. Ihr Name wird sein „der Menschenfreund“. Und so spürt die Stille, so spürt das Licht und so spüret unsere Liebe.

Der Segen des Universums ist mit euch, Kinder des Lichts.

Ich bin Avanshar, Meister der fünften Ebene!

„Das Licht“

Ich bin Avanshar, Meister der fünften Ebene.

Ich begrüße euch alle, Kinder des Lichts.
So verbindet euch mit dem Licht. Lasst es durch euch fließen. Wenn ihr erfüllt seid, gebt es weiter in eure Mitte und von dorthinaus ins Universum. Lasst euch tragen und führen von dem Licht. Denn das Licht ist es, das euch Frieden bringt, das euch Freiheit bringt, das euch Freude bringt und das euch erlaubt, in eurer Mitte zu sein. So spüret das Licht, baut die Verbindung zu allen anderen Lichtträgern und zu uns auf.
Und das meine lieben Kinder soll das heutige Thema sein: *„LICHT“*
Wir wollen damit beginnen, anzuschauen, was das Wort für euch bedeutet. Welche Formen von Licht kennt ihr? So ist es in eurer Kultur schon mit euren Glaubensgemeinschaften, die mit dem Satz beginnen: “Und es ward Licht!“ Doch was für Licht? Ein helles Licht, ein strahlendes Licht, ein kaltes Licht, ein warmes Licht, ein leuchtendes Licht, ein glänzendes Licht? Ihr habt für das Wort Licht so viele Definitionen. Aber, meine lieben Kinder, dass allein ist es nicht. Das Wort selbst beinhaltet für euch alle eine Form der Öffnung. Und genau das ist es, was Licht bedeutet. Eine Kerze anzünden, bedeutet Licht zu machen. Trotz alledem ist es kein großes, helles Licht. Eure Glühbirnen anzuschalten, bedeutet Licht zu machen. Trotz alledem gibt es kein warmes, kein wärmendes, wohltuendes Licht. Das heißt also, dass euch das Licht im normalen, alltäglichen Gebrauch nicht wohl tut, nicht beruhigt. Geschweige denn euch in eure Mitte bringt. Oh ja, seltsamer Weise wissen sehr viele Menschen von diesem einen besagten Licht. Die Sonne, in vielen Kulturen verehrt als der Lichtbringer, kann sehr wohl in ihrer strahlendsten Form weh tun. Schmerzen bereiten,

ja sogar verbrennen. Und mittlerweile ist es ja so, dass Dank der Fürsorglichkeit der Menschheit zu ihrer Erde, zu ihrem Planeten, die Sonne in der Lage ist, Dinge in eurem Körper hervorzurufen, die vielen Seelen ermöglicht, diesen Planeten wieder zu verlassen. Die Sonne ist in der Lage, ganze Erdteile unfruchtbar zu machen. Ihr seht das an euren Wüsten. Ihr spürt diese Kraft von Jahr zu Jahr mehr in euren Regionen, so dass es für viele von euch gar nicht mehr möglich ist, dieses gleißende Licht auszuhalten. Genau das ist der Unterschied. Ein Licht kann warm und ebenso kalt sein. Doch von alldem, liebe Kinder, sprechen wir nicht. Von alldem wissen die Menschen genau.
Welche Form des Lichts ist nun gemeint, wenn wir sagen, dass es euch in eure Mitte bringt? Es ist das Licht des Herzens. Es ist das Licht der Liebe. Es ist das Licht, das empfangen wird. Das für euch alle jederzeit abrufbar und zu empfangen ist, sobald ihr euch dafür öffnet. Dieses Licht ist es, das durch euch fließt ohne wenn und aber. Ohne etwas zu wollen, ohne etwas abzuverlangen. Es ist einfach! Es ist ein Geschenk.
Wenn ihr davon erfüllt seid, ist es euch möglich, dieses Geschenk weiterzuleiten und zwar in seiner reinen, ursprünglichen Form. Dann kann es, egal wohin ihr es sendet, in dieser ursprünglichen, unverfälschten Form wirken, heilen, Segen bringen, Frieden machen, Freude hervorrufen. Es kann euch mit allem verbinden was existiert. Auf eine Art und Weise, in dieser uneingeschränkten, nicht Grenzen setzenden Form die euch sonst in eurem Erdendasein kaum möglich ist, zu leben. Wir wissen, dass es den meisten von dieser Gruppe oft genug geschehen ist, dass sie Menschen getroffen haben, die dieses Licht mit sich trugen und offenen Herzens an sie weitergeleitet haben. Und siehe da, sofort entstand eine Verbindung. Es entstand eine Form des Erkennens, des Verstehens, des Vertrauens und der Liebe, die unter anderen Umständen, wenn

überhaupt, erst über Jahre oder Jahrzehnte möglich wäre. Dieses Licht, meine Kinder, verkürzt in unglaublicher und rasanter Art und Weise eure Herausforderungen, sofern ihr es nützen würdet.
Das Thema ist, dass all die Übungen, die ihr erhaltet, leider oft genug für euch alle zu einfach sind. In eurer Komplexität seid ihr immer versucht, alles sehr schwer zu nehmen. Das Leben als schwer und außerordentlich verwirrend anzuerkennen. Dabei, meine lieben Kinder, ist das Hier und Jetzt sehr einfach. Die wenigen Regeln, die gültig sind nach dem Universum, nach den universellen Gesetzen, sind einfach, schlicht und klar. Alles andere ist anerzogen. Alles andere ist Intellekt, der, je nach Gesellschaftsform, eine unglaubliche Bedeutung hat. Alles andere ist halb Pseudowissenschaftliches. Denn die Dinge können in eurer Welt nicht getrennt werden, weder von der einen, noch von der anderen Seite. Und in allem und überall fehlt das „Licht". Darum, meine lieben Kinder, seid ihr aufgerufen, Lichtträger zu sein am großen Plan. Egal, wo und wie, zu jeder Zeit, bei jedem Atemzug, sollt ihr euch verbinden mit dem Licht. Dies so zu inhalieren, sich dessen so bewusst zu sein, bis es endlich ein Reflex ist. Es soll ein Antrainieren werden und wir wissen, dass ihr euch alle damit schwer tut. Immer wieder begegnet ihr euren Herausforderungen mit Verstand, mit alten Egogeschichten, mit alten Faszinationen. Ihr ruft regelrecht nach Barrieren und Begrenzungen, um euch daran zu üben. Auf der anderen Seite wird die geistige Welt angefleht euch zu helfen, da ihr nicht über diese riesigen Barrieren kommt. Das, was ihr erwünscht habt oder das, worum ihr gebeten habt, ist gekommen. Oh je, aber jetzt es ist zu schwer, das wolltet ihr so nicht. Meine Lieben, so funktioniert es nicht!
Die Übungen, die ihr erhaltet, sind klar, einfach und schlüssig. Es bedarf selten eines längeren Zeitraums,

um sie auszuüben. Ihr könnt sie überall und zu jeder Zeit anwenden. Und dort, meine Kinder, liegt euer Thema: „ Das Anwenden!"
Nicht nur ein- oder zweimal, denn euer ganzes Leben, euer ganzes Erdendasein besteht aus einer Ansammlung von Übungen. Damit ihr euch weiterentwickeln könnt und bereit seid für die nächste Stufe, bereit seid für die nächste Klasse. Um dadurch auf zu steigen in die nächste Ebene. Auch hier ist euer freier Wille für uns absolut gültig. Oft genug sehen wir, nicht nur wir, auch andere Meister und Wesenheiten aus den verschiedensten Ebenen, Bereichen und Dimensionen mit Verwunderung, mit wie viel Phantasie ihr die Schwere, die Herausforderungen, die Not und das Leid lebt. Zumindest die Wesenheiten, die sich nie inkarniert haben in eurem Erdenbereich sind darüber erstaunt. Es ist richtig, dass ihr über die sogenannten, um euren Sprachschatz zu gebrauchen, „negativen Erlebnisse" erwacht, wachgerüttelt werdet, lernt demütig zu sein. Doch es gibt sehr wohl viele Andere, bei denen das alles nicht nötig ist. Liebe Kinder, wir möchten euch sagen, dass das Leben nicht zwangsläufig so sein muss. Es ist sehr wohl möglich in Freude, in Frieden, in Einfachheit und in Liebe zu lernen. Weiter voranzugehen und sein Ziel zu erreichen und zwar für alle Menschen. Ihr habt euch über viele Jahrhunderte hinweg aus einem totalen nicht Verstehen empor gearbeitet. Unter Zuhilfenahme vieler Leben und unter sehr viel Mühsal und Qual. Aber ihr habt euch auch mit viel phantasievollem Dasein, phantasievollem Leben hochgearbeitet zum heutigen Punkt. Das einfache Gesetz von Ursache und Wirkung wird nun, Gott sei Dank, intellektualisiert und so schwierig gemacht, dass es bald niemand mehr versteht. So ist es mit ganz vielen schlichten, einfachen Dingen wie: Licht, Liebe, Freude, Frieden. In vielen Momenten eures Lebens erfahrt ihr all dies, aber ihr erkennt es nicht. Weil

ihr meint, es muss ein Donnerschlag kommen, ein großes Schild erscheinen, worauf steht: "Zehn Minuten Liebe!"

Es ist oft genug so, meine lieben Kinder, dass ihr in euren Spielen gefangen seid. Fasziniert wie Kinder, wollt ihr nicht einsehen, warum ihr jetzt euer Spiel unterbrechen sollt, da es gerade lustig oder spannend ist, um irgendwelche Aufgaben zu tätigen. So geschieht es mit euren Egogeschichten, die euch gefangen halten und ihr im Moment keine Lust habt, Licht in euch fließen zu lassen. Das würde ja die Situation ganz schnell auflösen. Dann kommt euer werter Verstand dazu, der selbstverständlich sagt: "So einfach geht es ja nun doch nicht!" *Doch ich, „Avanshar", sage euch, die geistige Welt sagt euch, so einfach geht es!* Und ich sage es euch noch einmal und nicht zum ersten Mal: wenn Dinge nicht funktionieren, schau in dich hinein. Schau dir an, wo du dich blockierst. Wenn Not oder Mangel an etwas ist, schau in dich hinein. Schau, wo du dich blockierst. Natürlich wirst du automatisch enttäuscht werden, wenn du dir eine Vorstellung machst, wie dieses oder jenes zu laufen hat. Denn dein Inneres weiß, was du brauchst! Du wirst geführt und beschützt! Und Manches, was du dir aus deiner Phantasie, aus deinem Verstand oder aus deinem Ego heraus vorstellst, wäre sicher nett, sehr hübsch oder entspannend, aber auf längere Sicht gesehen dir nicht unbedingt zuträglich.

Darum sei einfach entspannt, vertraue, halte dich offen! Oft liegen die Botschaften in den kleinen Dingen. Und ihr alle bekommt sehr viele Botschaften zur Zeit geschickt. Es wird hin und wieder sogar die Eine oder Andere vernommen. Verschließt Euch nicht! Nehmt, was euch an Geschenken gegeben wird, auch wenn es wieder nach Arbeit aussehen mag. Bedenket, dass die Muster des Lebens großflächig sind und ihr oft nur einen kleinen Ausschnitt sehen könnt. Bedenket, dass das

Eine oder Andere genau zu dem führt, das ihr benötigt. Bedenket, dass die Konstellationen stimmen dürfen, damit spezielle Situationen eintreten können. Haltet euch offen. Nehmt das Licht und badet euch darin. Genießt es und seid frohen Mutes! Wenn ihr um Hilfe gebeten werdet, so gewähret sie. In der Liebe und dem Vertrauen, dass wir mit euch sind. Nehmt das Licht und sobald ihr erfüllt seid davon, lasst es weiter fließen. Ihr werdet erstaunt sein, wie sich alles um euch herum verändert. Wir wissen um die Zweifel eines jeden Einzelnen. Wir wissen um die Qualen eines jeden Einzelnen, um seine Verzagtheit, seine Mutlosigkeit, seine Lustlosigkeit. Wir wissen um den Wunsch manchmal alles hinzuwerfen, zu verschwinden, um den Neuanfang nicht zu wagen. Wir können euch nur immer und immer wieder sagen: ihr seid Kinder des Lichts! Ihr seid behütet! Vertrauet! Und wir sagen euch noch eins. Es ist euch nicht gegeben, Zuhause zu verweilen und abzuwarten, bis das Leben herum ist. Nach dem Motto, ich kann ja genau so gut hier sitzen bleiben und nichts tun. Richtig ist, dass es für viele Menschen in dieser Richtung einen Weg gibt. Die sehr wohl entspannt in ihrem eigenen kleinen Reich verweilen dürfen, um dort ihre Lernsituationen für sich zu erleben. Dies, meine lieben Kinder, ist für euch und eure Gruppe nicht gültig. Ihr seid Lichtträger. Ihr seid Arbeiter am großen Plan. Es gibt genügend Arbeit, für jeden Einzelnen von euch. Bei manch Einem mag sich jetzt das eine oder andere Organ zusammenziehen. Wir wissen das sehr wohl. Doch bedenket, dass Ihr Arbeiten mit Freude ausüben könnt. Wir haben mit euch über die Berufung gesprochen. Wenn wir von der Arbeit am großen Plan reden meinen wir genau das. Wir haben euch gesagt und schicken euch das noch einmal zur Bestätigung, dass sich bis Ende des Jahres bei allen die persönlichen Themen gelöst haben werden. Vor allem die, die euch am meisten belasten und abhalten von

dem, was ihr wirklich tun dürft. Bis dahin werden sich die Situationen verändert haben. Alles, was nun geschieht, ist eine Vorbereitung auf den Weg dahin, den ihr frohen Mutes beschreiten dürft. Bedenket, dass ihr euch alle gegeben seid zur Unterstützung, als Geschenk! Und wie so immer, wenn der Eine oder Andere ein wenig schlapp machen möchte, dürfen die Anderen ihn ein Stück mit tragen. Ihn ein bisschen hegen und pflegen, bis er wieder die Kraft hat, weiter zu gehen.
So grüßen wir euch alle, Kinder des Lichts, im Licht und mit dem Licht, und geben euch hiermit wieder die Möglichkeit, eine Zeitlang zu üben. Tagtäglich, überall, zu jeder Zeit.
Wir können euch nur anheim stellen, diese Übungen auszuführen. So wie diese Gruppe sich besonders auszeichnet durch *„Geduld“*, scheint auch das Wort *„Übungen“* auf euch alle die gleiche Wirkung zu haben. Aber, wir sehen weiter und wissen, dass ihr bereit seid! So nehmet das große Geschenk des Lichts vom Universums, von der geistigen Welt und gebt es weiter. Lasst es in euren Planeten fließen.

Ich bin Avanshar, Meister der fünften Ebene!

Es ist schön, mit euch zu sein, der Segen des Universums ist mit euch.

„Fragen und Übungen“

Ich bin Avanshar, Meister der fünften Ebene.

Ich begrüße euch alle, Kinder des Lichts.

Meine Lieben, Wir sehen die Not, die ihr habt. Wir sehen die Herausforderungen, die ihr kreiert. Stellt eure Fragen. Stellt eure Fragen so klar und deutlich, wie sie in euch entstehen!

F): „Was kann ich tun, damit die Menschen zu mir zum Reiki kommen?“

„Stelle deine Frage klar!“

F): „Was kann ich tun, damit das Geld fließt?“

A): „Mein liebes Kind, deine Frage ist immer noch nicht klar und deutlich. Und siehe, genau dort liegt deine Herausforderung. Was möchtest du? Geld fließt hierhin, dorthin, ein paar Pfennige hier, ein paar Mark dort. Wenn du deine Frage nicht klar stellst, kannst du keine klaren Antworten erhalten. Wenn du keine klaren Vorstellungen hast, von dem, was du möchtest, können die Dinge nicht geschehen.“

F): „Wo sind meine Blockaden damit?“

A): “Schau, was jetzt geschehen ist. Schau einmal an, welche drei Fragen du gestellt hast. Dann stelle deine Frage erneut. Deine klare Frage ist, was benötigst du? Wie viel von dem, was du erbittest und erwünscht, brauchst du? Wir geben dir eine Übung für die nächsten drei Tage. Schreibe auf, gezielt in deinen Zahlen, was du wirklich benötigst. Dann gehe damit, offenen Herzens und voller Vertrauen. Deine Thematik ist stets deine große Unklarheit und dadurch wirfst du die verschiedensten Themen zusammen.

Deine erste Frage lautete: „Was kann ich tun, damit die Menschen zu mir kommen? Die zwei Unterfragen waren, wie sie in dein Zentrum kommen, damit du Reiki machen kannst. Du hast drei unterschiedliche Themen. Kläre bitte für dich in der Frage Nummer eins, was du wirklich möchtest. Die Frage Nummer zwei lautete: Was kann ich tun, damit Geld fließt? Das ist nicht dein Thema in diesem Leben. Dein Thema ist, was und wie viel benötigst du, jetzt? Geld-Fluss ist immer in deinem Leben, egal ob es hinaus- oder hineinkommt. Du darfst darin für dich klären und deutlich fragen: Was kann ich tun, damit dieses und jenes zu mir gelangt? Und das bitte klar! Deine dritte Frage, die nach deinen Blockaden, haben wir dir hiermit schon beantwortet. Mein Lieber, all das zieht sich durch deine gesamte Arbeit. Eine gewisse Unklarheit, eine gewisse Undeutlichkeit, im Aussprechen und im Denken. Du darfst, wenn du mit uns sprichst und so sprechen wir mit dir, dass weißt du sehr wohl, deutlich und klar sein. So empfängst du auch unsere Antworten. Versuche bitte, einen Schritt nach dem anderen zu gehen. Es wird dir sehr leicht fallen, wenn du die Deutlichkeit erlernst. Du, der die Vergebung lebt, du, der gewählt worden ist, um die Vergebung den anderen Menschen aufzuzeigen, du darfst klar sein mit deiner eigenen Vergebung und deutlich die Dinge benennen. Die da wären: Ich vergebe Herrn sowieso, was er mir damals, dort und dort angetan hat. Ich vergebe ihm, dass er mich verletzt hat, dass er mich blamiert hat, dass er mich beleidigt hat, usw.

Eine allgemeine gehaltene Vergebung, mein Lieber, löst deine Blockaden nicht, genauso wenig wie die von anderen. Hast du das verstanden?“

„Ja, danke."

„Mache deine Übungen! Du wirst sehen, wie die Knoten sich lösen werden. Sei klar, sei deutlich, vor allem bei dir. Wir wissen alles, wir sehen alles. Es gibt nichts, vor dem du dich schämen müsstest. Wir sind bei dir. Wir sind mit dir von Anbeginn deines Erdendaseins. Und glaube mir, so wie du bist, so wirst du geliebt. Und so, wie du bist, wurde dein Ruf erhört. Auch wenn es dir in deinem weltlichen Leben schwer ankommen mag, du deine Scham und deine Hemmungen sehr wohl zu verdecken weist, zu überspielen versuchst. Bedenke, dass wir alles sehen. Darum löse dich, sei offen und sei ehrlich aus deinem Herzen heraus. Denn nichts, was du tust, nichts, was du denkst, ist uns fremd."

„Eine neue Frage?"

F): „Was kann ich beitragen zum großen Plan?"

„Stelle uns die Frage dahinter."

F): „Wie kann ich auf euch zuarbeiten?"

A): "Mein liebes Kind, was da ist, was dich von Anbeginn der Zeit begleitet, dort brauchst du nicht hinarbeiten. Und siehe, damit sind wir bei deinem Thema, bei deiner Herausforderung. Du gibst deine Energien fort. Dorthin, wo sie gar nicht benötigt werden. Dorthinein, wo sie gar nicht gewollt werden. Dorthin, wo es besser wäre, du ließest die Anderen selber machen. Sinnvoller würdest du die Energie, die du so dringend benötigst, für dich in aller Liebe verwenden. Uns zu treffen, macht keine Mühe. Es reicht ein kurzer Kontakt. Das ist etwas, mein liebes Kind, was du weißt. Schau auf dich. Klärung ist auch bei dir von Nöten! Wir sehen deine Anstrengungen. Wir sehen deine Bemühungen.

Glaube uns, es ist wichtig für dich, dass du in deiner Mitte verbleibst. Dass du in erster Linie lernst, dich zu schützen. Dass du lernst, die wunderbaren Energien, die du sehr oft erhältst, nicht weiter zu verschenken, sie nicht einfach wie ein Sieb durch dich hindurch zu lassen. Sondern, dass du diese Energien für dich nimmst und endlich lernst, sie zu nutzen und in ihnen sowie mit ihnen zu verbleiben. Du bist in diese Welt gekommen mit einem großen Bedürfnis nach Märtyrertum. Das, mein liebes Kind, soll und kann es nicht sein. Du trägst alte karmische Verbindungen mit dir. Du trägst ein hohes Maß an Sehen und Fühlen mit dir. All das überfordert dich immer und immer wieder, da du zuviel von den Energien abgibst, die du so dringend und notwendig brauchst. Wer selbst kein Licht mehr hat, kann keinem anderen Licht schicken. Wer selbst in der Dunkelheit sitzt, kann anderen nicht begegnen. Denn er kann sie nicht sehen in seiner Dunkelheit. Es ist sehr einfach und klar. Du schwimmst herum, bringst da und dort ein bisschen Licht hin. Aber in dir selbst breitet sich die Dunkelheit immer und immer mehr aus. So funktioniert es nicht. Auch dir geben wir eine Übung: Lasse von oben Licht in dich hineinfließen. Dieses Licht soll sich in deinem Bauchbereich, oberhalb deines Nabels, zu einer Kugel sammeln. Diese Kugel bewege über den Tag hinweg durch deinen gesamten Körper. Lasse sie nach unten kullern in die Füße, in deinen rechten sowie in deinen linken Fuß. Lasse sie hinein kullern in deine Zehen, dann wieder hinauf zu deinem Kopf. Sei damit spielerisch. Und eins ist klar, diese Kugel behältst du für dich allein. Diese Kugel ist nur für dich bestimmt. Wenn du sie nicht mehr benutzen möchtest, platziere sie, wo du willst, aber drei Mal am Tag lasse sie irgendwo hinrollen. Für dich gilt es, in den nächsten Tagen diese Übung anzuwenden insbesondere, wenn du hinausgehst und andere Menschen triffst.

Nun zu deiner ersten Frage zum großen Plan. Mein liebes Kind, es ist nicht nötig, dir im Moment Weiteres darüber zu sagen. So wie ihr alle seid, seid ihr mitten darin. Es wird euch das gesagt, was notwendig ist. *Und jeder Einzelne von euch tut recht an dem, was er tut!*"

„Hast du das verstanden?"

„Ja!"

„Vergiss nicht das Anwenden der Lichtkugel. Es ist wichtig für dich! Denn du darfst vertrauen. Bedenke, wir sind stets mit dir. Uns zu hören und zwar so, dass du uns hörst, dazu bedarf es nur eines kurzen Kontaktes. Es bedarf nur der Stille und des Alleinseins. Für Andere schaffst du das immer sehr schön. Da spürst du auch den Kontakt. Du darfst jederzeit den Dialog mit uns suchen."

(„Eine geistig gestellte Frage des Mediums")

A): „Mein liebes Kind, deine Frage: Soll ich im Krankenhaus aufhören, ist nicht klar gestellt. Was heißt: „Soll"? Deine Frage geht doch da hin, dass du aufhören willst! Dann höre auf. Seid etlichen Jahren bist du bemüht, viele Dinge nicht zu tun. Als Vorwand nimmst du die materielle Seite. Es sollte dir eine zeitlang als Stütze dienen. Da du so wirr warst, durcheinander, unklar und so verloren, musstest du dir diese Begrenzung selbst auferlegen, um an die Klarheit zu gelangen. Das ist nicht mehr dein Thema und dies weist du schon längere Zeit. Aber, du siehst keinen Weg, dich daraus zu lösen. Du weißt, dass das nicht für andere gültig ist. Es funktioniert ausschliesslich für dich so. Du brauchst dich nicht von fremden Situationen abhängig zu machen. Sie gehen dich nichts an, denn sie sind als Lernssituation für andere bestimmt. Es ist an der Zeit, deine Visionen gezielt und konzentriert zu sehen. So wie du es die letzten Tage getan hast. Deine Bedürfnisse auf das zu richten, was du möchtest. Im Gegenzug, zu anderen in dieser Gruppe, ist es für dich umgekehrt. Nun ist es an der Zeit, für das, was du möchtest und was du benötigst. Dies nicht mehr an Zahlen aus zurichten, sondern den Visionen den Raum einzuräumen. Du weißt, wie es im Kleinen funktioniert. Aber du hast keinen Mut, in die Größe zu gehen. Und dies darfst du nun verändern.

Auch für dich eine Übung heute, die du bitte in den nächsten Tagen anwendest: Alles, was du überdenkst, alles, was du denkst, räume ihm Größe ein. Erweitere dich in deinem Geist! Dies ist besonders wichtig, weil es einmal dazu beitragen wird, die Gruppe zu stärken und zum anderen, weil mehr Meister kommen werden und du dich auch von der Energie des Geistigen vergrößern darfst. Du hast so viele Jahre mit deinen Einschränkungen gelebt, dass du kaum mehr in der Lage bist, dich auszudehnen. Das darfst du üben!

Meine lieben Kinder, die Botschaft heute Abend ist nicht nur für die, die die Fragen gestellt haben, sondern für euch alle. Wir haben drei unterschiedliche Thematiken angesprochen und jeder Einzelne von euch kann sich zu seinem Thema, wobei die meisten von euch mit allen drei Themen zu tun haben, seine Übung heraussuchen.

Den Raum, den ihr geschaffen habt, den dürft ihr genießen. Habt keine Angst vor der momentanen Leere. Es wird gefüllt. Nein, meine lieben Kinder, was sich kreiert hat, das, was mit euch geschaffen wurde, soll bestehen. Und es wird bestehen.

Der Segen und das Licht ist in dem und um den herum!

Seid klar damit. Ihr wißt es in eurem Inneren. Die Zweifel entstehen aus der Angst. Bleibt in eurer Mitte.

Ihr habt alle immer wieder Hilfe erhalten und so wird es auch weiterhin gehandhabt. Die Hilfe mag nicht immer aussehen, wie ihr es euch ausmalt, aber sie wird euch gewährt!

Wir sind mit euch.

Ich bin Avanshar, Meister der fünften Ebene!

Ich grüße euch alle, Kinder des Lichts. Vertrauet! Denn der Segen des Universums ist mit euch.

„Das Tun - Die Veränderung von Lebensumständen ist uneingeschränkt möglich“

Ich bin Avanshar, Meister der fünften Ebene.

Wir begrüßen euch alle, Kinder des Lichts. Der Segen des Universums ist mit euch.

So wollen wir heute gleich beginnen, wenn auch ein bisschen anders. Unser heutiges Thema lautet: *„Das Tun.“*

Ihr alle habt euch entschlossen, jeder auf seine Art und Weise, mitzuhelfen am großen Plan. Oh ja, für euch ist oft nicht klar, was das bedeutet. Was heißt das? Was muss ich da tun? Wir haben euch gesagt, das es häufig besser ist, nur Teilausschnitte eurer Mitarbeit zu erhalten, da euer Verstand ansonsten nichts anderes tut, als euch zu erklären, dass ihr spinnt. Dass dies und jenes nicht möglich ist und überhaupt und generell die Dinge auf die Art und Weise nicht funktionieren. Außerdem, was soll das Ganze? Oh ja, wir wissen darum, wie der Verstand eurer Menschheit funktioniert. Darum ist es immer nur ein Ausschnitt, den ihr erhaltet und zwar zu dem Zeitpunkt, an dem ihr bereit seid. Es nützt oft gar nichts, euch drei oder vier Wochen oder Monate nach eurer Zeitrechnung zu sagen, seht her, das und das wird geschehen, das und das darfst du tun. Denn es ist euch oft in eurem Verstand, in eurer Realität nicht klar, wie die Dinge funktionieren. Wie viele Gedanken, Bilder, Vorstellungen und Visionen von eurer Seite benötigt werden, um bestimmte Dinge zu erreichen oder zu verändern. Egal, ob sie in euren Augen gut oder schlecht sind. Nichts geschieht einfach so. Mal eben gerade durch ein „Fingerschnippen“, so nach dem Motto: "Ich denke jetzt mal. Ich mache dieses oder jenes und dann ist das auch so." Nein, meine lieben Kinder, so funktioniert es nicht! Oft sind es Jahre, oft sind es viele kleine Erfahrungen, die Summe dieser Erfahrungen, die euch dann bewegen, bestimmte Gedanken und Visionen in das Hier und Jetzt zu bringen. Denn, zum Einen ist es wichtig, dass nichts gegen euren freien Willen geschieht, dass ihr genau zu diesem Zeitpunkt bereit seid. Zum Anderen ist es eurer menschlichen Natur aufgrund dieser gesammelten Erfahrungen sehr schwer, Dinge, die außergewöhnlich erscheinen, Situationen, die euch auf wunderbare Art und Weise begegnen, als solche anzunehmen. Nein, euer Verstand möchte analysieren und es gibt immer wieder „Wenn's und Aber". Denn das ist die Komplexität eures Daseins, eures Verstandes, eures Egos. Die Dinge - und das können wir euch sehr wohl sagen - würden um einiges leichter geschehen, um einiges schneller geschehen können, wenn ihr nicht immer und immer anfangen würdet, sie in alle Einzelheiten zu zerlegen. Das ist übrigens ein großes Problem eurer wissenschaftlichen Arbeiten. Natürlich beginnt man irgendwo. Anstatt das ihr euch offen haltet durch das, was ihr seht, was ihr hört, was ihr fühlt, anstatt euch weiter zu öffnen, grenzt ihr es ein. Ihr checkt es ab, sortiert und ordnet es, katalogisiert es, etikettiert es und dann meint ihr Bescheid zu wissen. Das, meine lieben Kinder, gilt nicht mehr für eure Zukunft. Es werden mehr Dinge geschehen, es wird für die gesamte Menschheit auf der Erde mehr Erfahrungen gemacht werden müssen, außergewöhnliche Ereignisse stattfinden in einer immer schnelleren Zeitabfolge, denn es stehen große Veränderungen an. Dies gilt auch für jeden Einzelnen von euch. Wir haben euch gesagt, das bis Ende eures Jahres sich für alle die Dinge verändert haben werden. Vieles hat sich angebahnt, über Jahre, Monate und Wochen, manches schon von Anbeginn eures Erdendaseins. Viele Knoten werden sich lösen. In euch wird noch mehr erwachen. Und das ist notwendig, um eure Arbeit als Lichtträger zu tun. Das mag für den Einen oder Anderen im Moment etwas verwirrend klingen, aber glaubt uns, ihr werdet Stück für Stück wissen, wovon wir sprechen. Die meisten von euch erleben jetzt schon die Auswirkungen in Form von Veränderungen, die weitreichender Natur sind. Ihr habt ein Sprichwort bei euch: „Große Ereignisse werfen ihre Schatten voraus". Wir möchten es etwas abwandeln und sagen: „Große Ereignisse werfen ihre Lichtstrahlen aus". „Das Thema ist das Tun."

Das Thema ist nicht das rechte oder das falsche Tun! Das Thema ist, das zu tun, wohin euer Ruf gegangen ist. Wenn ihr vor Entscheidungen steht, fragt euch immer wieder, wohin führt euer Herz? Wir haben mit euch über eure Berufung gesprochen. Was nährt euch? Was bringt euch Freude, wenn ihr morgens erwacht? Was hat euch froh gestimmt, so dass ihr abends entspannt schlafen könnt? Ein Teil eurer Arbeit an dem großen Plan ist es, dass Menschen zu euch geführt werden - und glaubt uns, oft für euch nicht ersichtlich - wegen eurer Erfahrungen, eurer Lebensart, eures Umgangs ihnen gegenüber. Euer Licht das ihr würdevoll und mit Respekt ausstrahlt, führt alle diese Menschen zu euch. Und ihr werdet helfen! Häufig noch unbewusst. Sehr oft „einfach so". Glaubt uns, meine Kinder, wenn wir euch sagen, dass man euch auch die „Wegbegleiter" nennen könnte. Manchmal bedarf es bei einem Menschen einen Anstoß. Und dieser Anstoß, der seid ihr und zwar ein jeder mit seinen Qualitäten, mit denen er gekommen ist.

So möge ein jeder Einzelne von euch sich immer und immer wieder erinnern, wo seine Qualitäten sind. Dazu kommt ein tägliches „sich bewusst sein", dass wir mit euch sind!

Ich stelle eine Frage am Rande: "Wo seid ihr mit uns?" Wir wissen, dass ihr in eurem menschlichen Dasein die Nähe anderer Menschen benötigt, mal mehr, mal weniger. Wir haben euch auch gesagt, dass ihr euch dafür geschickt seid. Wir sehen, dass diese Gruppe sich stützt und Trost gibt. Und doch, meine Lieben, dürft ihr euch täglich daran erinnern, dass wir mit euch sind, besonders im Alltag. Gerade die Alltäglichkeiten sind es, die euch aus eurer Mitte herauswerfen. Ein kurzer Ruf zu uns, ein Gedanke und ein rasches sich Verbinden mit uns und ihr werdet sehen, wie sich viele Sachen auflösen und verändern. Sich im täglichen Tun bewusst zu sein, dass ihr Lichtträger seid, dass ihr mitarbeitet. Das es eure Entscheidung war, in diesem Leben mitzuhelfen, jeder auf seine Art und Weise und gemeinsam als Gruppe, das ist es, was ihr in den nächsten Wochen tun dürft. Wir wissen, dass dies eine der schwierigsten Aufgaben ist, die wir euch bis heute gegeben haben. Anstatt nervös und hektisch zu werden, anstatt genervt zu sein, dürft ihr euch Licht holen und wieder hinausschicken. Das passiert in wenigen Sekunden. Wer von euch nutzt das? Nur - und das sagen wir euch klar - das Einfachste von der Welt nützt nicht und wirkt nicht, wenn man es nicht anwendet und tut!

Es erfordert Geduld und Disziplin, Klarheit und die Bereitschaft, sich aus alten Verhaltensmustern zu lösen und Lebenssituationen wirklich verändern zu wollen. Die Veränderung der Lebenssituationen - und wir sagen euch das mit aller Bestimmtheit - ist uneingeschränkt möglich. Die Grenze der Eingeschränktheit zieht jeder Einzelne, kreiert jeder Einzelne für sich selbst. Oft habt ihr lange genug gebraucht, um eine Situation aufzubauen und häufig braucht ihr genauso lang, um sie wieder aufzulösen, abzubauen. Das muss nicht so sein. Euer Verstand erlaubt es euch selten, dass Situationen sich schlagartig und augenblicklich lösen. Egal um welche Ebenen es sich handelt, emotional, seelisch, geistig, materiell. *Es gibt keinerlei Einschränkungen*. Wir zeigen das anhand eines feststehenden Beispiels: Wir nehmen die materielle Seite, denn wir denken, dass das für euch alle sehr gut verständlich ist. Ihr habt damit eine große Blockade. Es fließt nicht so, wie ihr es benötigt. Ihr wolltet an einem Punkt in eurem Leben über diese, von euch aufgebaute Blockade, Erfahrungen sammeln. Diese Erfahrung ist gemacht worden, sie wurde gelernt und nun dürft ihr sie abgeben. Doch seht, was geschieht. Es wäre ein Leichtes zu sagen, ich habe diese Erfahrung getätigt, ich will sie jetzt abgegeben, ich gebe sie frei. Ich werde es verändern, sofort. Da kommt euer Verstand, der sagt, mein Lieber, ich glaube du spinnst. Wie soll das funktionieren? Es gibt hundert verschiedene Varianten, wie es funktionieren kann. Aber euer Verstand sagt nein. Denn alles, was ihr darüber eurem Verstand sagt, wird sofort abgeschmettert. Eine Vision, meine Kinder, baut ihr auf. Das bedeutet, ihr könnt sie euch vorstellen. Eine Vision ist etwas, was ihr euch vorstellen könnt und zwar so stark, dass ihr euren Verstand zur Ruhe bringt. Dann seid ihr in der Lage, sie in eurer Realität zu kreieren. Leider sind die meisten von euch nicht mehr sehr geübt im Visionieren. Doch das wird euch neu gezeigt, reaktiviert werden, denn es gehört mit zum großen Plan. Darin, meine Lieben, liegt ein Teil der Lösung für die Herausforderung der Menschen. Alles ist möglich. Alles kann getan werden. Alles kann geschehen, wenn ihr es euch vorstellen könnt. Und nicht nur einfach: „Ja, ja, ich stelle es mir kurz vor." Nein, meine Lieben, dabeibleiben, damit umgehen. Es täglich sehen, ohne dass laufend der Satz

kommt: "Wie soll das gehen, wie soll das funktionieren?"
Nein, macht euch frei und öffnet euch.

Der Verstand ist oft genug der große Zweifler. Eure Unklarheit ist häufig die Blockade.

Eine Vision ist klar und deutlich und kann dadurch übernommen und realisiert werden. Das ihr innerhalb eurer Visionen in eurer Realität Erfahrungen macht, eine Menge Herausforderungen erlebt, ist ein zusätzliches Geschenk. Anstatt es anzunehmen und es freudig zu begrüßen, jammert und wehklagt Ihr: „Ach, das wollte ich so nicht." Nein, meine lieben Kinder, das funktioniert nicht. Eine Vision, die klar ist, eine Vision, die deutlich ist, die ihr realisieren wollt, jeder Einzelne von euch - und glaubt uns, wir sehen eure Vision - die wird immer einhergehen mit Herausforderungen und Erfahrungen. Nur ihr beurteilt diese Herausforderungen und Erfahrungen als schlecht oder gut. Im Tun existiert kein gut oder schlecht. Und bedenkt, dass wir an eurer Seite sind. Und bedenkt, dass genauso wie sich die Gruppe unterstützt, sich gegeben ist, wir euch gegeben sind. Um euch behilflich zu sein tiefer in das alte Wissen, das jeder Einzelne von euch in sich trägt, einzutauchen. Um in aller Deutlichkeit dieses Leben, das ihr jetzt führt zu erkennen, zu erfahren, damit ihr am Ende eures Weges bewusst seid!

In den nächsten Wochen dürft ihr einfach das tun, was ihr für euch seht. Glaubt uns, dass große Veränderungen anstehen, tiefste Erfahrungen und Erkenntnisse die Gruppe erfassen werden. Ihr alle habt Übungen, bewusst euer Leben zu gestalten und das, was zu tun ist, bewusst zu tun.

Und bedenkt, es ist nicht an euch, euch darüber Gedanken zu machen, wann diese Menschen, die noch kommen werden, zu euch kommen. Auch hier ist gültig, was wir euch heute gesagt haben. Es braucht den richtigen Zeitpunkt und die Bereitschaft jedes Einzelnen. So war es bei euch und so wird es auch in der Zukunft

sein. Der freie Wille eines jeden Einzelnen ist Gesetz für die geistige Welt.
So grüßen wir euch und senden euch den Segen, das Licht des Universums.

Ich bin Avanshar, Meister der fünften Ebene.

Wir sind mit euch, Kinder des Lichts.

„Leben im Augenblick"

Ich bin Avanshar Meister der fünften Ebene.

Ich begrüße euch, Kinder des Lichts. Der Segen des Universums ist mit euch.
Nun, meine Lieben, es war zum heutigen Tag geplant, dass die Gruppe zusammen kommt, gemeinsam, real und körperlich. Genau so wenig, wie dieses Treffen zustande kam, obwohl die Weisung erfolgt ist, euch zu sehen, genau so wenig wurden die Übungen getätigt, die wir euch vermittelt haben. Ihr wisst alle, jeder Einzelne von euch, was euch weiterbringt. Was euch unterstützt, was euch fordert und fördert. Ihr seid sehr erfolgreich darin, jeder Einzelne von euch, diesen Dingen auszuweichen. Nun seht, meine lieben Kinder, Zeit spielt für uns, Zeit spielt für die geistige Welt keine Rolle. Aber, sehr wohl für euch. Aus eurem Zeitbegriff heraus können wir euch klar und mit Freude sagen, dass ihr Zeit verspielt. Dass ihr die Dinge hinauszögert. Dass ihr, obwohl Zeit für euch eine große Rolle spielt, für euch alle, absolut befähigt seid, Situationen und Herausforderungen, ihr würdet sagen Probleme, festhaltet und zwar kreisförmig. Die Zeit, meine lieben Kinder, ist etwas, was ihr Menschen erfunden habt. Die Zeit ist etwas, was eure Gesellschaften und Kulturen kreiert haben, um den Dingen Grenzen zu setzen. Um den Dingen einen Rahmen zu geben. Da gibt es den wunderbaren Ausspruch bei euch: „Zeit ist relativ." Leider können die wenigsten von euch mit diesem Satz etwas anfangen. Wir nehmen ein Beispiel: wenn euch etwas unangenehm ist, wenn ihr wisst, dass euch eine unangenehme Erfahrung bevorsteht, ihr euch innerhalb eines Problems bewegt, dann läuft die Zeit für euch sehr langsam. Dann möchtet ihr mit einem Schnipp des Fingers die Zeit entweder vor- oder zurückdrehen, um aus dieser besagten Situation herauszukommen. Im

Gegenzug dazu steht eine Erfahrung oder ein Erlebnis, in dem ihr euch wohl fühlt, das ihr liebt, was ihr genießen könnt, dann verrinnt die Zeit. Etwas, worauf ihr euch freut, etwas was ihr mit Freude tut, lässt die Zeit schneller vergehen. Etwas, dass ihr ohne Freude durchführt, etwas, dass euch unangenehm ist und ihr gar nicht mögt, lässt die Zeit still stehen. Und es ist so kaum möglich, das zu leben, was ihr leben sollt. Nämlich den Moment, den Augenblick!
Nein, entweder ihr seid in der Vergangenheit (Ach, wie war das schön, wie war das herrlich früher) oder ihr seid in der Zukunft (Wenn, dann werden wir das und das tun.) Nein, meine Lieben, so funktioniert auch dieses nicht. Tut es jetzt! Tut es heute, im Moment! Egal wo ihr euch befindet, egal was ihr denkt, egal was ihr fühlt, es ist „JETZT!" Auch die Vergangenheit, die Zukunft, meine lieben Kinder, ist „JETZT!" Nur ihr, da seid ihr außergewöhnlich in eurem Erdendasein, habt diese Unterscheidungs-Möglichkeit. Nur ihr seht die Zeit linear. Nur bei euch Menschen gibt es einen Rück- und einen Vorlauf der Zeit, eine Vergangenheit und eine Zukunft. Wir haben euch erklärt, wie eure Visionen entstehen. Wir haben euch Übungen gegeben und sehen sehr wohl, wie oft ihr diese Übungen anwendet. Wir haben euch gesagt, wie das Wort „GEDULD", so ist auch das Wort „DISZIPLIN" für diese Gruppe ein großes Fragezeichen. Immer wieder weisen wir euch darauf hin, dass die Übungen euch gegeben sind, um sie tagtäglich anzuwenden. Damit ihr euch festigt und um euch zu unterstützen. Meine Lieben, wir sehen eure Bedürfnisse und Wünsche, die unterschiedlich sein mögen und doch nichts anderes zum Ziel haben, als glücklich und zufrieden in diesem Erdendasein zu leben. Mit Licht erfüllt und mit Freude. Es möge jeder Einzelne von euch die verschiedensten Motive haben. Doch ist der Weg zum Ziel der Gleiche. Ihr seid zusammengerufen worden für eine Arbeit, für ein Ziel.

Jeder Einzelne von euch über den unterschiedlichsten Weg sowie eine andere Art und Weise der Bearbeitung. Trotzdem bildet sich daraus eure Gruppe. Die Arbeit am großen Plan beinhaltet in erster Linie, eure Zufriedenheit, euer Glück, eure Ausgeglichenheit, eure Hilfsbereitschaft und eure Liebe. Meine lieben Kinder, wenn ihr davon berührt seid, wenn ihr das lebt, wenn in eurem Leben alles stimmig ist, dann ist das Ziel des großen Plans erreicht. Es gibt viele Gruppen, es gibt viele Lichtträger. Jeder dieser Gruppen geht ihren Weg. Die Menschen verschiedenster Art treffen sich in den unterschiedlichsten Gruppen. Diese Gruppe zeichnet aus, unter anderem, die Erfüllung ihrer Visionen. Es gibt andere Gruppen, die ausschließlich mit den größten Herausforderungen arbeiten. Es gibt andere Gruppen, die sich nur und ausschließlich mit dem Schönen befassen, und unter den bestmöglichsten Konditionen auf diesen Planeten kommen. Eure Gruppe ist ein Gemisch aus allem. Da viele, wie auch ihr, in diesem Leben erwacht sind und mühsam, Schritt für Schritt, sich ihr altes Wissen erarbeiten. Diese Gruppe der Lichtträger ist die Größte. Denn ihr habt ein großes gemeinschaftliches Karma und es darf erfüllt werden. Zur Errettung der Erde, zur Erhaltung der Arten ist eure Gruppe sehr wichtig. Die Gruppe, die von beiden Seiten weiß, von dem Schönen wie auch von den Herausforderungen. Natürlich wird es den Einen oder Anderen geben, der seinen eigenen Herausforderungen unterliegt und er wird später zu einer anderen Gruppe stoßen. Der freie Wille wird immer das oberste Gebot sein. So wie viele dazukommen werden, wird der Eine oder Andere fortgehen, um noch die Erfahrung zu tätigen, die für ihn wichtig sind. So möge sich jeder Einzelne von euch ab dem heutigen Abend regelmäßig den Übungen widmen. Wir können euch das immer nur wieder intensivst sagen, ans Herz legen. Denn so wie sich über Wochen, Monate, und Jahre Gedankengut,

alte Strukturen und Verhaltensmuster gebildet haben in euch, so dürft ihr sie wieder umformieren. Und das geht einher mit täglichen Verwandlungen der Gedanken. Ausschließlich dafür sind euch die Übungen gegeben. Wenn ihr sie nicht anwendet, können sich die Dinge nicht verändern. Nicht zu den Zeitpunkten, die jeder Einzelne von euch sich gestellt hat.
Und so möge ein Jeder von euch in seine Tiefen schauen, in seine Ängste gehen.

Und so möge der Macher lernen, seine spirituelle Seite einzusetzen! Nicht morgen und übermorgen, sondern „jetzt!“ So mögest du zur Seite packen, was schon längstens überflüssig ist. Gib nun endlich der Seite die Zeit, die schon lange in dir lebt. Beginne damit heute!

So möge der, der die Vergebung lebt, herunter kommen in das Hier und Jetzt, aufhören im Morgen zu leben. Denn das ist es, die Dinge heute zu tun. Was du heute in deinen Händen hast, ist wichtig, nicht nächste Woche oder nächsten Monat. So mögest du lernen, dankbar zu werden. Mögest du lernen, nicht hochmütig zu werden und zu sein. Die Fallstricke machst du dir immer wieder selbst. Anstatt demütig zu danken, froh zu sein, mit dem was geschieht und was dir widerfährt, fühlst du dich berufen, nach außen hin gute Ratschläge zu geben. Wir haben euch gesagt, es ist nicht an euch und speziell nicht an dir, den Menschen zu sagen, wie die Dinge zu funktionieren haben.

Die, die die Liebe lebt, möge lernen loszulassen, jetzt und heute! Weil du meinst, viel Liebe und Schutz nicht gehabt zu haben, willst du es in übermäßiger Form weitergeben. Das ist nicht deine Aufgabe. Liebe aus dem Herzen! Liebe bedeutet Freiheit! Mach dein Herz endlich auf! Dann kannst du endlich loslassen. Die Fessel, die von außen an dich heran getragen wird, ist nur dein Spiegel, ist nur Rechtfertigung und Bestätigung für dich selbst! Bedenke, dass Liebe Flügel wachsen lässt!

Der Atlanter möge endlich beginnen zu sagen, was er will! Er möge endlich sagen, was wichtig ist! Und nicht laufend sagen, was nicht wichtig ist für ihn und was ihm egal ist. Wenn du die Widersprüchlichkeit dessen erkennst, was du innerlich fühlst und durch deinen Mund herauslässt, können sich auch deine Visionen, wie bei jedem Anderen dieser Gruppe endlich erfüllen. Und zwar in jedem Lebensbereich! Dazu gehört, dass man sich anschaut, was einem weh tut. Dazu gehört, dass man sich anschaut, was einen verletzt. Das braucht nicht lang und breit getreten zu werden, aber es darf sich selber eingestanden werden. Eine Dauerhypnose mit bestimmten Wortwahlen ist eine Ablehnung des Lebens!

Die Seherin darf nun endlich lernen, loszulassen, jetzt! Sie darf sich anschauen, was ist, wenn sie nicht 100% funktioniert. Was ist, wenn sie nicht 100% da ist! Sie darf sich anschauen, was ist, wenn sie es nicht besser macht als alle anderen! Auch du, mein liebes Kind, bist ein Mensch und darfst so leben. Dein Körper signalisiert dir schon lange genug, dass es so nicht funktioniert. Das Eingestehen, dass Dinge nicht funktionieren, gerade in deinem Leben und längstens nicht so funktionieren, wie du es dir vorstellst und du es dir erwünschst, ist es etwas, was du ganz besonders tun darfst. Höre in dich hinein und frage dich einmal, was du tust, wenn du drei Monate für dich hast. Versuche einmal die Dinge und die Zeit nicht zu verplanen und alles bis ins Detail zu organisieren. Dies ist eine ganz spezielle Aufgabe für dich! Und tue es jetzt! Egal, was dein Umfeld dir sagt. Gerade du bist in deiner Situation aufgerufen, Veränderung herbeizuführen.

Die Vier alten Seelen mögen sehen, dass sie lernen dürfen – jetzt! Ja, meine lieben Kinder, wir wissen, dass der eine oder andere von euch überhaupt nicht erkennt und einsieht, wozu das gut ist. Das ist in Ordnung. Wenn ihr das nicht wollt, braucht ihr es sicherlich nicht, aber wir sagen euch, dass ihr es dann später lernen dürft, unter schwierigeren Bedingungen! Darum sagen wir euch, lernt heute! Ihr habt einen bestimmten Raum der Freiheit, der in dieser Form, im jetzigen Leben einzigartig ist. Nutzt ihn! So wie die Aufgabe der Anderen in der Gruppe es ist, ihre Arbeit zu tun, so ist es an euch, egal wie jung ihr nach Jahren seid, das eure zu tun. Da wir sehen, dass es nicht am Geistigen liegt, sondern ausschließlich am Arbeiten, dürfen wir euch sagen, dass auch für euch, alles was gesagt wurde in den letzten Monaten, gültig ist und auch für euch, jeder einzelne, der seine Vision hat, nur und ausschließlich zu erfüllen ist mit Herausforderung. Die Herausforderung für euch bedeutet das „Lernen!“ Jetzt!

Der Organisator, der Mensch, der zusammenfügt, durch den wir sprechen, darf Entscheidungen treffen! Heute! Jetzt! Es ist keine Frage, welche Konsequenzen Entscheidungen haben. Es kann nur und ausschließlich die Entscheidung aus dem Herzen gültig sein. Deine Entscheidung ist längstens getroffen. Die Auswirkungen werden auf der einen, wie auf der anderen Seite immer so sein, dass du sie mit deinem Gedankengut nicht ausmalen kannst. Eine Entscheidung darf gefällt werden, jetzt, aus dem was ist und wie es sich anfühlt. Und nicht aus dem Abwägen, was wäre, wenn oder was wäre, wenn nicht. Du hast es einige Male in deinem Leben erfahren, wie es ist, Dinge hinaus zu zögern. Und hier sind wir wieder bei der Zeit. Nach unseren Vorstellungen kannst du es hinauszögern, solange du möchtest, nach deinen rennt dir die Zeit davon.

Die Sanfte, die Licht in die Dunkelheit bringt, erhält die Botschaft auf ihren Wegen. Es ist nicht an euch zu urteilen, was gut oder was weniger gut ist, denn auch hier gilt das Gesetz des freien Willens! Und seid gewiss, dass in Liebe ihr das geschickt wird, worum sie gebeten hat! Bestimmte Dinge brauchen nicht in eurer Gegenwart zu geschehen und bei bestimmten Erfahrungen ist es besser, dass ihr außen vor bleibt. Bedenkt, dass ihr alle euch gegeben seid als Gruppe, euch zu stützen, euch zu halten. So möget ihr dem Schwachen, dem der Trost benötigt, der, der unsicher ist, Licht und Liebe schicken!

Denn das, meine Lieben, ist eure Aufgabe als Lichtträger. Darauf dürft ihr euch immer wieder besinnen! So mögen wir heute diesen Kreis beschließen und euch sagen und bestätigen, dass wir mit euch sind! Und erinnert euch, dass in jeder Situation das Licht euer Schutz, eure Hilfe und euer Segen ist! Und jeder Einzelne von euch ist ein Geschenk an euren Planeten.

Und so grüßen wir euch, Kinder des Lichts und schicken euch unseren Segen und unsere Liebe!

Ich bin Avanshar, Meister der fünften Ebene.

„Jeder ist ein wertvolles Geschenk an diesen Planeten“

Ich bin Avanshar, Meister der fünften Ebene.

Ich begrüße euch, Kinder des Lichts.
Ich freue mich, heute wieder mit euch sein zu können. Wir sehen mit Freuden, dass das letzte Zusammentreffen mit euch Früchte getragen hat. Oh ja, meine lieben Kinder, es ist etwas Besonderes, dass ihr sehr oft und mit Nachdruck bereit seid, die Botschaften zu hören. Darum, meine Lieben, geht so Vieles in eurem Leben nur und ausschließlich über die größten Herausforderungen ab. Sehr häufig seid ihr über die sogenannten, für euch definierten negativen Erfahrungen bereit, euch zu öffnen, zuzuhören, hinzuschauen und Veränderungen herbeizuführen. Doch ihr wisst, dass es nicht so sein muss und nicht zu sein braucht. Jeder Einzelne von euch ist erstaunt, dass es, wenn ihr andere Energien nehmt, wenn ihr aus eurer Mitte heraus arbeitet, wenn ihr aus eurer Mitte heraus agiert, aus eurer Spiritualität heraus Problemen begegnet, sehr einfach funktioniert. Das bringt euch - und wir sehen es mit Erstaunen - immer wieder in Unsicherheit. Diese Tendenz geht über viele Jahrhunderte: Alles, was leicht geht, alles, was leicht fällt, hat keinen Wert. Alles, was nicht schwer erarbeitet wurde, unter Kämpfen und Krämpfen, hat keinen Wert.
Und so sind wir auch schon bei unserem heutigen Thema, dem Thema von „Wertigkeit“.
Was ist wertlos? Was ist wertvoll? Nun, meine Lieben, dies ist immer nur eine Frage aus der Sicht des Betrachters. Dies ist immer nur ausschließlich möglich aus einer persönlichen Sichtweise. Was für den einen von euch sehr wertvoll ist, bedeutet für den anderen gar nichts, ist wertlos. Etwas wert sein, etwas Wertvolles haben, sind alles Begriffe die entstanden sind aus dem

Materialismus eurer Kultur. Die umgesetzt wurden, auch in das Geistige hinein und mittlerweile einen Stellenwert haben, der ganz klar mit hineinfließt in das Thema: „Beurteilen“, „Verurteilen“, „Aburteilen“, „Urteilen“. Und das, meine lieben Kinder, ist für euch alle der Hinweis, das Signalschild, was Ihr wert seid. Wir können euch sagen, dass ein jeder Einzelne von euch nicht annähernd das wert ist, was er seiner Meinung nach für die Gesellschaft sein sollte. Ihr könnt einmal anschauen, wie viele Menschen wirklich überzeugt davon sind, ihren Wert zu erhalten. Wenn ihr ein Defizit in eurem Leben erfahrt, ist es klar, dass eine Differenz besteht zwischen dem Wert eurer Vorstellung, was ihr eurer Meinung nach wert seid und dem, was ihr dann erhaltet. Egal, ob es eine materielle oder idealistische Bezahlung ist. Wenn ihr all das nicht erhaltet, was ihr eigentlich wollt, ist doch eine Differenz zwischen dem, was ihr euch vorstellt und was die Gesellschaft in euch sieht. Daraus entsteht die große Frage: Ist eure Vorstellung des eigenen Wertes zu groß, zu hochgegriffen oder zu niedrig? Nun, wir können euch sagen, dass der größte Anteil von euch Menschen sehr viel niedriger seinen eigenen, ganz persönlichen Wert ansetzt, als er eigentlich darstellt. Wie oft haben wir euch gesagt, jeder Einzelne von euch ist ein Geschenk des Universums an euren Planeten, heute, jetzt, zu diesem Zeitpunkt. Wer mag es in dieser Sekunde von sich selber glauben?

Nehmt einmal diesen Satz bewusst und intensiv in euch auf. Glaubst du fest daran, dass du ein Geschenk bist an deinen Planten? Glaubst du daran, dass jedes Wesen, das du triffst, ein Geschenk ist? Dass allein durch dein Dasein die Erde mit Licht beschenkt wird? Kann jeder Einzelne von euch in sich das fühlen? Kann er die Freude spüren, die dieser Satz in ihm auslösen sollte?

Nun, meine lieben Kinder, wir sehen eure Reaktionen. Dies ist die Aufgabe für die nächsten Tage, bis zum nächsten Zusammensein. Und wir möchten euch ans Herz legen, euch jeden Tag mindestens zehnmal bewusst zu sagen*: „Ich bin ein Geschenk an diesen Planeten!*
Am schönsten und sinnvollsten wäre es, dies in Situationen zu sagen, wo alles über euch zusammenzufallen scheint. In denen ihr euch nicht in eurer Mitte fühlt. Wo ihr gerade Auseinandersetzungen habt. In denen es nicht so fließt, wie ihr es euch vorstellt. Wendet diesen Satz mindestens einmal am Tag bewusst an! Schaut, was er in euch bewirkt. Tauscht euch bei eurer nächsten Zusammenkunft darüber aus. Wir können euch jetzt schon sagen, dass Einiges wieder mit euch, um euch und in euch geschehen wird.

Was ist wertvoll? Was ist wertlos? Viele Situationen, viele eurer Gesetze und viele eurer momentanen Problematiken wären hinfällig, würden sich auflösen, wenn ihr nicht alle unter dieser Beurteilung, unter dieser Einkastelung des Wertes stehen würdet. Wenn ich beginne über Wert oder Wertlosigkeit einer Sache, einer Situation, eines Lebewesens nachzudenken, werde ich nicht umhin kommen, das Eine für wertvoller zu halten als das Andere. Ich werde nicht umhin kommen, das Eine mehr zu begehren, als das Andere. Das Eine mehr zu lieben, als das Andere. Dem Einem den Vorzug zu geben gegenüber dem Anderen. Das bedeutet auch zu wählen. Das bedeutet, dass die Gleichheit hinfällig wird. Das bedeutet, dass ich andere erhebe und gleichzeitig wiederum andere erniedrigen muss, denn das ist eine zwangsläufige Schlussfolgerung. Dies, meine Lieben, ist eine der größten Herausforderungen in euren Kulturen und somit wiederum eine der größtmöglichen Manipulationen, die unter euch herrscht. Wir sprechen hier nicht über: „Ich mag das Eine mehr als das Andere, ich fühle mich zu dem Einen mehr hingezogen, als zu dem Anderen. Das Wort „Wert“ an sich beinhaltet, dass ich etwas eingestuft habe und jeder von euch weiß, dass etwas mit Wert eben wertvoll ist und etwas ohne Wert wertlos ist. Wir nehmen ein Beispiel anhand von Steinen. Ein Kieselstein ist eurer Definition nach wertlos, ein Diamant ist eurer Definition nach wertvoll. Warum? Nun, weil ein Kieselstein überall zu finden ist. Jeder ihn finden kann auf dieser Erde. Jeder ihn sich nehmen kann, denn davon ist genügend da. Ein Diamant kann erst unter größter Mühsal gefunden werden. Er ist seltener und nur wenig Auserwählte können ihn sich leisten. Aber bedenkt, dass eben auch nur eine bestimmte Anzahl von Menschen den Wunsch haben, diesen Stein zu besitzen. Und warum? Weil sie das Gefühl haben, mehr zu haben, Wertvolleres zu besitzen als Andere, die halt in ihrem Garten nur Kieselsteine haben. Wie seltsam wäre doch eure Erde daran, wenn alle Menschen sagen würden, bis auf zwei oder drei, wir möchten „Kieselsteine“ keine Diamanten. Und das, meine Lieben, ist die Illusion. Wie viele andere auch besitzen zu wollen, Wertvolles haben zu wollen. Und wer macht die Wertigkeit? Wenn ihr den alten Trugschlössern nicht unterliegt, meine Lieben, dann macht ihr allein für euch die Wertigkeit. Der Wert eures Lebens, der Wert von euch selber, kann nur und ausschließlich von euch bestimmt werden. Egal, was alle anderen sagen. Das ist ein großer Schritt in die Freiheit. Sich frei zu machen von dem, was andere meinen, besitzen zu müssen. Befreit euch von dieser Form der Manipulationen. Das wird dem Einen oder Anderen in der Gruppe sicherlich nicht leicht fallen, da Viele bereits diese Manipulationen stark vertreten und mit ihnen arbeiten. Doch gerade ihr seid aufgerufen, noch klarer und deutlicher den Anderen zu sagen, was ihr wirklich benötigt oder was unsinnig ist. Nicht umsonst

werden eure ehemaligen Berufe und Tätigkeiten von euch nicht mehr ausgeübt werden können, da ihr heute schon mit einem anderen Wissen, mit altem Wissen, das ihr wieder entdeckt habt, umgeht. Und gewisse Tätigkeiten können einfach nicht mehr ausgeführt werden mit einem bestimmten Wissen. Ist die Schönheit eines Sonnenaufgangs wertlos, die Schönheit einer Blume wertlos, die Schönheit mit Freunden zusammen zu sein im harmonischen Einvernehmen wertlos, da es nicht bezahlt werden kann? Da es für jedermann möglich ist, erreichbar ist, sie zu sehen, zu spüren und zu erleben? Möget ihr euch darüber Gedanken machen. Möget ihr darüber nachsinnen. Denn all das, meine lieben Kinder, sind Bindungen der Illusion. Leben, in jeglicher Form und egal wie andere darüber entscheiden mögen, ist das wertvollste Gut im Universum.
Die Entscheidung darüber, ob etwas wertvoll oder wertlos ist, kann nur und ausschließlich eine persönliche sein. Sie kann niemals eine gesellschaftliche oder kulturelle Entscheidung sein. All das ist in eurer Zeit geschehen. All das wird nicht mehr individuell entschieden, sondern es wird zu einem Gesetz erhoben. Es wird zu einem manipulativen Missbrauch. Das ist für euch, Kinder des Lichts, nun anzuschauen, zu durchschauen und in eurem Leben zu überprüfen. Nicht nur in Gedanken, sondern auch in dem, was ihr aussprecht. Da, wo ihr vielleicht schon gefangen seid von diesen Vorstellungen. Ihr wisst, und wir sagen es euch immer wieder, das es an der Zeit ist, alte Strukturen aufzulösen, alte Gedankenmuster und Verhaltensmuster – „umzuwandeln“. Das darf in erster Linie bei jedem Einzelnen von euch geschehen. So möget ihr die nächste Zeit nutzen, in euch hinein zu schauen. Möget die Übungen des heutigen Abends durchführen und möget dann schauen, was es mit euch macht. Ihr arbeitet mit am großen Plan. All diese Unterweisungen, all diese Botschaften und all diese

Übungen geben wir nicht zum Spaß, nicht ausschließlich, sondern zu einer stetigen, gleichbleibenden und gezielten Arbeitsweise, die ihr bitte auch anwenden dürft. Vieles mag euch nicht bewusst sein. Vieles mag euch lange nicht bewusst werden, aber Veränderungen sind im Gange. Glaubt uns, wenn wir euch sagen, wir sind mit euch. Und ihr dürft mit uns sein. Bedenkt, das Licht zu holen. Bedenkt, das Licht auszusenden. Bedenkt, euch zu stützen, euch zu schützen. Auch diejenigen, die im Moment nicht mit euch sind. Und auch die, die noch kommen werden, im Geiste zu begleiten.

Und so grüßen wir euch, Kinder des Lichts und der Segen des Universums ist mit euch.

Und bedenkt, dass *Geduld* und *Disziplin* die Lieblingsworte eurer Gruppe sind!

Ich bin Avanshar, Meister der fünften Ebene.

Das Licht ist mit euch.

„Tagtäglich soll euch ein tiefes Glücksgefühl durchfließen“

Ich bin Avanshar, Meister der fünften Ebene.

Wir begrüßen euch alle, Kinder des Lichts.
Wir freuen uns heute, mit euch zu sein. Und so begrüßen wir jeden Einzelnen von euch sowie all diejenigen die noch kommen werden.
Die auf dem Weg sind und alle, die noch nicht den Ruf hören wollen oder können, euch alle grüßen wir.
So bildet die Lichterkette, so bildet das Licht -- gemeinsam. So stellt die Verbindung her, auf dass das Licht gesehen werden kann von den vielen Anderen, die auf der Suche danach sind.
Oh, ihr Lieben, wie viel Thematik schafft ihr euch noch? Wie viele Herausforderungen wollt ihr noch begegnen? Mit wie vielen scheinbaren Sorgen, Stresssituationen und Sackgassen wollt ihr euch noch befassen? Wir sehen, wie in einem gleichmäßigen Auf und Ab euer Leben als Welle verläuft. Wir sehen, wie sehr ihr weniger im Auf, jedoch mehr im Ab verharrt. Wie es euch lähmt. Wie ihr euch davon fesseln lasst, anstatt sich in die Höhe zu begeben. Euer Dasein soll Liebe, Freude Ausgeglichenheit und Glückseligkeit beinhalten. Euer Herz soll mit allem, was um euch und in euch ist, sein. Eure Arbeit soll eure Berufung sein. Mit Freuden sollt ihr jeden Tag begrüßen und beschließen. Überfluss an allem, was ihr benötigt, darf sein. So dass euch sowie anderen zu jeder Zeit klar ist, dass es genug für alle gibt. In einer Zeit, wo das Leben neu erwacht, in einer Zeit, wo das Leben neu sprießt, aus allem, was ist. In einer Zeit, wo das Licht länger wird und intensiver, sollt ihr Partner an eure Seite gestellt bekommen, mit denen ihr in Liebe verbunden seid. Sollt ihr Menschenseelen an die Seite gestellt bekommen, die euch stützen, tragen und mit denen ihr alle Freuden

teilen könnt. Mit denen ihr euer Licht teilen könnt. Die Zeit, die euch jeden Tag neu gegeben wird, soll nicht verhetzt werden, verspielt, verplempert, sondern bewusst angenommen werden - jede Stunde, jede Minute und jede Sekunde. Das Hetzen und das Stressen sollt ihr aus eurem Leben streichen. Euer aller Körper ist ein hochempfindliches Instrument, das dazu geschaffen ist, in den höchst möglichsten Energien zu schwingen und nicht in den höchst tiefsten Frequenzen zu verbleiben. All das, meine lieben Kinder, ist es, was ihr „sein“ sollt. Wozu ihr hierher gekommen seid. Tagtäglich soll euch ein tiefes Glücksgefühl durchfließen. Oh ja, ihr alle glaubt, dass ihr das nicht aushaltet. Aber schaut euch an. Die andere Seite, die Kehrmedaille, die haltet ihr tagtäglich, Jahr für Jahr wunderbar aus. Warum, so fragen wir euch, ist euch nicht klar, dass so, wie ihr die eine Seite lebt, auch die andere Seite leben dürft und sollt? Die Schönheit um euch herum könnt ihr nicht wahrnehmen und genießen in dieser Zeit, da ihr beschäftigt seid mit all diesen unwichtigen Dingen, mit denen ihr euer Leben anfüllt. Die Sorgen über das Gestern, die Thematik, die Herausforderungen über das Morgen gibt euch nie die Möglichkeit und die Muse, im Heute und im Jetzt zu sein.

Ihr seid Kinder des Lichts. Ihr seid die Lichtträger. Ihr seid die Mitarbeiter am großen Plan und immer noch könnt ihr nicht vertrauen. Immer noch lauft ihr hierhin, dorthin und dahin, weil ihr die Ruhe, die Stille, das Nichtstun, das wirkliche „in sich Sein“ nicht aushaltet. Ihr habt immer wieder die große Gabe, das Unwesentliche zum Mittelpunkt eures Lebens zu machen. Dabei die wirklichen Anteile, Botschaften, Signale, Hilfen aus dem Universum, aus der geistigen Welt zu ignorieren, zur Seite zu packen, nicht wahrzunehmen.

Immer wieder vergesst ihr, auf das zu hören und zu spüren, was aus euch kommt. Vertrauet endlich auf

eure innere Stimme! Vertrauet endlich und höret hin! Noch klarer und deutlicher kann die geistige Welt keine Botschaften senden. Für jeden Einzelnen von euch kommen sie tagtäglich. Bei jeder Frage, egal ob sie laut oder leise, ob sie aus dem Geistigen gestellt ist oder ob es um Themen des täglichen Einerleis geht. Ihr alle seid behütet. Ihr alle seid beschützt! Ihr alle dürft die Geschenke annehmen, die für euch bereitgestellt sind! Wenn ihr euch nicht öffnet, wenn ihr nicht übt, in eurer Mitte zu sein und euren Kanal geöffnet zu halten als Kontakt zum Universum, ihr nicht vertraut und immer wieder exzessiv nach außen lebt, werdet ihr nicht in der Lage sein zuzuhören, anzunehmen. So wie ihr es die letzten Jahre Tag für Tag ausgeführt habt. Euer aller Leben könnte sehr viel einfacher sein, wenn ihr das in eurem Inneren begreift. Die Faszination der Herausforderungen, oder wie ihr es benennt, der Probleme, ist immer wieder bei euch Menschen zu einer Art Spiel geworden. Doch bedenket, dass jedes Spiel die Gefahr in sich birgt, das es euch gefangen nimmt. In diesem Leben habt ihr beschlossen, frei zu sein. In diesem Leben habt ihr beschlossen, Freiheit wieder zu erlangen. Und so, meine lieben Kinder, dürft ihr auch leben. Die Zeit ist reif dafür. Die Konstellationen sind dafür da. Es liegt ausschließlich an euch, die Dinge so zu gestalten, so zu kreieren, dass sich euer Leben, euer Dasein erfüllt. Was von unserer Seite, von anderen Ebenen und aus dem Universum getan werden kann, wird getan, ist getan. Dessen dürft ihr euch gewiss sein. Wir können euch nur immer wieder sagen: „Habt Mut! Vertrauet! Und seid mit dem Licht!“
Seid gewiss, dass der Segen mit euch ist.

Ich bin Avanshar, Meister der fünften Ebene.

Und ich grüße euch alle, Kinder des Lichts.

„Wunder sind immer möglich“

Ich bin Avanshar, Meister der fünften Ebene.

Mit mir sind heute gekommen Nesira, die Meisterin der Liebe und Saidin, der Vollstrecker.
Wir grüßen euch, Kinder des Lichts. So bauet auf die Zusammenarbeit. So verbindet euch mit dem Licht. So stellt die Verbindung her, die euch immer und überall auf der Welt miteinander und untereinander zusammenschließt. Öffnet eure Herzen, lasst jeglichen Gedanken fließen und seid willkommen im Kreis des Lichts.
So sei es heute Abend, dass wir reden werden, dass wir euch mitteilen werden, Dinge ganz persönlicher Art und wir euch überlassen, wie ihr es dem Einzelnen zukommen lasst. Es soll klar sein, dass jeder in dieser Gruppe im Inneren genauso mit uns in Verbindung steht, wie der Mensch, durch den wir sprechen. Jeder diese Informationen auf seine Art erhalten hat und noch im Moment erhält. Trotzdem ist es an euch, wie so oft, dass ihr die Dinge anschauen wollt, dass ihr die Dinge schwarz auf weiß sehen wollt. So möget ihr entscheiden, wie ihr die Weisungen dem Einzelnen zukommen lasst, ob innerhalb eines Gruppentreffens oder auf einem persönlichen Weg.
Denn wir wollen heute anders beginnen. Es ist an der Zeit, bestimmte Dinge zu klären. So wollen wir damit anfangen, warum die Dinge, denn das ist euer aller Thema, nicht so funktionieren, wie ihr es euch vorstellt. Sich selten so darstellen, wir ihr es euch wünscht! Und ihr immer wieder Herausforderungen begegnet, die euch an die Grenze eures Ego-Daseins führen. Wir machen bewusst diese Einschränkung des Ego-Daseins, denn Vieles an euren Herausforderungen, oder wie ihr es nennt, an euren Problemen, hängt an eurem Ego. Es liegt daran, dass der Weg des Egos von

euch gewählt worden ist. Aufgrund von besonderen Konstellationen, von Wegabweichungen, von Umwegen, hat sich das Ego einen Hauptsitz ergattert. Ihr meint nun, dort wo ihr steht, seid ihr weit weg von allem, was ihr jemals erreichen wolltet. Doch das, meine lieben Kinder, ist so nicht stimmig.

Wir wollen beginnen mit dem Organisator, mit dem Menschen durch den wir sprechen. Wir wollen beginnen bei dir, liebes Kind, weil es so Vieles gibt, was zu sagen an der Zeit ist. Du bist in dieses Leben gekommen und hast von Anfang an dir erwählt, „Herausforderungen" vielseitiger Arten zu begegnen. Diese Wahl ist dir sehr früh bekannt geworden und in dein Bewusstsein eingegangen. Du bist im Gegenzug dazu ausgestattet worden mit einem großen Anteil, wie ihr es nennt in eurer Sprache, Optimismus. Ausgezeichnet worden mit der Gabe, auch in der größten Not immer noch etwas Schönes, etwas Positives zu finden. Mein liebes Kind, es war klar, dass du in diesem Leben „Besitz" nicht dein eigen nennst. Weil du schon erkannt hast, dass Besitz in jeglicher Form fesselt. Sofern das Thema „Fesselung" eine Herausforderung ist in diesem Leben für dich. Du weißt um die Kraft der Gedanken, so wie alle in eurer Gruppe. Ein jeder Einzelne von euch weiß darum. Aber speziell du hast Angst davor, da du Manipulation ausschalten möchtest. Die einzige Form Manipulation auszuschalten, liebes Kind, ist, die Liebe zu leben! Das, was du gesucht hast in diesem Leben. Das, was du in deinem Inneren weist. Die Liebe zu leben, das Verständnis zu erreichen unter dem Aspekt: „Dass alles, was ist, seinen Sinn und seinen Zweck hat". Du bist durch viele Wirrungen gegangen und hast ausschließlich über diesen Weg gelebt. Das war gut. Trotz alledem sagen wir dir heute, ist es an der Zeit, all das, was schön ist, all das, was du als positiv empfindest, durchfließen zu lassen. Dir dessen jeden

Tag bewusst zu sein. Speziell für dich war der Satz: „Das jeder Einzelne von euch, jeden Tag einmal das tiefste Glücksgefühl empfinden kann.“ Nun, mein liebes Kind, du hast es die letzten Tage erlebt. In den letzten Wochen und Monaten wunderst du dich oft, wie sich bestimmte Wünsche sofort erfüllen, während andere anscheinend gar nicht gehört werden. Nein, so ist es nicht. Aber auch du weißt um die Zerstreuung, um die Zerfließung deiner Gedankenkraft. Es ist einfach an dir, dich tagtäglich zu besinnen und all deine Konzentration auf das zu legen, was du möchtest. Die Unsicherheit, die Schwankungen deines Gedankengutes, die Schwankungen der Kraft deiner Gedanken sind es, die Dinge nicht in deine Realität bringen. Wir haben dir die letzten Nächte Unterweisungen gegeben und so weißt du, wie du sie erfüllbar machst.

So gehen wir weiter. Denn eine ähnliche Systematik, eine ähnliche Geschichte hat die Seherin, die in die Vergangenheit schaut. Auch du, liebes Kind, bist aufgerufen, das zu tun, was du wirklich möchtest. Dazu gehört nicht das zu tun, was andere von dir erwarten, nämlich deine Pflicht und sogenannte Schuldigkeit zu tun, der Sicherheit nachzukommen. Nichts ist sicher in euer aller Leben. Es gibt keinerlei Sicherheit für euch. Außer der, dass ihr in eurer Mitte seid, dass ihr aus eurem Herzen heraus lebt. Keiner von euch weiß, was morgen sein wird. Und das Gestern ist häufig innerhalb eures Gedankengutes verschwommen. Denn eure Erinnerungen sind oft trügerisch. Dazu sagen wir dir und allen anderen, dass es wichtig ist im HIER und JETZT zu sein. Dass es wichtig ist, das Heute zu leben. Bedenke, dass auch du die Gedankenkraft hast und gebe deine Energie in das hinein, was du dir wünschst. Keine Schmerzen mehr zu haben, bedeutet, es sich selber zu signalisieren. Dein Körper reagiert auf deine Gedanken. Im Grunde deines Herzens weißt du das alles schon und immer noch zweifelst du, immer noch haderst du, überlegst du. Bedenke, dass jegliche Form von innerlichem Zweifeln dir als Spiegelwelt, als Spiegel von der Außenwelt dargestellt wird. Du möchtest ausbrechen aus deinem jetzigen Sein. Dazu gehört, dass du es dir vorstellen kannst. Dazu gehört, dass du es kreieren kannst, jetzt!

Dasselbe Thema gilt für den Menschen, der die Vergebung lebt. Auch du, mein liebes Kind, erkennst, dass Vieles, was du machst, für andere tust, aber nicht für dich. Wie viele deiner Ideen, die du hast, (die aus der geistigen Welt dir gesendet werden) setzt du tatsächlich um? Du bist in der Gruppe einer der großen Ideenempfänger, aber leider auch derjenige, der sie mit Erfolg wieder abtut. Dein Thema ist, wir haben dir dies mehrmals gesagt, nicht nur einfach dich hinzusetzen und zu vertrauen. Sondern wirklich klar und deutlich zu kreieren und zwar so, dass du es auch annehmen kannst. Was benötigst du? Was brauchst du? Und dieses auch Tag für Tag zu tun. Du hast genügend Zeit, um all das geistig für dich jeden Tag zu kreieren. So genau wie möglich. Für dich gilt ein Zusatzthema: „Die *Genauigkeit*“. Kein Larifari mehr in deinem Leben. Der Satz, es wird schon kommen, sagt überhaupt nichts aus! Was soll kommen? Wie viel soll kommen? Woher soll es kommen? Warum soll es kommen? An dir ist es, mehr in deine Tiefen zu gehen und deutlich zu visualisieren, deutlich für dich. Wir sagen dir noch einmal, dass Lippenbekenntnisse nichts verändern. Sondern, dass es für dich von Wichtigkeit ist, tief in dir drinnen zu vertrauen. Vor allem darauf zu vertrauen, dass du es verdienst. Dass du derjenige bist, der alles machen darf, was immer es auch ist. Verstehe bitte, dass du deine Arbeiten immer noch viel zu oberflächlich und zu unbewusst handhabst. Es ist an der Zeit, dass du in deine wunderbaren, großartigen Tiefen gehst und dir anschaust und akzeptierst, was dich blockiert. Begreife, dass nichts eine Schande ist, dass nicht Vergebung dein Thema ist, sondern Scham. Und deine Scham sitzt so tief, dass du dich nicht getraust, sie anzuschauen. Das, mein liebes Kind, ist es, was du lösen darfst. Es gibt kein sich blamieren. Es gibt kein sich entblößen. Wir sagen dir: Schau dir an, welche Menschen zu dir kommen, welche Menschen zu dir finden. Es sind genau die, die voller Hemmungen sind. Die voller unterschwelliger Scham sind. Diese Menschen finden den Weg zu dir. Wenn du das löst, wenn du das frei gibst, endlich, dann wirst du sehen, dass viele andere den Weg zu dir finden. Wenn du das, was du dir erarbeitest hast bis zum heutigen Tag, aufrechterhalten willst, dann sage das in aller Deutlichkeit. Und dann tue dafür, was getan werden darf. All das, mein liebes Kind, bedarf sicherlich deiner ganzen Aufmerksamkeit und deiner tiefsten Meditation und Vision.

Der Atlanter, der das alte Wissen trägt, ist immer noch gefangen in seinen alten Geschichten. Mein liebes Kind, auch für dich gilt, löse dich von den alten Dingen. Du hast in deinem Leben einmal hochgegriffen, doch nun greife nicht zu tief. Auch bei dir ist es an dem, dass dein Selbstvertrauen, dein Urvertrauen zutiefst verletzt worden ist. Das hatte seinen Grund. Das durftest du lernen, da du hierher gekommen bist mit einer großen Gleichgültigkeit und Verschluss deinem Umfeld gegenüber. Deine Geschichte hat dich geöffnet. Deine Geschichte hat dich aufgemacht. Das war, was du wolltest. Wozu du dich in diesem Leben entschieden hast. Du darfst lernen, den Menschen nicht mit Gleichgültigkeit oder einem Computerdenken zu begegnen. Sondern jeden Menschen zu respektieren, auch wenn du ihn nicht verstehst. Denn auch du bist hierher gekommen, um mitzuhelfen. Immer wieder sagen wir speziell dir, dass du dein Wissen, dein Now How weitergeben darfst. Doch bedenke, nicht von oben herab, sondern in einer klaren, deutlichen Art, in der du dir bewusst bist, deinem Gegenüber mit Respekt zu begegnen. Egal, wie dumm er deiner Meinung nach ist. Das, mein Lieber, wird dich noch einige Zeit durch dein Leben begleiten. Ebenso ist es mit einem Partner für dich. Du darfst erst Altes verarbeiten, Altes vergeben, denn deine Verletzungen liegen tiefer als du zugibst, tiefer als du in deinem Bewusstsein zulässt. Dir sei gesagt, dass es andere Möglichkeiten gibt, Verletzungen, alte Geschichten zu bearbeiten, als die, ihnen mit Gleichgültigkeit oder scheinbarer Gleichgültigkeit zu begegnen. Auch dieses haben wir dir schon ein- oder zweimal gesagt. Bedenke immer wieder, dass gerade für dich wichtig ist, wie du sprichst, was du sagst. Denn das, was du nach außen gibst, ist in dir. Für dich gilt, dass Gedanken Kraft sind. Das, was du denkst, wird dir im Außen begegnen. Wenn du Liebe möchtest, dann darfst du liebevoll sein, darfst Liebe ausstrahlen. Und so funktioniert es mit allem.

Der Macher, der, der die Macht hat, auch für dich gilt, was wir den anderen gesagt haben. Bei dir kommt dazu eine unsichtbare Wand, die du in frühester Zeit aufgebaut hast. Wenigen gestattest du, dahinter zu blicken. Diese Wand, mein liebes Kind, bröckelt schon. Aber, du bist eifrig bemüht, die Löcher zu stopfen. Dir dürfen wir sagen, du darfst offener sein. Du darfst mehr und mehr aus deinem Herzen heraus agieren. Wir wissen, dass gerade das nach Außen dir nicht leicht fällt. Du hast viele Vorstellungen davon, wie Dinge zu sein haben, wie du die Dinge für dich kreieren möchtest. Aber dazu gehört, dass du deine Gefühle zeigst, dass du deine Gefühle nach außen bringst, auch mit Worten. Ein Teil von dir, mein liebes Kind, ist eingemauert seit vielen Jahren. Dieser Teil soll leben. Gerade dieser Teil möchte leben. Dieser Teil ist stark verschüttet, so dass du oft Mühe hast, dich überhaupt zu erinnern, dass es diesen Teil gibt. Dir möchten wir sagen, gehe mehr aus deinem Herzen heraus. Sei offener.

Die, die, die Liebe lebt, weiß um ihr Thema. Weiß um das Loslassen dürfen. Weiß um das Lieben aus dem Herzen. Wobei wir, mein liebes Kind, deine Arbeit sehen und du diejenige bist, die schon vermag, gedanklich zu kreieren, die Dinge in diese Realität zu bringen. Du darfst lernen, über deine Blockade hinaus zu gehen, zu meinen, dass du einem Anderen nichts erklären kannst. Das, mein liebes Kind, kannst du nicht aus dem Kopf heraus. Erkläre aus deinem Herzen und die Menschen werden dich verstehen. Du bist diejenige, die den Schlüssel hat, es den anderen aufzuzeigen. Dazu gehört, sich auf das Gegenüber einzulassen, ein Teil seines Inneren mit ihm zu gehen und es ihm dann in seiner Sprache, nicht in der deinigen, zu erklären. Die Sprache ist immer die Sprache aus dem Herzen, nicht aus dem Verstand.

Meine lieben Kinder, bedenket, ihr seid Kinder des Lichts. Bedenket, dass alles, was jetzt geschieht, euch zur Seite gestellt ist, um euch zu helfen, um euch zu unterstützen. Da mag das Eine oder Andere darunter sein, dass ihr verändern wollt, Dann verändert es. Doch bedenket, dass das aus euch geschieht. Manches, was ihr verändert habt in eurem Leben, ist euch nicht bewusst. Ihr habt dafür Monate, sogar Jahre verwendet, um es zu kreieren. Ihr steht im Moment da, wo ihr einen Gedanken habt, ihn realisieren wollt - jetzt, aber nicht in der Lage seid, noch nicht, ihn sofort zu wandeln. Denn dazu, meine lieben Kinder seid ihr noch nicht ausgereift genug. Wir können euch sagen, dass es geschehen kann und wird. Darum bedenket, dass Wandlung, Veränderung Zeit braucht bei euch und dass ihr tagtäglich dafür eure Kraft verwenden dürft. Nutzt dazu klare Vorstellungen, so deutliche Vorstellungen, dass dann alles in eure Realität kommen kann. *Wunder sind immer möglich*! Doch wenn ihr nicht daran glaubt, im Inneren, können sie nicht geschehen. Darum fangt an, beginnt, die Dinge, die ihr kreiert, euch gedanklich in eurer Realität vorzustellen. Sie sollen für euch vorstellbar sein, dann wird es so geschehen. Das ist immer noch etwas, was euch allen in dieser großen Mission nicht klar ist. Bedenket, dass ein tagtägliches, disziplinarisches ÜBEN benötigt wird, um das Gedankliche geschehen zu lassen. Dann wollen wir euch sagen, dass es immer wieder Kinder des Lichts geben wird, die zu euch stoßen, die aber wieder die Gruppe verlassen werden. So verabschiedet und begrüßt jeweils die Kinder des Lichts und bedenket, dass ihr immer miteinander verbunden bleibt.

So grüßen wir euch, euch Alle und sagen euch gewiss, macht es euch nicht so schwer. Seid glücklich, freut euch, beginnt jeden Tag und beschließt jeden Tag mit Frieden. Bedenket, dass ihr Kinder des Lichts seid, dass ihr mitarbeitet am großen Plan. Die Freude, den Frieden und die Liebe, die ihr ausstrahlt, die kommen zu euch zurück, die begleiten euch. Wir alle sind mit euch. Der Segen des Universums ist mit euch.

Habt keine Angst! Und tut, was zu tun ist!

Ich bin Avanshar, Meister der fünften Ebene.

Es ist schön, mit euch zu sein. Und die Grüße von Nesira, Saidin und anderen, vielen anderen Meistern sind mit euch!

„Spiritualität und Heilung"

Ich bin Avanshar, Meister der fünften Ebene.

Ich begrüße euch, Kinder des Lichts. Es ist schön, euch zusammen zu erleben. Die Verbindungen sind hergestellt.

Es ist schön zu erleben, wie bei unserem letzten Zusammensein ein jeder Einzelne von euch zutiefst bewegt war und immer noch ist. Es ist gut zu sehen in all euren Körpern, dass die Veränderungen nun angenommen werden. Seid nicht ungeduldig und verliert nicht euer Vertrauen. Denn die Veränderungen erfolgen zuerst auf den höchsten Ebenen, auf den höchsten Energiefrequenzen und gehen dann bis zum Schluss in die niedrigste Frequenz. Und das, meine lieben Kinder, ist eure Realität und sind eure Körper, mit denen ihr euch in diesem Leben inkarniert habt. Diese Abfolge ist etwas, was in euer Bewusstsein kommen darf. Es braucht manchmal viel Zeit. Wir haben euch das letzte Mal darauf hingewiesen, dass ihr unter Umständen Jahre braucht, um die Dinge zu kreieren, um Dinge in eure Realität zu bringen. Das muss so nicht sein. Es gibt genügend eurer Gattung, die es anders bewerkstelligen können. Aber Viele von euch gehen gerade in diesem Leben die andere Form des Weges. Darum braucht Vieles noch seine Zeit, bis es sich darstellen kann. Leider ist es euch immer noch nicht möglich, klar und deutlich zu sehen, zu erkennen, wie viel Energie und wie viel Kraft ihr in Herausforderungen gebt oder wie ihr es nennt in Probleme, in Schwierigkeiten. Wenn ihr das sehen könntet, rückwirkend, wäret ihr sicherlich sehr erstaunt. Alles erfolgt über den spirituellen Weg, über den spirituellen Gedanken, hinein in das Mentale, dass eine Verbindungsstelle darstellt zwischen Spiritualität und den nächst tieferen Ebenen.

Wobei dies keine Wertung sein soll, sondern um es euch bewusst zu machen, um es euch bildlich darzustellen. Über den mentalen Weg geht es in den emotionalen Weg. Erst von dort aus in den körperlichen Bereich. Oft genug verbleiben viele Gedanken und Ideen im Mentalen. Oft genug wird nur im Emotionalen ausgelebt. Bedenket, was jede Disharmonie, jede Differenz des Fließens, des blockadenfreien Seins oder Nicht-Seins an Vorarbeit braucht, damit sie sich manifestieren kann. Das ist eines der großen Geheimnisse von dem, was die Menschheit Krankheit nennt. Natürlich funktioniert der Weg des Fließens, der Harmonie, der Blockadenauflösung auch so. Oft ist es bei euch so, dass ihr versucht den umgekehrten Weg zu beschreiten, vom Körper in die Emotionalität, von dort ins Mentale und dann in die Spiritualität. Das funktioniert nicht. Seid Jahrhunderten ist der Mensch versucht, Heilung, Ganzheit über diesen Weg zu erreichen. So lange ihr auf diesem Weg weitermachen werdet, wird Ganzheit unmöglich sein. Wo nun, ihr Lieben, könnt ihr eingreifen, nicht nur für euch, sondern auch für die Anderen? Wo nun kann jeder Einzelne von euch mithelfen? Denn keiner von euch oder die wenigsten von euch sind ausgebildet in eurer Realität, nach eurer Gesellschaftsform für das Heilen. Seht, meine lieben Kinder, dass dies sehr einfach ist. Gerade in der Einfachheit liegt die Problematik der Menschen. So einfach, wie ihr diesen Weg gewählt habt, von allen Einschränkungen, denen ihr und anderen unterlegen seid, so einfach wie ihr diese Einschränkungen für euch als Lernsituation kreiert habt, so einfach ist die Auflösung. Wir sprechen nicht nur von den körperlichen Einschränkungen, sondern ebenso von den innerlichen, sogenannten seelischen Einschränkungen, den materiellen Einschränkungen. Auch die Auflösung beginnt wieder von oben. Die Entscheidung ist jedem Einzelnen von euch gegeben, jetzt zu sagen, *„ich* *verändere!"* Oft wird es euch geschehen, dass die Menschen allein durch euer Dasein, allein dadurch, dass ihr existiert, Heilung für sich selbst erfahren. Durch euer Beisammensein, durch das Licht, durch die Liebe, durch ein Wort, durch einen Blick, manches Mal sogar durch eine Konfrontation seid ihr in der Lage im Anderen, in eurem Gegenüber höchst wichtige Seiten zum Schwingen zu bringen. Im Gegenzug ist es natürlich so, dass ein Anderer dies auch bei euch bewirken kann. Die Entscheidung, etwas zu verändern, ist der erste Schritt von oben in die nächste Ebene. Mittlerweile ist es so, dass ein großer Teil der Menschheit erwacht ist und sehr bewusst und gezielt sich selbst einbringt, um Dinge zu bewirken. Wobei wir auch hier keinerlei Einschränkungen machen und keinerlei Werturteile abgeben wollen. Immer noch liegt Vieles für euch im Dunkeln. Immer noch ist Vieles für euch nicht verständlich, nicht nachvollziehbar. Aber ihr habt die ersten Schritte getan und ihr beginnt zu laufen. Das ist etwas ganz Großartiges und Wunderbares. In dem Moment, wo ihr versteht, dass ihr und nur ihr verantwortlich seid für das, was mit euch und um euch herum geschieht, nicht nur im Kleinen, sondern auch im Großen, dass Alles und Jeden den ihr trefft, ein Geschenk ist. Wenn euch das absolut bewusst ist, wenn euch bewusst ist, dass ihr das Wertvollste seid in eurem Leben, dass ihr voller Liebe und voller Licht seid, dass ihr ausgefüllt seid damit, dann, meine lieben Kinder, habt ihr den Schlüssel, um alles zu kreieren. Das Geheimnis an diesem ganzen Geschehen ist, dass all die Dinge, um die ihr euch Sorgen macht, all die Dinge, die ihr Jahrhunderte mit euch herumgetragen habt, all die sogenannten karmischen Erlebnisse, all das sogenannte Böse, all das sogenannte Ungute, das Unwerte mit einem Male nicht mehr existiert. Nicht, weil es nicht da ist, sondern weil ihr es mit diesem Schlüssel aufgelöst habt. Weil ihr darum wisst, aber nicht mehr das Bedürfnis besteht, die andere Seite auszuleben. Ihr seid in der Lage, euch zu lösen aus einer Abhängigkeit. Ihr seid in der Lage, euch zu lösen und gleichzeitig eine tiefe Freiheit zu empfinden, nicht nur für euch, sondern für den gesamten Planeten. Dieser Schlüssel ist so klein und gleichzeitig so groß, ihr alle wisst darum, dass er in jede Tür passt. Das ist etwas, was wir euch die letzten Male sehr deutlich und klar gesagt haben. Der Eine oder Andere ist sehr wohl in der Lage dieses sogenannte Glücksgefühl, dieses sogenannte ekstatische Gefühl, denn darauf läuft es hinaus, zu empfinden. Und wenn es nur einige Sekunden lang ist, die tiefe Zufriedenheit, die tiefe Ausgeglichenheit zu spüren. Dieses Gefühl zu erfahren, wenn alles rund ist, wie ihr es benennt. Dieses Gefühl, jetzt ist es gut, wie es ist! Jeder Einzelne von euch weiß, wie sehr er das ausstrahlt, abstrahlt auf Andere. Wenn ihr bedenkt, dass allein das Abstrahlen von Licht, von Freude, von Frieden, von Liebe, von Respekt und Würde ein Gegenüber verändert, ein Gegenüber das Gefühl vermittelt, ja ich bin angenommen! Dann, meine lieben Kinder, kommt all das doppelt und dreifach zu euch zurück. Es ist wichtig, dass ihr dies immer wieder hört und darum wiederholen wir es so oft, denn die Veränderung ist in vollem Gange. Viele Dinge werden geschehen und wir sagen euch das in aller Bestimmtheit. Ihr seid die Empfänger und ihr seid diejenigen, die die Tür aufmachen dürfen. Wir kommen nicht umsonst, speziell zu dieser Gruppe und bitten euch nochmals, ernst zu nehmen, was ihr hört. In euer Herz zu versenken, was euch vermittelt wird. Die Übungen zu tätigen. Bewusst das anzuwenden, was euch von uns vermittelt wird. Natürlich steht es jedem Einzelnen von euch frei, andere Wege zu beschreiten. Die Dinge, die wir euch sagen sind nur ein Weg von vielen. Aber, meine lieben Kinder bedenket, dass euer Ruf vorausgegangen ist. Das wir eine Symbiose eingegangen sind miteinander und nach uns werden

Andere folgen, die euch weiter unterrichten, die euch weiter zur Seite stehen werden. Jeder einzelne Mensch, jede einzelne Seele die sich inkarniert auf diesem Planeten, zur jetzigen Zeit, ist auserwählt mitzuhelfen. Ob sie es dann tatsächlich tut, ist die Entscheidung des freien Willens einer jeden einzelnen Seele. Ob sie dies in dieser Zeit tut oder zu einem späteren Zeitpunkt, entscheidet jede für sich selbst. Bedenket, dass gerade ihr auf sehr eigentümliche Art und Weise zusammengefunden habt und ein starkes Band euch verbindet. Genauso wie das Band eines jeden Einzelnen von euch mit der geistigen Welt sehr stark ist. So nutztet diese Verbindung und vertrauet darauf, egal was sich im Moment in eurer Realität darstellt. Dieses sagen wir euch mit aller Gewissheit. Ihr seid beschützt. Alles was notwendig ist, alles was benötigt wird, wird euch geschickt. Alles was ihr euch erwünscht, ist möglich! Wir schauen in eure Herzen und auch dies ist etwas, was euch alle untereinander verbindet. Es ist nichts, aber rein gar nichts da, in keinem Einzelnen von euch, was dem großen Plan entgegensteht, was sich dem großen Plan in den Weg stellt. So vertrauet darauf, dass eure Wünsche, eure Bedürfnisse, auch wenn sie manchmal in eurer Realität etwas hochgegriffen scheinen, nicht gegen euren Lebensweg sprechen. Ein jeder Einzelne von euch hat erlebt, wie es ist, wenn er gegen seine Bestimmung lebt. Dann habt ihr euch der Situation entzogen. Manchmal auf nicht sehr einfachem Wege. Manchmal habt ihr länger ausgehalten, als ihr gebraucht hättet. Auch dieses können wir euch sagen.

Nun denn, so kreiert, liebe Kinder, in aller Freude. Und mancher Herzenswunsch wird in kürzester Zeit erfüllt werden. Seid wachsam! Seid offen! Seid dankbar!

Geliebte Kinder, euch alle grüßen wir und senden euch unsere Liebe, senden euch unseren Schutz und senden euch das Licht. Der Segen des Universums ist mit euch allen.

Ich bin Avanshar, Meister der fünften Ebene.

„Die Ruhe vor dem Sturm“

Ich bin Avanshar, Meister der fünften Ebene.

Ich bin gekommen mit Nesira, Meisterin der Liebe. Ich bin gekommen mit Saidin, der Vollstrecker, der Vollbringer, der wichtiger denn je ist für jeden Einzelnen von euch ab dem heutigen Abend. Und gekommen ist heute Abend der Meister *Namanshuri“,* der genannt wird „der Wegbegleiter“. Er unterstützt auf neuen Lebenswegen, die euch fremd sind. Der Meister, der bei neuen Lebensabschnitten nach großen innerlichen Veränderungen dazukommt und begleitet. Er wird zu gegebener Zeit zu jedem Einzelnen von euch Kontakt aufnehmen. Und er ist ab dem heutigen Tage mit bei der Gruppe, um den Einen oder Anderen jetzt zu unterstützen und behilflich zu sein. Wir alle grüßen euch, Kinder des Lichts. Wir alle grüßen euch mit dem Segen des Universums.

Oh ja, die Gruppe heute Abend ist klein. Bedenket, was wir euch gesagt haben. Es werden mehr und mehr zu euch finden. Die Menschen werden kommen, aber es werden auch wieder welche die Gruppe verlassen. Darum seid nicht traurig. Es wird auch wieder anders sein. Wichtig ist, dass ihr die Verbindung aufgebaut habt. Wichtig ist, dass ihr darum wisst Lichtträger zu sein und das überall im Moment auf der Erde Menschen sitzen, andere Seelen sich befinden, die genau zu diesem Zeitpunkt das Licht entzünden. Es mag nach euren Vorstellungen und Empfindungen oft lang sein, da Zeit für euch leider noch nicht relativ ist, dass sich wieder eine größere Gruppe zusammenfindet. Aber, wir sagen euch, so wird es sein und so wird es kommen. Für euch ist nur wichtig zu wissen, dass ihr verbunden seid mit allen Lichtträgern und mit allem Licht, dass sich auf der Erde und im Universum befindet. Darum seid frohen Mutes, vertrauet darauf, dass so, wie es jetzt ist, es gut ist.

Wir freuen uns, mit euch zu sein. Es ist schön, zu erleben und zu sehen, wie Veränderung eingetreten ist, wie Wandlungen erfolgen. Bei dem Einem mehr, bei dem Anderen weniger, aber es ist bei allen in vollem Gange. Jeder in seinem Rhythmus. Nun, das mag dem Einem oder Anderen unwahrscheinlich scheinen, da die Realität, die äußerliche Realität noch nicht dem nachfolgt. Doch wir sagen euch und das ist etwas, was wir euch immer wieder mit Bestimmtheit sagen, „vertrauet!“ Es ist richtig, dass sich bei einigen von euch der Wandel noch nicht sichtbar vollzieht. Es ist richtig, dass bei einigen von euch es scheint, als ob ein Stop im Leben eingetreten ist. Doch, meine lieben Kinder, glaubt uns, wenn wir euch sagen, dass dies nur den Schein darstellt. Bei euch gibt es ein Sprichwort, dass besagt: „Die sogenannte Ruhe vor dem Sturm.“ So könnt ihr es mit der jetzigen Situation vergleichen. Dieser sogenannte Stop, oder diese sogenannte Stagnation, dieses Verharren wird benötigt, damit ihr tiefgreifend auf den verschiedensten Ebenen eure Wandlung durchführen könnt, tiefgreifend eure Veränderung erfasst.

Wir geben euch die „Bestimmtheit“, wir geben euch unser Wort, „es verändert sich.“

Und betrachtet nicht als Verlust, was ihr so scheinbar aufgeben dürft. Wobei wir euch sagen, dass das nicht unbedingt notwendig wäre. Doch wir verstehen die große Unsicherheit, wir verstehen die großen Zweifel und die existentiellen Ängste, die bei dem Einen oder Anderen im Kopf herum schwirren. Dies alles gehört dazu, damit ihr endlich an die tiefen Seiten gelangt, die euch schon so lange begleiten. Es ist an der Zeit, diese sogenannten Ängste zu betrachten, hineinzugehen, nicht nur anzuschauen, sondern sie zu leben, sie zuzulassen und sie dann zu integrieren in eurem Selbst, in eurem Dasein. Dies alles ist eine Erfahrung, die die Gruppe insgesamt und einige vereinzelt, intensiv machen wollten. Um Befreiung zu erlangen, um ein vollwertiges Mitglied des großen Plans zu sein, bedarf es hineinzugehen in seine tiefsten Geheimnisse, in seine tiefsten Ängste. Egal, ob sie real oder irreal sind. Egal, ob Angst Illusion ist oder nicht. Das, was so scheinbar für euch existiert, das, was so scheinbar ein Teil in eurem Leben ausmacht, ein Teil eures Lebens beherrscht, über das dürft ihr die Meister werden. Dazu nutzt - und das soll auch so sein - ein jeder Einzelne von euch seinen persönlichen Zugang, seine persönliche Form des Bearbeitens, des Anschauens, des Annehmens, des Integrierens und seine persönliche Zeit. Ihr dürft lernen und in eure Erinnerung versenken, (für die Arbeit, die auf euch zu kommt) dass es nicht an euch ist, den anderen Menschen zu sagen, wie es funktioniert oder wie es zu funktionieren hat. Denn das ist die Entscheidung jedes Einzelnen. Ihr seid Wegbegleiter für die Anderen. Sie sollen bei euch einen Ort der Ruhe finden, der Stille, der Liebe und des Friedens, des Annehmens, des Respekts, der Würde. Einen Ort, wo sie einen Menschen treffen, der sie nicht verurteilt, beurteilt und in eine Schublade steckt. Sondern der sie ganzheitlich annimmt und unterstützt in ihrem Tun. Und zwar in dem Tun, das sie für richtig halten. Dies, meine Kinder, ist etwas, das ihr in euer Herz hineinsenken und bedenken dürft. Es gibt Verbindungen zwischen euch, die ihr zusammen erleben dürft, bei denen ihr eine gemeinsame Thematik habt. Doch ein jeder Einzelne in dieser Verbindung den Weg zur Lösung anders beschreiten darf. Gerade hier sprechen wir die Paarverbindungen an oder wenn sich zwei Menschen sehr nahe sind. Ein Jeder geht trotzdem seinen persönlichen Weg. Zwar immer mit der Betrachtung und dem Anschauen vom Weg des Anderen geht er seinen Weg zu seiner Zeit. Sehr wohl kann der Andere ein Beschleuniger oder ein Hemmschuh sein. Doch in euren Verbindungen sehen wir, dass ihr euch mit offenem Herzen bemüht zu stützen. Die selbstlose Liebe, die ein jeder Einzelne der Gruppe in sich trägt, oft viele Male nicht lebt und leben kann, noch nicht, ist etwas, was eure Gruppe auszeichnet. Denn ihr alle wollt dahingelangen, das Leben in der Form zu leben - selbstlos.

Mitzuarbeiten am großen Plan, darum habt ihr eure Erfahrungen erleben dürfen. Bitte seid nicht traurig, seid nicht deprimiert, denn dazu ist überhaupt kein Grund vorhanden. Wenn eine Tür scheinbar zugeht, öffnen sich drei neue. Warum funktioniert das Eine oder Andere nicht, das ihr euch wünscht und das in euren Vorstellungen wunderbar ausgesehen hat? Weil, dies sagen wir euch aus der geistigen Welt, unabhängig davon, was die äußere Welt dazu zu sagen hat, meine lieben Kinder, es an der Zeit ist, die Dinge, die ihr zu tun wünscht, mit ganzem Herzen und aus der Berufung heraus tun dürft. Jede andere Form kann und wird keinen Erfolg bringen. Euer Tun soll euch Freude machen und beglücken und darin kann ebenso Arbeit liegen, Auseinandersetzung sowie Herausforderungen. Wenn all das aus eurem Inneren kommt, ist es gesegnet. Egal, wo und wie ihr es ausübt oder ausführt, es soll euch zufrieden machen. Euer Tun soll euch in eurem Leben dazu bringen, jeden Tag mit Freude zu begrüßen, ihn in Frieden abzuschließen, in eurer Mitte zu sein und danken zu können. Diese Tätigkeiten des Lebens sollen euch Freiheit bringen, frei von Manipulationen, frei von sogenannten scheinbaren Werten, frei von Urteilen. Eine jegliche Tätigkeit, ein jegliches Dasein, das freudlos ist oder nur ausgeführt wird unter bestimmten Aspekten der äußerlichen Welt, nicht begleitet wird von einem innerlichen Ruf, von einer innerlichen Berufung (und dieses haben wir euch schon mehrmals erläutert), „trägt keine Früchte“. Die Frage besteht nicht darin, ist das, was ich tue oder tun möchte richtig oder falsch? Sondern die Frage darf sein, sind die Gründe, sind die Beweggründe, warum ich dieses oder jenes tue, die meinigen? Wir möchten darauf hinweisen, dass der Mensch, durch den wir sprechen, einen Beruf ausübt, der trotz aller Mühsal und aller Schwierigkeiten, teilweise mit größter Verzweiflung auf der anderen Seite, diesem Menschen eine tiefe Erfüllung bringt. Auch wenn sie manchmal nur sehr kurz ist, ist doch ein Teil Berufung dabei. Darum ist das immer noch die Tätigkeit dieses Menschen. So einfach, meine lieben Kinder, ist es zu sein. Wir können euch mit Gewissheit sagen, dass das, was ihr zu tun wünscht, dass das, was ihr teilweise schon begonnen habt, angefüllt sein kann mit Segen. Wir geben euch dafür immer wieder Hinweise und Unterstützung. Aber es ist die persönliche Klärung eines jeden Einzelnen sowie die angesprochene Veränderung notwendig, um das Licht in vollem Umfange hineinzubringen. Wir wollen euch noch einmal bestätigen, dass es euch an nichts mangelt. Dass ihr behütet seid, dass ihr beschützt seid. Dass ihr frohen Mutes jeden Tag beginnen dürft und ohne Zweifel mit dem Licht die Nacht begrüßen dürft. In den nächsten Tagen werden einige Überraschungen auf euch zukommen, seid offen, seid dankbar!

Und so grüßen wir euch Kinder des Lichts, jeden Einzelnen von euch und geben jedem den Segen. Und bedenket, dass wir immer und überall mit euch und bei euch sind. Und mit euch allen ist das Licht.

Ich bin Avanshar, Meister der fünften Ebene.

Ich grüße euch, Kinder des Lichts. Und wir alle sagen euch *„vertrauet“*, der Segen des Universums ist mit euch.

„Die Wege sind da. Es ist an euch, sie zu beschreiten."

Ich bin Avanshar, Meister der fünften Ebene.

Wir begrüßen euch alle, Kinder des Lichts. Wir begrüßen euch alle, Mitarbeiter am großen Plan, Lichtträger. Es mag euch seltsam erscheinen, es mag euch undurchsichtig erscheinen, wenn ihr unsere Botschaften hört und außerhalb davon euer Leben erlebt. Oft genug mag es scheinen, dass eine Differenz besteht, zwischen dem was euch gesagt wird und dem, was ihr lebt und erlebt. Das, meine Lieben, scheint euch nur so. Nichts läuft konträr zu dem was euch gesagt wird, was euch prophezeit wird und dem, was ist. Etwas, das euch immer einen Streich spielt, ist die Zeit. Etwas, das euch immer in Illusion wiegt, ist, was in eurer Realität Zeit bedeutet. Für manchen von euch in dieser Gruppe mögen die Zeitspannen zwischendrin zäh erscheinen. Doch wir haben euch einige Male gesagt: Es ist nur der Schein. Vieles läuft ab. Vieles verändert sich, hat sich verändert. Die Auswirkungen in eurer Realität ist die tiefste Frequenz, in der sich alles manifestiert. Richtig ist, dass sich auf allen anderen Ebenen, in allen anderen Körpern, die ihr euer eigen nennt, in allen anderen Energiebereichen, tiefgreifende Veränderungen stattfinden. Damit ihr nicht überfordert werdet, damit es in eurer Realität, in eurer Materie, in euren Körpern nicht zu Unstimmigkeiten kommt, damit Veränderungen in der niedrigsten Frequenz toleriert werden kann, bedarf es der „sogenannten" Zeit. Dies ist genauso gültig für Erfahrungen, wie für Gedanken, für Gedankengut. Alles, was angereichert ist mit einer starken Energiefrequenz, benötigt, um sich zu realisieren, um sich zu materialisieren, einen gewissen Raum, eine gewisse Zeit.

Einige aus der Gruppe besitzen schon das tiefe Vertrauen und es fällt ihnen nicht so schwer auszuharren. Anderen wiederum mag es schwerer fallen. Wir sehen das alles. Wir wissen darum. Und doch können wir euch immer wieder und wieder nur sagen: ***„Vertrauet."*** Die Beständigkeit dieses Wortes möge euch helfen, möge euch unterstützen. Seid gewiss, dass es nach eurer Zeitrechnung nur eine kurze Weile geht, bis sich die Dinge anfangen zu kreieren, zu entstehen. Der Eine oder Andere mag insgeheim den Wunsch haben, oh, möge es doch so sein wie ehedem, denn bei einigen aus der Gruppe werden sich in den nächsten Wochen, von heute ab gesehen, die Ereignisse überschlagen. Die Situationen, Erlebnisse und Erfahrungen werden in der Realität sich in kürzester Abfolge die Hand geben. Die unter euch, die wir ansprechen, wissen darum, spüren es. Obwohl ihr Verstand ihnen das Gegenteil einreden mag. Gerade euch, Kinder des Lichts, meinen wir - habt keine Angst. All das, was euch begegnet, ist zu eurer Unterstützung, um zu lernen. So möget ihr vertrauen, wenn wir euch sagen: „Die magere Zeit ist vorbei, die mageren Jahre sind vorüber. Es soll fließen!" Ein jeder Einzelne von euch ist nun in der Position, in dieser Art von Veränderung, dass es fließen kann. Die Energien werden fließen - zu euch und von euch!

Ihr werdet feststellen, wie das Gefühl ist, einen stetigen Austausch zu erringen, Das es nicht nur eine einseitige Erfahrung von Empfangen oder Geben ist. Wir wissen, geliebte Kinder, dass das für einige von euch immer noch nicht greifbar, fassbar und nicht vorstellbar ist. Und doch ist es so! Und doch geschieht es! Glaubt uns, wenn wir euch sagen, dass eure Phantasie und eure Träume bei weitem nicht ausreichen für das, was euch begegnet. Ein Teil eurer Müdigkeit, ein Teil eurer Abgeschlagenheit, Energielosigkeit, ein Teil eurer

Antriebslosigkeit, egal welchen Namen ihr dafür findet, ist ein Anzeichen für Veränderungen. Denn die Energien, die ihr im Außen gelebt habt, habt hinaus fließen lassen, werden nun genutzt, gebraucht und benötigt auf anderen Ebenen. Darum ist es an euch, eure Körper in der nächsten Zeit gut zu betreuen, noch besser zu hüten. Auf ihn zu hören und dem nachzugeben, wenn die Anzeichen von Erschöpfung und Müdigkeit gegeben sind. Liebe Kinder, all die Energien werden zur Zeit woanders benötigt. Sehr wohl spürt ihr zwischen drin die neuen Energien. Bedenket, zu einer ausgewogenen Geistarbeit, zu einer spirituellen Arbeit gehört eine ausgeglichene Körperarbeit. Das heißt, auf seinen Körper zu hören und ihn zu verstehen. Bedenket, dass ihr mit eurem Körper das tut, was ihm und euch Freude macht. Ihr seid eine Einheit! Denn euer Körper ist euer Haus, euer Zuhause! Dieses Zuhause dürft ihr pflegen und in Ordnung halten. Es wird besonders für die nächsten Wochen wichtig werden, eine ausgewogene Ernährung einzuhalten. Mit Stoffen, die den Körper puschen, zurückhaltend zu sein. Und direkte Sonneneinstrahlung ist zu vermeiden.

Meine lieben Kinder, ihr seid behütet, ihr seid beschützt! Wir freuen uns zu sehen, wie die Gruppe mehr und mehr wächst und stärker wird. Es bedarf dieser Stärke, es bedarf dieser Wege, um die kommende Arbeit, um die kommenden Aufgaben zu bewältigen.
Der Segen des Universums ist mit euch, mit euch allen und mit all den Anderen, die noch kommen werden.

Ich bin Avanshar, Meister der fünften Ebene.

Gesprochen hat heute Abend zu euch der Meister Namanshuri, der Wegbegleiter, der Wegbereiter.

Und bedenket, die Wege sind da. Es ist an euch, sie zu beschreiten!

„ Das Geheimnis des Lebens beginnt bei euch selbst“.

Ich bin Avanshar, Meister der fünften Ebene.

Ich begrüße euch alle, Kinder des Lichts. Wir sind gekommen: „Nesira“, Meisterin der Liebe, „Saidin“, der Vollstrecker“, sowie „Namanshuri“ der Wegbegleiter.

Der Segen des Universums ist mit euch. Und wir begrüßen mit Freude das neue Mitglied – heute – in dieser Gruppe. Dein Name soll sein: „Die Sternenfrau, die, die Vergangenheit, die Gegenwart und die Zukunft erkennt“. Wir begrüßen ebenso den Menschenfreund und die Schamanin. Menschen, die bald zu der Gruppe stoßen werden.

Die Sternenfrau sei willkommen. Mit Freude, liebes Kind, sehen wir, dass der Ruf gehört wurde. Mit Freude sehen wir, dass du bereit bist, bewusst mit zu tun, mitzuarbeiten am großen Plan. Liebes Kind, mache dir keine Sorgen. Längst bist du bereit, längst hast du gesucht und den Ruf ausgesandt. Nun, sei willkommen! Vieles war dir bis zum heutigen Tage unklar. Vieles war nicht rund und nicht abgestimmt, obwohl dein Wissen groß ist. Aber, bedenke, dass auch du „groß“ sein darfst. Das dein Wissen über dich der Ausgangspunkt ist. So begann es bei allen aus dieser Gruppe und so wird es weiter gehen. *„Denn zuerst beginnt das Geheimnis des Lebens bei dir.*“ Zuerst beginnt das tiefe Erwachen bei dir. Mit halbem Wissen hinauszugehen in die Welt, ist sehr ehrenrührig, doch nicht unbedingt ergiebig. Das ist häufig das Scheitern von Vielen, die eine tiefe Berufung und einen tiefen Ruf in sich spüren und dann nicht den gewünschten „Erfolg“ haben. Denn beides gehört zusammen. Das tiefe Wissen um das eigene Leben, die Geheimnisse um das eigene Leben sowie des Lebens um dich herum. Bedenke, dass auch du beschützt und behütet bist, dass du ein Kind des Lichts bist und dass du ein Lichtträger bist. Sei gewiss, dass wir nicht erst seit heute oder seit deiner Entscheidung, zu dieser Gruppe zu kommen, an deiner Seite sind. Nein, liebes Kind viele Jahre schon begleiten wir dich. Für dich gilt, wie für alle anderen dieser Gruppe, dass du nicht hören kannst, was du nicht hören willst. Das du keine Verbindung haben kannst zur geistigen Welt, wenn du es nicht wirklich willst. Sei gewiss, dass wir mit dir sind. Deine persönliche Aufgabe wird geklärt werden in der nächsten Zeit. Du wirst Klarheit erlangen über Dinge, die dir etliche Zeit Kopfschmerzen bereitet und dich in gewissen Zweifeln gehalten haben.

Geliebte Kinder, ihr alle erlebt, wie euch die letzten Male versprochen und gesagt wurde, einige Erfahrungen, Wunder. Es möge bei dem einen oder anderen nicht das sein, was er oder sie sich vorgestellt haben. Aber bedenket, dass das, was ihr erlebt, das ist, was ihr für euren Lebensweg, für eure Reifung, für eure Arbeit benötigt. Bedenket bitte, dass die positivsten Erlebnisse (positiv in eurem Synonym gemeint, nicht in unserem) oder dass die wunderbarsten Erfahrungen, die der eine oder andere im Moment erleben mag, verschwendet sind, wenn ihr nicht in der Lage seid, sie umzusetzen und die Schlüsse daraus zu ziehen, die für euch notwendig sind, die euch dazu bringen, weiter zu gehen, euch fortzubilden, euch zu erkennen, in eure Mitte zu gelangen.

Manchmal ist es dem Einem oder Anderen gegeben, erst einmal als Zuschauer zu fungieren. Zu sehen, wie es bei Anderen funktioniert, wie es bei Anderen läuft. Um dann zu erkennen, ob der Andere die Chance nutzt oder sich verliert in seinen Erfahrungen. Die Verbindung zu eurer Mitte, die Verbindung zur geistigen Welt ist, was euch nährt. Das ist der Grund, warum ihr euch im Hier und Jetzt in dieser Gruppe gefunden habt, worum ihr euch gegeben worden seid.

Immer wieder weisen wir euch darauf hin, dass die Botschaften vielseitig sind. Eine besondere Botschaft kommt über euer Umfeld. Wir reden nicht unbedingt von anderen Menschen, sondern wir reden von Orten, von der Natur, von den Pflanzen und den Bäumen und vor allem von euren Tieren, die ein jeder möglichst haben sollte. Einfach weil die schlichten Seelen wie ein Barometer für euch sein können, wenn ihr lernt, sie zu lesen. Wir geben euch ein Beispiel: Ihr fragt uns, ist dieser Platz, wo ich bin, der richtige? Nun, meine Lieben, dann schaut euch um, schaut euch eure Pflanzen an, ob sie blühen und gedeihen, ob sie gesund sind. Dann schaut euch eure Tiere an. Schaut und hört euch um, ob es viele Tiere gibt, darunter sind auch die Insekten gemeint. Grünt und blüht es dort, wo ihr lebt, auch wenn es nur ein kleines Fleckchen ist? Wenn ihr Tiere haltet, sind sie gesund, fühlen sie sich wohl? Erleben sie Vertrauen in eurer Gegenwart? So könnt ihr diese Liste endlos fortsetzen. Lachen euch Menschen an, die ihr nicht kennt in eurer Gegenwart, in eurer Nachbarschaft oder gibt es Unfrieden? Gehen die Dinge häufiger defekt oder funktioniert alles, selbst wenn es älter und klappriger ist? Ihr habt die verschiedenste Möglichkeiten, um die Dinge in Bewegung zu halten. Es ist eure eigene innerliche Situation, wenn ihr offen mit den Dingen umgeht und es stellt überhaupt kein Problem dar, auch die alten und klapprigen Dinge am Laufen zu halten. Wenn ihr Vertrauen habt, dass alles, wie es ist, gut ist und alles, was kommt gut sein wird, ist es überhaupt kein Problem einen sogenannten „schlechten Tag“ wunderbar zu begehen. Doch wenn ihr unsicher seid und nicht wisst, ob eure Entscheidungen stimmig sind - und das ist sehr häufig bei euch der Fall - dann habt ihr die Möglichkeit, um euch herum zu schauen. In allen Ecken, in jeder Pflanze, in jedem Tier erkennt ihr eine Botschaft!

Oh ja, wir wissen um die Skeptiker, die sagen, na ja, man kann die Dinge so oder so anschauen. Nein, meine Lieben, so ist es nicht. Es gibt welche in eurer Gruppe, die sehr wohl wissen, wie die Dinge funktionieren. Es gibt genügend Menschen auf dieser Erde, die auch darum wissen. Ihr hegt und pflegt eure Pflanzen, aber wenn sie alle eingehen, dürft ihr euch und euer Umfeld anschauen. Denn gerade Pflanzen vertragen keine unfriedlichen Stimmungen. Mit Tieren ist es ebenso. Im übrigen funktioniert es genau so mit euren elektrischen Geräten, mit euren Möbeln, mit Steinen und Mineralstoffen. Es funktioniert in allem. So wie im Kleinen, so auch im Großen. Wenn ihr euch als Universum nehmt, dann wird das, was bei euch nicht funktioniert, sich in eurer Umlaufbahn, in eurem Umfeld, an den verschiedensten Möglichkeiten zeigen. Aber, wie gesagt, gilt das für die Momente des Lebens, wo ihr euch unsicher seid. Wenn ihr das Gefühl habt, nicht in eurer Mitte zu sein oder zur geistigen Welt nicht den Kontakt fühlt, den ihr sonst habt. Der Weg ist, jeden Tag, in seiner Mitte zu sein, mit sich und der geistigen Welt so verbunden zu sein, dass nichts und niemand euch hinaus katapultieren kann. Aber, wir wissen, das es für Viele von euch eine der schwierigsten Aufgaben darstellt im Leben. Die Energien fließen häufig nur, wenn gewisse Glücksmomente angesagt sind, darunter nennt ihr zum Beispiel das „Verliebt sein". Eine sogenannte Glücksphase, was immer ihr darunter verstehen mögt. Oft kommt es anders, als es sich darstellt, zumindest in den Gedanken. Oder diese Phasen, wo einem alles zu gelingen scheint. Das, liebe

Kinder, sind alles Momente der Illusion. Jeder von euch, nicht nur in dieser Gruppe, alle Menschen wissen, wie es ist, bei sich zu sein. Verbunden zu sein mit dem Universum. Verbunden zu sein mit dem Licht. Oft sind es nur Tausendstel von Sekunden und doch ist es ein Gesetz, dass ein jeder Mensch es einmal erlebt. Nicht nur einmal in seinem Leben, nein, einmal an jedem Erdentag, wie lang oder wie kurz er für jeden Einzelnen sein mag.

Die Geschenke, die ihr erhaltet, sind nicht als Belohnung gedacht. Sind nicht gedacht dafür, dass ihr besser seid oder mehr leistet als andere. Wir denken, dass es einige in eurer Gruppe gibt, die sich darüber Gedanken machen. Geschenke sind dafür da, um euch zu zeigen, dass von Allem genug da ist. Dass von Allem ausreichend da ist, für jeden Einzelnen von euch. Immer noch werden diese Geschenke als Belohnung aufgefasst. Liebe Kinder, dafür werden diese Dinge nicht gegeben. Jeder Einzelne von euch ist auf dem Platz, wo er steht, richtig. Jeder Einzelne von euch bemüht sich aus ganzem Herzen, auf seine spezielle Art und Weise, das zu tun, weshalb er in dieses Leben gekommen ist. Die geistige Welt belohnt nicht. Das Universum belohnt nicht. In dem Moment, wo ihr im Fluss seid, in dem Moment, wo ihr offen seid, können die Dinge zu euch kommen. Die Einzigen, die sich nicht für würdig halten, die über die verschiedensten Bestrafungs- oder Einschränkungsformen meinen zu lernen, ausschließlich zu lernen, seid ihr selbst. Das, liebe Kinder, können wir euch mit absoluter Gewissheit sagen. Ihr wisst, dass der freie Wille eines jeden einzelnen Menschen, einer jeden einzelnen Seele in diesem Universum Gesetz ist und nichts gegeben werden kann, wofür diese Seele nicht offen oder bereit ist.
Ich bin Avanshar, Meister der fünften Ebene.

Ich grüße euch alle Kinder des Lichts und es ist schön, mit euch zu sein.
Und bedenket, dass der Segen des Universums mit euch ist.

„Die Gesetzmäßigkeit – Ursache und Wirkung“

Findet euch im Licht!

Ich bin Avanshar, Meister der fünften Ebene.

Ich begrüße euch alle, Mitarbeiter am großen Plan, Lichtträger!

Und ich begrüße das neue Mitglied der Gruppe – den Menschenfreund!
Nun auch du, liebes Kind, sei herzlich willkommen. Wir freuen uns, dass der Ruf gehört wurde und du bereit bist, mitzuarbeiten, mit beizutragen und diese Gruppe zu stützen. Auch dir wollen wir sagen, dass du deinen Weg schon lange bereitet hast und nun die Zeit gereift ist. So, wie es für viele andere Dinge in deinem Leben bei dir an der Zeit ist, das Licht weiterzureichen, weiterzutragen, hinaus zu den Menschen.

Die Aufgabe dieser Gruppe ist das Licht zu verbinden, das Licht zu halten, in jeglicher Situation. Vor allem und in erster Linie für jeden Einzelnen persönlich. Dann das Licht hinaus zu senden, so dass andere Menschen es erkennen und den Weg zum Licht leichter finden. Gerade in der heutigen Zeit ist es von außerordentlicher Wichtigkeit, dass die „Lichtträger“ ihr Licht erstrahlen lassen und halten. Jeder Einzelne aus dieser Gruppe ist in dieses Leben gekommen mit ganz besonderen Qualitäten, mit ganz besonderen, wie ihr es nennen würdet, Vorzügen – Eigenschaften. Daraus resultieren eure spirituellen Namensgebungen, denn sie beinhalten diese Qualitäten. Innerhalb dieser Qualitäten liegen Energien, die in diesem Leben dringend benötigt werden. Jeder einzelne Name, bedenket dieses wohl, trägt eine besondere Energie. Eure Aufgabe ist es, diese Energie weiter zu erfüllen mit Licht. Denn diese

Energie strahlt ihr immer und zu jeder Zeit ab, ob ihr wollt oder nicht, ob – in eurer Sprache geredet - es positiv oder negativ ist.
Ihr könnt mit dieser besonderen Energie, die im übrigen jedem Menschen zu eigen ist, mit der jeder Mensch auf diese Erde kommt, andere verletzen oder andere unterstützen. Euch selber damit verletzen oder selbst damit unterstützen. Darum überlegt sehr wohl, welchen Namen ihr tragt. Welcher Name euch – jedem Einzelnen von euch – gegeben wurde!
So kommen wir zu dem Thema des heutigen Tages: *„Die Gesetzmäßigkeit“* bzw. *„Ursache und Wirkung“.*

Meine lieben Kinder, es ist an der Zeit, noch einmal, in aller Deutlichkeit, zu sagen: *„Bedenket wohl, was ihr tut! Bedenket wohl, was ihr ausübt und in welcher Form! Bedenket wohl, was ihr sagt! Bedenket wohl, was ihr sprecht! Und vor allem, bedenket, was ihr denkt!*
Denn eure Gedanken sind es, die Realität erschaffen. Es ist einigen von euch (wie auch vielen anderen Menschen) nicht klar, dass alles, was in euch und um euch herum geschieht, ihr selber kreiert. Oh ja, dafür bedarf es der Zeit, aber dieses Thema haben wir schon einige Male ausführlich behandelt. Die Besonderheit in dieser Gruppe ist, dass euch das Gesetz von Ursache und Wirkung sofort und immer schneller begegnet. Die Energien sind um ein Zigfaches erhöht. Dadurch bedarf es nicht mehr Wochen, Monate oder Jahrhunderte, um aus der Ursache die Wirkung zu erfahren, sondern in diesem Leben geschieht es, dass ihr sowie andere Menschen direkt die Auswirkungen erleben dürft! Und dies, meine lieben Kinder, ist für euch alle ein Geschenk!
Wir wissen, dass es oft für den Einen oder Anderen recht schwierig ist, dieses Gedankengut in seinen Alltag umzusetzen. Es geht dabei in erster Linie nicht darum, keine Emotionen auszuleben, nicht zuzulassen, sondern

sich darüber klar zu sein, was ihr lebt – in Gedanken, in der Sprache und in der Ausübung. Zu erkennen, das alles seine Ereignisse und seine Folgereaktion nach sich zieht. Dies umzusetzen, bis in das kleinste Detail, wird in nächster Zeit für jeden Einzelnen von euch die Aufgabe sein!
Wir geben ein Beispiel:
Es ist einfach, von Jemandem zu sagen, möglichst zu einem Zweiten oder zu einem Dritten, das Er schlecht oder dumm ist. Ihr werdet mit Gewissheit erleben, dass diese Äußerung wie ein Bumerang zu euch zurückkommt. Sei es in Form von Aggression, sei es in Form von negativer Energie, die von diesem Menschen zu euch zurückstrahlt. Er braucht nicht einmal eure Äußerung selbst gehört haben, sondern er begegnet euch ausschließlich auf einer anderen Ebene, auf der er die Wortenergie mit bekommt. Und das, meine lieben Kinder, geschieht sehr wohl bei jeglichem Austausch zwischen euch Menschen.
Oder, ihr schaut euch den betreffenden Menschen an und fragt euch, was er euch sagen möchte. Ist er euer Spiegel? Ist er aus früherer Zeit, mit dem ihr euch noch belastend herumschleppt? Ist er da, um einen bestimmten Anteil in euch zu erwecken, um eine bestimmte Seite zum Klingen zu bringen? Ist er da, damit ihr lernt, euch zu beherrschen? Ist er da, damit ihr lernt, hinter die Kulisse zu schauen? Ist er da, damit ihr euch um mehr Geduld bemüht?
Ein Mitarbeiter am großen Plan zu sein, bedeutet, das Menschliche zu sehen, das Menschliche zu hinterschauen und zu durchblicken. Das lässt sich nicht wegreden oder abtun mit einem Achselzucken, mit einem *„das ist mir egal“*, mit einem *„der ist mir zu doof“*, mit einem *„was auch immer“*. Ein schlichtes Verneinen solcher Begebenheiten nützt euch nichts.
Meine lieben Kinder, es geht darum, dass ihr jeden Tag, jede Stunde, jede Sekunde eures Daseins offenen

Auges, offener Sinne, offenen Herzens begeht und zwar ausschließlich aus eurer Sicht. Nicht aus der Sicht, ob der Andere es richtig oder falsch macht, ob er nett oder böse ist zu euch. Es geht nur um euch, um euer „SEIN“ das Innerliche wie das Äußerliche! Sehr wohl dürfen alle Möglichkeiten und alle Facetten der Emotionen eingesetzt werden, aber mit *„Bewusst - Sein“.* Nur zu reagieren, ist für euch keine Lösung mehr. Nur daherzureden, wie euch der Mund – oder wie ihr es auszudrücken pflegt – euch der Schnabel gewachsen ist, ist keine Lösung mehr. Bedenket, dass es euer Wunsch war, in diesem Leben, in diesem Dasein, klarer – intensiver – sensitiver zu werden. Wir sind mit euch. Was die geistige Welt und das Universum dazu tun kann, ist und wird immer getan werden. Doch die Entscheidungen, die Zeitpunkte, die Geschehnisse und die Orte bestimmt ihr! Und dieses dürfen wir euch noch einmal in aller Klarheit sagen. Vieles ist euch über die Jahre an Konditionierung, an Erfahrungen, an Lernsituationen mitgegeben worden, die ihr allein aus den Emotionen heraus für euch umgepolt habt, die ihr besetzt habt. Und das muss euch klar sein.

Alles ist möglich, wenn es für euch so ist.

In unserer Welt, in unseren Ebenen ist alles möglich. Wir können es bis zu einem bestimmten Punkt zu euch senden, wenn das Bedürfnis, wenn der Wunsch da ist. Die Realisierung, die Materialisierung in eure Ebene ist ausschließlich von euch abhängig.

Wir haben euch mehrmals die Zusammenhänge, die Ebenen sowie die Frequenzen erläutert. Die Dinge, die euch widerfahren, wobei wir keinerlei Bewertung ansetzen, sind für euch da, um zu lernen. Sind für euch da, um euch zu motivieren, zu unterstützen und euch zu beschenken. Den Wert eines Geschenkes, meine lieben Kinder, setzt ausschließlich ihr fest!

Die Gesetzmäßigkeit von Ursache und Wirkung ist ein Universal-Gesetz und für alles, was ist, für alles, was

lebt, gültig. Wir möchten euch dieses besonders in euer Bewusstsein legen. Ihr werdet einige Zeit brauchen und benötigen, um das, was ihr bis zum heutigen Tage kreiert habt, die Verhaltensweisen, die Gedankenmuster zu lösen, zu verändern. Und so beginnt mit dem ersten Schritt und der heißt: *„Erkenntnis!" Erkennt, was ihr tut! Erkennt, was ihr sprecht! Erkennt, was ihr denkt!*
So geben wir euch die Übung, euch jeden Tag bewusst diese drei Sätze zu sagen, so oft, wie es euch möglich ist. Diese drei Sätze zu denken, so oft, wie es notwendig ist und so möget ihr euch austauschen in einer eurer nächsten Zusammenkünfte.
Und so grüßen wir euch alle, Kinder des Lichts. Und bedenket, dass wir – wir alle, mit euch sind. Der Segen des Universums ist mit euch. Ihr seid behütet! Ihr seid beschützt!

Ich bin Avanshar, Meister der fünften Ebene.

Es ist schön, mit euch allen zu sein, Kinder des Lichts! Es ist schön, euer Wachstum, euer Voranschreiten, vor allem in der innerlichen Arbeit zu erleben. Die Unterweisungen werden fortgesetzt! Der Frieden sei mit euch.
Und bedenket, dass ihr euch treffen dürft, auch in körperlicher Form. Möge diese Gruppe sich nun überlegen, regelmäßig zusammenzukommen. Und in diesen Zusammenkünften werden wir, wenn es gewünscht wird, Fragen beantworten.

„Euer Planet, eure Erde, eure Natur“

Ich bin Avanshar, Meister der fünften Ebene.

Gekommen sind heute Abend: Nesira, Meisterin der Liebe. Saidin, der Vollstrecker, der Vollbringer und Xeron, der Meister der alten Weisheit. Wir alle begrüßen euch heute, Kinder des Lichts. Wir alle senden euch den Segen des Universums.
Wir begrüßen herzlichst das neue Mitglied in dieser Gruppe, den Menschfreund. Wir begrüßen im Licht eure Pflanzen und eure Tiere, die mit euch sind und ebenso das Licht in sich tragen wie ihr selbst. Nun lasst uns einsteigen in das Thema des heutigen Abends, das da lautet: *Euer Planet, eure Erde, eure Natur*.
Geliebte Kinder, ihr habt euch inkarniert auf diesem Planeten. Er ist das Szenenbild für jeden Einzelnen von euch, für seinen persönlichen Film. Darum legt euer Augenmerk auf das, mit dem ihr euch umgebt. Legt euer Augenmerk auf das, in dem ihr lebt. Denn es sagt viel aus über eure Innerlichkeit. „Denn wie innen, so außen.“ Wir haben euch darauf hingewiesen, dass es ein Zeichen ist, wenn euer Außen nicht wächst und gedeiht. Wenn euer Umfeld nicht grünt und blüht. Wenn der Eine oder Andere keine Möglichkeit für sich sieht, mit anderen Lebensformen zusammen zu sein, zu leben, kann er doch in die Natur hinausgehen und sich umschauen. Ihr meint, dass all das, mit dem ihr euch umgebt nicht unbedingt Leben bedeutet. Aber, meine Lieben, so ist es nicht. Gerade hier dürft ihr voll und ganz im Bewusstsein leben, in eurem Bewusstsein sein, euch führen und leiten lassen aus der geistigen Welt.
Eure Erde benötigt Hilfe. Euer Planet benötigt eure Liebe. Euer Planet benötigt euer Licht. Auch das, meine lieben Kinder, gehört mit zum großen Plan. Alles zu erhalten, zum Wachsen und Gedeihen zu bringen, was lebt. Nicht nur in euch, sondern auch um euch herum.

Es wird eine eurer Aufgaben sein, als Lichtträger regelmäßig hinauszugehen, zum geringsten Stückchen Erde, euch dort hinzustellen und Licht hineinzugeben, bewusst und mit all eurer Liebe. Denn seht, eure Natur braucht diese Unterstützung. Es ist an euch, die Arten mitzuerhalten, egal wie gering sie scheinen. Es ist an euch, die Bäume zu berühren, auf Grün zu laufen, Feldern und Wiesen das Licht zu bringen und zwar zu allen Jahreszeiten. Ihr werdet feststellen, meine lieben Kinder, was für ein wichtiger Austausch das ist. Denn nicht nur ihr werdet der Natur, der Erde gut tun, sondern sie euch ebenso. Ein Jeglicher von euch sollte schauen, dass er ein Lebewesen findet, welches er zu sich nehmen kann. Das er hegen und pflegen kann. Das zu ihm Vertrauen aufbauen kann und von dem ihr lernen dürft. Die Liebe eurer Tiere auf der Erde ist grenzenlos. Viel Heilung kommt von diesen Lebewesen! Aber viel Heilung kommt von euch auch zu ihnen. So wird dies eine weitere Aufgabe an euch sein, täglich ein paar Minuten eurem Planeten zu widmen. Bewusst und in der Freiheit. Ihr könnt euch kaum vorstellen, wie sehr jede einzelne Pflanze, jedes einzelne Blatt, jeder einzelne Grashalm euer Licht, eure Liebe aufsaugt und weiterleitet. Besonders diese Gruppe darf so, wie sie das Licht weitergibt, mehr und mehr hinaus, so dass andere Menschen es erkennen können, Hilfe finden. Diese Gruppe darf anderen, so genannten niederen Lebewesen, dieses Licht weitergeben, um zu erkennen, dass alles miteinander verbunden ist. Um zu erkennen, dass alles gemeinsam ein Muster ergibt. Wenn auch nur eine Seite des Musters nicht erfüllt wird mit Licht, so ist das Muster nicht vollständig. Euch als Lichtträger ist es gegeben mitzuhelfen, dass dieses Muster ganz ist. Zu erkennen, dass die kleinsten Dinge, die unscheinbarsten Sachen dazugehören.

Diese Aufgabe wird euch helfen, euch zu befreien von Urteilen, von Werten. Sie wird vor allem sehr nützlich sein für jeden Einzelnen von euch zu erkennen, wo ihr urteilt und wo ihr wertet. Und wie sehr jeder Einzelne gefangen ist, in dem, was für ihn wertvoll oder wertlos scheint. Vielen Menschen erscheint der Makrokosmos nicht mehr als Wunder in der heutigen Zeit. Wir sagen euch, dass kann auch nicht funktionieren, wenn ihr in eurem Mikrokosmos die Wunder nicht erkennt. Schaut euch ein Blatt, schaut euch einen Regentropfen an. Schaut euch eine Blüte an, schaut in die Augen eurer Tiere. Erkennt, wie alles perfekt und voller Leben ist. Und vergesst auch die kleinsten Lebewesen nicht. Jedes Einzelne hat seinen Sinn, seinen Zweck und seine Berechtigung im Hier und Jetzt.

Wenn die Menschen lernen, die Wunder in den kleinsten Lebensformen zu erkennen, würden sie auch die tagtäglichen Wunder aus der geistigen Welt sehen. Meine lieben Kinder, das gilt auch für euch. Tiefste Verbundenheit mit allem was ist, ist mit ein Teil des großen Plans. Tiefstes Verstehen, tiefstes Mitgefühl und tiefste Liebe für alles, was ist, so gering es auch erscheinen mag, so unlebendig es auch erscheinen mag, ist ein Teil des großen Plans. Jeder Stuhl, jede Faser, jeder Stein ist ein Teil im großen Gefüge. Und ihr dürft euch dessen sehr wohl bewusst werden. Ihr dürft all diesen Dingen mit Respekt begegnen, mit Dankbarkeit. Viel Wissen, gerade aus der Natur, ist euch abhanden gekommen. Doch wir werden euch zu einem späteren Zeitpunkt noch andere Unterweisungen dazu geben. Für euch ist nicht mehr erkennbar, wie die kleinsten Teilchen zueinander stehen. Wie das Eine vom Anderen abhängig ist, um das Gleichgewicht zu halten. So nehmt einfach die Botschaft: *"Das alles, was ist, richtig ist"* und dass ein Eingreifen das Gleichgewicht verschiebt. Wenn ihr wollt, dass die Dinge wachsen und gedeihen, nicht nur in euch, sondern auch um euch herum, nicht nur im Materiellen, sondern auch im Leben, dann wendet euch diesen Dingen mit aller

Aufmerksamkeit zu. Sprecht mit diesen Dingen oder mit diesen Lebewesen. Segnet Sie und befragt Sie, was Sie brauchen, um zu leben.
Oh ja, wir wissen, dass es euch manchmal viel erscheinen mag, was ihr an Aufgaben, was ihr an Botschaften erhaltet. Doch seht, liebe Kinder, all das gehört zu eurem Leben, all das gehört zu eurem Wachstum. Das Eine kann nicht wachsen ohne das Andere, denn das Gleichgewicht ist für euch von entscheidender Bedeutung, nicht nur für euch, sondern für die gesamte Menschheit und für diesen Planeten. Natürlich werden wir euch in diesem Sinne führen, leiten und unterstützen. Es geht darum, tagtäglich so zu leben: In einer Einheit, mit allem was ist. Nicht Dieses oder Jenes auszuklammern oder nur mal anzuwenden, wenn ihr gerade Zeit habt. Nein, meine lieben Kinder, all diese Geschichten, all diese Dinge gehören unverknüpfbar zusammen. So wie es für eure Körper, für euren Geist und für eure Seele wichtig ist, sich mit der Natur zu verbinden, so ist es auch wichtig, sich mit ihr zu verständigen, sich auf sie einzulassen und wenn Bedarf ist, ihr zu helfen. Aber dafür müsst ihr euer Umfeld lernen zu verstehen, lernen, auf die Signale und Zeichen zu achten. Deswegen müsst ihr hinausgehen und die Augen offen halten. Ihr dürft in eurer Mitte sein, um die Zeichen zu erkennen. Wenn ihr euch Tag für Tag einsperrt, Tag für Tag von Termin zu Termin hetzt, Tag für Tag in eurem Beruf herumstresst, werdet ihr nicht in der Lage sein, die Zeichen und Botschaften zu erkennen, weder die der geistigen Welt, noch die eures Umfeldes. Die Lernsituation, das Ziel wird sein: "Nicht zu hetzen von Termin zu Termin," nicht gestresst zu sein, nicht eingesperrt zu sein in Wohnungen, in Räumen, sondern aus der Mitte heraus hin- und herzuwandeln, zwischen innen und außen. Das meinen wir nicht nur räumlich. Die Verbindung zu eurer Natur ist ein Teil der Spiritualität. Ihr werdet erkennen, dass

Vieles, was in euren zwischenmenschlichen Beziehungen geschieht, sich auch im Umfeld widerspiegelt. Ihr könnt lernen von euren Pflanzen und Tieren, denn sie sind wie Barometer und reagieren außerordentlich sensitiv auf Energien und Frequenzen.
So möget ihr in der nächsten Zeit bewusst hinausgehen, bewusst schauen und bewusst das Licht weiterreichen.
Wir möchten euch sagen, dass die Zeit immer da ist, um wenigstens einige Minuten am Tag sich seinem Umfeld, der Natur, der Erde, den Tieren, den Pflanzen zu widmen. Die Antwort: "Ich habe keine Zeit," dürft ihr, Kinder des Lichts, ab sofort aus eurem Sprachschatz streichen. Das mag gültig sein für alle Anderen, ist es aber für euch nicht! Denn ihr habt alle Zeit dieser Erde. Ihr habt alle Zeit des Universums. Und Zeit ist nicht mehr euer Thema. Wir weisen darauf hin, dass wir über die Zeit schon gesprochen haben und zu einem anderen Moment noch einmal ausführlich darauf eingehen werden.
Wir freuen uns zu sehen, wie sehr ihr voranschreitet. Wir freuen uns zu sehen, wie sehr die Wandlung, die Veränderungen bei jedem Einzelnen von euch Früchte tragen. Tiefste Blockaden sind aufgelöst. Lang anstehende Fragen wurden geklärt. Neue Ereignisse wurden in die Wege geleitet. Viele Geschehnisse und neue Situationen warten auf euch, auf jeden Einzelnen von euch. Seid offen, seid in eurer Mitte, seid mit dem Licht. Denn, liebe Kinder, wir sind mit euch. Und bedenket noch einmal, dass es jedem Einzelnem von euch gegeben ist, mit uns Kontakt zu halten, mit uns Kontakt zu haben und dass jeder Einzelne von euch, sich jederzeit an uns wenden kann.
Ihr alle seid Mitarbeiter am großen Plan. Ihr alle seid Lichtträger. Wir freuen uns, mit euch zu sein, Kinder des Lichts. Der Segen des Universums ist mit euch.

Ich bin Avanshar, Meister der fünften Ebene.

Es ist schön, mit euch allen zu sein, Kinder des Lichts! Es ist schön euer Wachstum, euer Voranschreiten, vor allem die innerliche Arbeit zu sehen. Die Unterweisungen werden fortgesetzt! Der Frieden sei mit euch.

„Das Unbekannte, das Ungewöhnliche wird eines Tages alltäglich"

Ich bin Avanshar, Meister der fünften Ebene.

Ich begrüße euch alle, Kinder des Lichts.
Heute sind mit mir gekommen Nesira, die Meisterin der Liebe, Saidin, der Vollstrecker, der Vollbringer, Namanshuri, der Wegbereiter und Xeron, der Meister der alten Weisheit.
Wir alle senden euch den Segen. Wir freuen uns, dass ihr euch heute hier in dieser wunderbaren Gruppe versammelt habt. Wir sehen mit Freuden euer Licht.
Und so wollen wir jeden Einzelnen von euch begrüßen und ihm sagen, wie sehr wir ihn lieben. Wie sehr jeder Einzelne von euch beschützt ist und wie sehr jeder Einzelne, das, was er tut, recht tut!
Wir begrüßen auch die, die heute nicht körperlich dabei sein können in dieser Gruppe und sich doch verbunden haben. Wir begrüßen die Sternenfrau und den Menschenfreund. Und wir begrüßen die, die noch nicht dem Ruf gefolgt sind: „Die Schamanin", der „Kommunikator".
Es ist an der Zeit, liebe Kinder, dass diese Art, dass diese Möglichkeit der Treffen regelmäßig geschehen können. Es ist an der Zeit, dass ihr mehr und mehr zusammen kommt. Wir haben euch einige Unterweisungen gegeben und die nächsten Wochen und Monate werden für die gesamte Menschheit sehr energiereich werden. Es bedarf Gruppen, die Energie halten, Lichtenergie! So wie in eurer Gruppe, denn ihr alle seid „Kinder des Lichts!" Bedenket, dass dies nicht bedeutet – einzigartig zu sein – denn das sind alle Lebewesen, alles was lebt. Es bedeutet, bewusst mitzuhelfen am großen Plan. Es bedeutet, bewusst in diesem Leben mitzuhelfen, all den anderen Wesen, den anderen Menschen, die in dieses Leben gekommen

sind, die noch nicht ihr Licht zum leuchten bringen können, zu unterstützen. Jeder Einzelne von euch ist dazu aufgerufen, als Lichtträger dabei zu helfen. Wir wissen, dass Einigen von euch oft nicht klar ist, wie und was sie tun sollen. Häufig ist die Aufgabe, „die Berufung“, von der wir schon sprachen, noch nicht herauskristallisiert. Nun, liebe Kinder, verzagt nicht. Ihr wisst, dass ihr alle in der Lage seid, euch jederzeit mit dem Universum zusammenzuschließen. Euch jederzeit mit uns zu verbinden, mit jedem Einzelnen von uns, ja sogar mit vielen anderen Meistern im Licht! Das, was ihr dazu tun könnt, ist, dass ihr klar seid und das ihr bewusst um Hilfe bittet. Dass ihr euch bewusst einlasst auf diese wunderbare Energie, die ihr alle, ein jeder Einzelne von euch, schon am eigenen Körper, am eigenen Seelenleben, am eigenen Geist, erlebt habt – und nicht nur einmal!

Auch die Jüngsten unter euch haben schon soviel Spiritualität. Sie wissen, dass sie dies anwenden können und dürfen.

Wir haben zu euch gesprochen über Veränderungen, die ihr alle erlebt und weiter erleben werdet. Wir haben zu euch gesprochen über Wandlungen, die bis zum Ende diesen Jahres ein jeder von euch erfahren wird. Einige von euch spüren intensiv diese Formen der Energie. Das Bedürfnis, die Dinge zu verändern, Neues zu gestalten oder zu kreieren. Wir können euch sagen, dass ihr in den nächsten Wochen sehr klare Visionen haben werdet. Vieles, was bis jetzt im Dunkeln lag, Entscheidungen, die bis jetzt noch nicht gefällt werden konnten oder wollten, werden getroffen. Ihr habt bis zum heutigen Tag die Wege beschritten, die notwendig waren, um all das zu erreichen. Und habt keine Angst! Bedenket immer, dass die Liebe des Universums mit euch ist – in euch ist – um euch herum ist!

Weiterhin, liebe Kinder, dürft ihr noch mehr VERTRAUEN, mehr auf euch selbst hören, mehr auf

eure Intuition hören. Wir wissen, dass es schwierig ist in der heutigen Zeit, mit all diesen Energien nicht angesteckt zu werden oder bei alldem klar zu bleiben. Ein Teil eurer freiwilligen Entscheidungen war, inmitten aller anderen Lichtträger zu sein. Das bedeutet, meine lieben Kinder, dass es mehr Herausforderungen sind, als im Schutz eurer Gruppe oder im Schutz Gleichgesinnter. Nein, ihr alle wolltet mitten unter die Menschen, in die Bereiche, wo sehr wenig Licht fließt und die Energien unausgeglichen sind.
Darum erinnern wir euch, dass ihr euch gegeben seid zur Stütze, zur Unterstützung und zum liebevollen Beisammensein. So wollen wir euch heute weniger Unterweisung geben, da es euer erstes gemeinsames Zusammentreffen ist und euch die Möglichkeit geben, Fragen zu stellen, die in euch sind.
Wir möchten euch daran erinnern, dass wir bei jedem Einzelnen sind bei euren Zusammenkünften.
Spüret die Liebe! Spüret das Licht, das euch alle verbindet! Denket daran, weiterhin eurem Planeten und allem, was lebt das Licht weiterzugeben! Und glaubet uns, wenn wir euch sagen, dass es mehr denn je benötigt wird.
So segnen wir euch alle – Kinder des Lichts! Es ist schön, mit euch zu sein.
Und bedenket, dass das *Ungewöhnliche*, das *Unbekannte* euch eines Tages alltäglich wird.

Ich bin Avanshar, Meister der fünften Ebene.

Der Segen des Universums ist mit euch.

„ Gebt uns Raum in eurem Tun und wir werden mit euch sein.“

Ich bin Avanshar, Meister der fünften Ebene.

Wir grüßen euch heute, Kinder des Lichts.
Ich habe heute mitgebracht - Nesira, die Meisterin der Liebe, die heute ihre Botschaft euch bringen wird.
Es ist schön, mit euch allen zu sein. Es ist schön zu erleben, wie sehr ihr euch bemüht. Es ist schön zu erleben, wie die Wandlungen erfolgen. Darum ist es wichtig, für jeden Einzelnen von euch, all die Hilfe in Anspruch zu nehmen, all die Unterstützungen wahrzunehmen, zu erkennen – nicht nur darum zu bitten, die aus der geistigen Welt und aus dem gesamten Universum euch zur Verfügung stehen – zu jeder Zeit – alles, was ihr benötigt!
Geliebte Lichtträger, es ist euch immer noch nicht klar, dass ihr beschützt seid. Dass ihr in eurem Tun unterstützt werdet und zwar in jeder Form. So wie es für jeden Einzelnen von euch wichtig ist, für seine Reifung, für sein persönliches Vorankommen, für sein Zusammentreffen mit seinem höheren Selbst! Wenn euch Zweifel, Angst, ja sogar Panik begegnet – Unsicherheit, ob dies oder jenes richtig oder falsch ist, ist es von außerordentlicher Bedeutung, dass ihr kurz inne haltet in eurem Tun, euch darauf besinnt, wo eure Mitte ist und euch kurz spürt. Sendet euch Liebe, auch wenn es nur eine kleine Sekunde ist, in der ihr inne haltet, in der ihr bewusst in einem Atemzug sagt: *„Alles, was ich tue, ist gut!“*
Dann werdet ihr erkennen, dass der Zweifel und alle Energien, die sich in dieser Richtung aufgebaut haben, schlagartig verschwinden werden, sich schlagartig auflösen. Denn, Kinder des Lichts, dort wo Licht existiert, dort wo Licht fließt – wo Liebe fließt – dort ist Klarheit und wahre Weisheit und Wissen. Eure

Unsicherheiten, eure Zweifel, eure Ängste sind das, was euch entweder vorwärts stürmen lässt, alles und jedes überrennend oder was euch verharren lässt – erstarren. Es ist an der Zeit, mit all diesen Gefühlen bewusst umzugehen, doch sich nicht mehr von ihnen beherrschen zu lassen. Glaubet, dass die Meisten von euch beherrscht werden von dieser Art der Gefühle. Es bedeutet aber nicht, diese Gefühle zu unterdrücken, zu negieren oder sie zur Seite zu packen.

Es bedeutet, diese Gefühle wahrzunehmen, anzunehmen. Denn sie existieren in jedem Einzelnen. Es bedeutet, trotz all dieser Gefühle sich seiner eigenen Klarheit bewusst zu werden. Viele Entscheidungen werden von Menschen getroffen aus einer Gefühlsaufwallung oder aus unterdrückten Gefühlen heraus. Denn diese Gefühle arbeiten sich mit aller Macht nach außen. Nun, so werdet ihr fragen, wie werde ich aber sicher sein, dass ich Klarheit habe? Wie werde ich sicher sein können, dass diese oder jene Entscheidung die Richtige ist? Wir können euch mit aller Bestimmtheit sagen: „Das wisst ihr nicht!" Denn, bei allen Entscheidungen, bei allen gewählten Wegen gibt es kein „richtig oder falsch!" Ein jeglicher Weg ist ein Schritt auf eurem Lebensweg, hin zu eurem Lebensziel. Hin zu dem, was ihr euch in diesem Leben als Aufgabe gestellt habt. Wohl mag es sein, dass ihr Umwege – sogenannte Umwege – beschreitet, aber wie wir euch öfter gesagt haben: „Der freie Wille eines jeden einzelnen Lebewesens ist eines der obersten Gesetze im Universum!" All eure Entscheidungen, all eure Wegbeschreitungen sind ein Weg zu euch hin. Es mag wohl sein, dass ihr euch Mauern baut, dass ihr euch Hindernisse auftürmt. Trotz alledem liegen diese Hindernisse, diese Mauern auf *eurem* Weg.

Wir möchten eines in euer Bewusstsein geben: „Wenn Dinge nicht immer so funktionieren, wie ihr es euch vorstellt, wenn Dinge nicht immer so laufen, wie ihr es

euch ausmalt, bedeutet das noch lange nicht, dass sie falsch sind oder dass die Richtung nicht stimmt. Es bedeutet einzig und allein, dass ihr immer noch nicht eure Botschaft darin gesehen habt. Es bedeutet, dass ihr immer noch nicht die Antwort auf eure Frage verstanden habt."
Bedenket dieses wohl! Bedenket auch, dass es eine gewisse Disziplin braucht, dass es einen gewissen Rhythmus braucht, dass es einen gewissen Gleichschritt braucht, um an sein Ziel zu gelangen. Und bedenket, dass manches Mal euer Begriff von Zeit nicht immer identisch mit dem Begriff von Zeit der geistigen Welt oder des Universums ist. Denn wir wissen, dass die Zeit, so wie ihr sie euch gestaltet oder wie ihr sie versteht, eine andere ist als die Zeit, wie ihr sie eines Tages erleben werdet. Bedenket, dass wir euch gesagt haben, dass die Berufung das Wichtigste ist! In all eurem Tun sei Liebe und Licht. Nicht nur in der Form der Ausübung, sondern auch gedanklich. Euer Tag soll morgens fröhlich und freudig beginnen und ebenso enden. Zufriedenheit darf in euch sein und eine große Freude in der Ausübung eurer Tätigkeiten. Alles andere kommt von allein. Der Segen liegt immer auf dem Tun, dass aus dem Herzen kommt. Wenn die Menschen eurer Gruppe sich zusammenschließen, um gemeinsame Tätigkeiten auszuüben, so kann der Segen doppelt und dreifach sein.
Ihr seid alle miteinander verbunden. Ihr seid Lichtträger. Ihr seid auf einer gemeinsamen Ebene. Und das darf zu einem gemeinsamen Tun, zu einer gemeinsamen Berufung führen. Sorget euch nicht, denn wir sind mit euch! Ihr seid die, die den Herausforderungen mit uns gemeinsam begegnen dürft. Glaubet und vertrauet uns – das funktioniert!
Die Liebe des Universums ist mit euch allen. Der Segen ist mit euch, Kinder des Lichts.

Ich bin Avanshar, Meister der fünften Ebene.

Mit mir gekommen ist Nesira, Meisterin der Liebe.
Und alle anderen Meister im Licht sind mit euch!
Gebt uns Raum in eurem Tun und wir werden mit euch sein!

„Energie und Energiearbeit"

Ich bin Avanshar, Meister der fünften Ebene.

Ich begrüße euch alle, Kinder des Lichts. Wir alle freuen uns, mit euch zu sein. Wir alle freuen uns zu sehen, dass die Weisungen, dass die Unterweisungen und die Botschaften gehört werden.
Wir begrüßen jeden Einzelnen gemeinsam in dieser Gruppe. Auch die seien gegrüßt, die heute nicht körperlich bei euch sein können und sich doch mit euch verbunden haben. Glaubet uns, dass es jeden Einzelnen von euch, geliebte Kinder, unterstützt, trägt und es vor allem hilfreich ist, diesen Zusammenschluss an Energien und Licht zu erfahren. Womit wir ganz unkonventionell in das Thema gehen möchten, das euch heute gegeben werden soll.
Energie und Energiearbeit!
Wir erinnern daran, dass jeder Einzelne von euch in dieses Leben kam mit einer besonderen Botschaft. Wir erinnern euch, dass ein jeder Einzelne nach eurer Berechnung viel Zeit gebraucht hat, viel Zeit benötigt hat, um seinen Ruf zu hören, um seine Vision, seine Lebensschau wiederzusehen oder zumindest eine Ahnung davon zurückzuerhalten.
All das hat mit Energien zu tun. Oft genug wird die alltägliche Energie unterschätzt. Wir haben mit euch über Konditionierung gesprochen. Ihr kommt nicht umsonst in diese Welt und nicht unbedacht zu denen, die ihr eure Eltern nennt oder zu den Menschen, die euch in den ersten Kindheits- und Jugendtagen begleiten. Gerade dort beginnt ihr, euch energetisch zu verschließen, eure Visionen zu vergessen, zur Seite zu packen, um dazuzugehören. So geschieht es nicht nur euch sondern vielen anderen Menschen ebenso. Dann geschieht es eines Tages, durch besondere Umstände oder durch eine einzige außergewöhnliche Sache, die

manchmal nur in einem kleinen Wort, in einer kleinen Geste liegen mag, dass die Erinnerung wieder geweckt wird. Dass ihr spürt, da war noch etwas anderes. Dass ihr spürt, dass auf dem Weg, auf dem ihr euch befindet, etwas fehlt.
Vielen Blockaden, vielen Herausforderungen stellt ihr euch auf eurem Weg. Im übrigen, so muss das nicht sein. Und es dauert wiederum eine ganze Zeit, bis ihr den Mut habt und das Vertrauen, eurer inneren Stimme, eures inneren Schauens zu begegnen. Euch zu öffnen, nicht anzuzweifeln und euch vor allem nicht mehr zu schämen. Denn glaubet uns, das, was außen ist, ist oft genug Illusion und über Jahre von euch aufgebaut und von Beginn eurer Geburt an gelebt. Es ist sicherlich nicht einfach, diese Illusion zu durchschauen. Und die Energiearbeit beginnt dort, wo eure Stimme, eure innere Stimme, euer inneres Sehen, euer inneres Hören endlich von jedem Einzelnen wahrgenommen wird. Endlich von jedem Einzelnen akzeptiert wird und natürlich von jedem Einzelnen angewandt wird für sich. Je klarer, je vertrauensvoller ihr damit lernt umzugehen, um so klarer kann die Hilfestellung für andere werden. Das, geliebte Kinder, bedenket immer wieder, ist die Mitarbeit am großen Plan.
Und hier noch einmal die Erinnerung an jeden Einzelnen von euch. Es ist euch nicht gegeben, den Menschen zu sagen, wie sie ihr Leben zu leben haben. Es ist euch gegeben, dass Licht auszusenden. Zu unterstützen, wo Unterstützung gewünscht wird. Ihr helft bei der Umsetzung, die Entscheidungen trifft jeder Mensch für sich allein. Je klarer und deutlicher eure Energien in euch, mit euch und um euch herum sind, um so klarer könnt ihr in den Anderen schauen. Um so klarer und deutlicher könnt ihr den Anderen erkennen, nicht nur sein Illusionsbild, nicht nur seine Rolle, sondern tatsächlich sein wahres Selbst, sein höheres Selbst. Und ihr könnt euch damit verbinden. Gerade dann ist es

wichtig, den Anderen entscheiden zu lassen. Ein liebevolles Annehmen, ein nicht Beurteilen und Bewerten und vor allem die Geschichte mit den guten Ratschlägen. Das Zuhören, geliebte Kinder, ist ein großer Teil eurer Arbeit. Denn jeder Mensch weiß in seinem Inneren die Antworten auf seine Fragen. Häufig werdet ihr bei euch selber feststellen, dass nicht nur die Antworten, sondern sogar die Entscheidungen für euch schon stehen, aber aufgrund von Unsicherheit und Zweifeln ihr eigentlich Bestätigung von außen sucht. Wir haben euch darüber Unterweisung gegeben und werden zu einem späteren Zeitpunkt es weiter ausführen.
Energiearbeit, mit Energien umzugehen, ist häufig ein Geschehen lassen, ein Loslassen und ein Annehmen. Die Aktivitäten sind im Moment in eurer Welt, in eurer Gesellschaft, ja sogar in eurer Gruppe sehr hoch. Immer öfter benötigen die Menschen den Ort der Stille, den Ort der inneren Einkehr. Energiearbeit kann Vielerlei sein. Doch bei all diesen Reizüberflutungen, die von frühester Kindheit an, von Generation zu Generation sich erhöht hat, ist es wichtig, die Stille schon den Kleinsten zu vermitteln. Wir weisen euch darauf hin, dass, wenn Fragen im Raum stehen, nicht nur für die Anderen, ebenso für euch, werden in der Stille die Antworten kommen. Energiearbeit bedeutet, sich mit uns, mit der geistigen Welt, mit dem Universum zu verbinden, um Hilfe zu bitten und zu lauschen. Bedenket, dass durch die Besetzung von Gefühlen wie Angst, Zweifel, Misstrauen, Ärger, Sorgen, es für die geistige Welt außerordentlich schwierig ist, in eure Ebene zu gelangen, da ihr energetisch eure Zentren mit diesen Gefühlen verschließt. Das passiert oft unbewusst und ist eine gewisse Form von frühkindlicher, frühzeitiger Konditionierung. Dann wird ein sich bewusstes Einlassen, ein bewusstes sich Einstimmen von größter Hilfe benötigt.

So geben wir euch für die nächsten Tage die Übung: *Einmal am Tag euch bewusst zu setzen, sich hinzulegen, zu stehen, in die Stille zu gelangen und einfach nur zu lauschen. Wenn ihr Fragen habt, dürft ihr sie selbstverständlich stellen. Und ihr werdet erstaunt sein, wie rasch die Antwort kommt. Sie wird aber nicht immer so ausfallen, wie ihr sie euch erhofft.*
Die meisten in dieser Gruppe stehen im Wandel, gehen in Veränderungen. Wir möchten nochmals darauf hinweisen, dass ihr nicht allein seid. Dass ihr beschützt seid, dass es kein richtig oder falsch gibt und dass ihr vertrauen dürft! Wir wissen, dass bei Einigen von euch das Wort „Vertrauen“ langsam wieder erlernt wird, wieder aufgebaut wird. Und wir können euch mit aller Gewissheit sagen, dass, wenn ihr vertraut, die Dinge, Situationen sich lösen, Herausforderungen den Platz einnehmen und mit der Klarheit gesehen werden können, für die sie da sind.
Ihr seid Kinder des Lichts.
Wir grüßen euch, Kinder des Lichts. Wir lieben euch und es ist immer wieder wunderbar zu sehen, wie jeder Einzelne bemüht ist. Und so spüret das Licht. Und so spüret die Liebe.
Der Segen des Universums ist mit euch allen.

Ich bin Avanshar, Meister der fünften Ebene.

„Sicherheit – Spiel der Illusion“

Ich bin Avanshar, Meister der fünften Ebene.

Wir begrüßen euch alle, Kinder des Lichts.

Wir sind heute gekommen: Nesira, die Meisterin der Liebe. Saidin, der Vollstrecker. Namanshuri, der Wegbegleiter. Xeron, der Meister der alten Weisheit. Blue Rose, die Meisterin des Erfolgs, des Wohlstandes und des materiellen Zugewinnes.
Wir alle sind heute zu euch gekommen und freuen uns, mit euch zu sein und mit all den Anderen, die noch zu dieser Gruppe kommen werden. Wir begrüßen heute ganz besonders den Menschenfreund, der die Gemeinschaft der Gruppe noch nicht körperlich erfahren konnte und sich trotzdem sehr intensiv mit der Gruppe verbindet. Gerade dir, geliebtes Kind, sei gesagt, dass Entscheidungen anstehen, dass Wandlung für dich ansteht, aber du bist diejenige, die – wie ihr es ausdrückt – den Startschuss gibt! Die geistige Welt ist mit dir, dessen sei gewiss!
Geliebte Kinder, Mitarbeiter am großen Plan, wir wollen heute ein Thema mit euch durchgehen, das immer und immer wieder für die Menschen bedeutsam ist und das mit zur großen Illusion gehört. Wir wollen heute noch einmal über *„SICHERHEIT“* reden.
Was bedeutet das für euch? Sicherheit, geliebte Kinder, ist ein Wort, das sich zusammensetzt und euch etwas vermittelt, was es in dieser Form nur auf eurem Planeten gibt. Das ihr kreiert habt – das die Menschheit kreiert hat. Sicherheit ist eine Entschuldigung. Sicherheit ist eine Ausflucht. Sicherheit ist eine Illusion. Sicherheit ist die Hemmung vor Veränderung. Sicherheit ist das Bedürfnis nach Stagnieren, nach Festhalten, nach nicht loslassen, nicht fließen lassen. Das beinhaltet auch den Wunsch, dass das, was man meint erreicht zu haben,

nicht verlieren möchte – aber, auf der anderen Seite bedeutet es Einschränkung, nichts Neues mehr zu erhalten, zu erfahren!
Geliebte Kinder, nichts im Universum, nichts im Licht und nichts in eurem Erdendasein ist sicher. Es ist etwas, was ihr euch vorgaukelt, weil ihr meint, wenn es immer schon so gewesen ist, dann „ist das halt so." Ihr seid Energiewesen. Ihr lebt mit Energien. In und um euch herum fließt es – in fortlaufender Veränderung. Keine Sekunde eures Erdendaseins gleicht der anderen. Das mag euch manchmal anders erscheinen, da ihr die Zeit für euch linear kreiert habt. Wenn ihr andere Bereiche anschaut, wenn ihr andere Kulturen betrachtet, so ist dort schon ein Lichtkreis gebildet worden. Ein Kreis ist endlos. Dieser Kreis bildet sich stetig – ewig in sich selbst fort, wie eine Spirale. Wenn ihr an irgendeinem Punkt des Kreises stehen bleibt, ausruht, erstarrt, dann meint ihr, das ist Sicherheit!
Geliebte Kinder, das ist etwas anderes, das Bedürfnis nach Ruhe, nach Stille, nach Frieden. Ihr könnt tagtäglich hinausgehen und eurem Alltag begegnen, der jedes Mal anders sein wird. Kein Tag gleicht dem anderen, auch wenn es Vielen von euch so scheinen mag. Weil auf der einen Seite der Wunsch nach Sicherheit besteht, ist auf der anderen Seite das Bedürfnis, doch den Wandel, den Fluss zu erleben. Somit kreiert ihr euch eure Dramen, eure Herausforderungen. Dies sind zwei gleichwertige Posten und je mehr ihr auf die Sicherheit besteht, um so höher wird das Bedürfnis nach Dramen und Herausforderungen, denn irgendwann spitzt sich beides so zu, dass es zu einer Explosion kommt und ihr Entscheidungen treffen dürft.
Aber das muss nicht sein! Es ist in Ordnung, darum zu bitten und für sich darüber im klaren zu sein, dass das, was man im Moment hat, erlebt, besitzt – beibehalten möchte für eine Weile. Es genießen möchte. Aber seid

euch stets bewusst, dass alles nur geliehen ist. Dass alles nur äußerlich ist und im Endeffekt kein Einziger weiß, was in der nächsten Sekunde geschieht oder geschehen kann. Bei einem tiefen, spirituellen Erlebnis, bei einem freudigen Beisammensein, wie es diese Gruppe schon erlebt hat, „LICHTTRÄGER" – kommt euch nie der Gedanke nach Sicherheit, warum auch?
Schutz ist gegeben. Ihr seid behütet. Und das, was ihr euch kreiert, kreiert ihr nach eurem besten Wissen und Gewissen. Das mag für euch nicht immer einfach sein. Für Manchen von euch ist es schwer zu ertragen und er stößt an seine Grenzen. Es gibt unter euch Einige, die von alledem wissen und sich trotzdem weiterhin bemühen, mit aller Kraft, in dieser „Pseudo-Sicherheit" zu verbleiben. Geliebte Kinder, das ist eine Möglichkeit. Doch möchten wir euch sagen, mit aller Deutlichkeit, das braucht ihr nicht auf eurem Weg!
Wir haben euch aufgezeigt, wie es ist, Kontakt zur geistigen Welt aufzunehmen, Fragen zu klären. Jederzeit, für jeden Einzelnen von euch. Aber – Ihr dürft dies nutzen! Wenn ihr schaut, welche Menschen den Weg zu euch finden, wenn ihr schaut, was ihr im Alltag lebt – sind die Botschaften klar! Wenn ihr euer Gegenüber als Spiegel betrachtet, sind die Botschaften klar! Es mag sein, dass das Eine oder das Andere euch nicht gefällt. Das, das Eine oder Andere euch erregt, aufregt, nervt. Gerade dann betrachtet es mit aller Liebe. Denn das, geliebte Kinder, sind eure Themen. Denn das, geliebte Kinder, ist in euch und ist es, was euch hemmt. Es ist an euch, dieses Hemmende liebevoll zu umarmen, dankbar zu sein für die Erkenntnis – loszulassen – und freizugeben. Und wenn es sich einen Platz sucht in euch, denn es gehört zu euch, ist es gut und recht so. Euer Umfeld wird euch gesendet als euer Spiegel. Ihr dürft hineinsehen - vorurteils- und wertfrei, ohne zu beurteilen.

Eure Form der Arbeit beginnt häufig damit, dass ihr in den Spiegel schaut, anfangt, das Spiegelbild abzuwerten, anzugreifen oder innerlich denkt: „Gott sei Dank habe ich das nicht." „Gott sei Dank bin ich das nicht." „Ach Gott, da geht es mir aber noch gut." „Jesses nein, das ist aber dramatisch." „Nein, das wäre nichts für mich." Und, geliebte Kinder, damit wiegt ihr euch in einer Sicherheit, die nicht existiert. *Nein, schaut alles an! Ihr blickt in euer „DA-SEIN!"*

Das ist es, was ihr vermitteln dürft, denn viele, viele Menschen wähnen sich mit solcher Art in Sicherheit. Immer wieder weisen wir euch daraufhin, geliebte Kinder. Die Fragestellung kann ausschließlich sein: „Geht es mir gut mit dem, was ich tue, mit dem ich mich umgebe? Gehe ich mit Freude, mit Licht und mit Liebe in den Tag oder begegne ich einer Konfrontation, einer Herausforderung nach der anderen? Bin ich erschöpft, gestresst, krank, unsicher, unglücklich, unzufrieden?"

Alle Menschen wissen in ihrem Inneren, was sie zu tun haben, damit sie das leben, was ihre Lebensvision, ihre Lebensfreude in diesem Dasein ist! Alles andere entsteht aus einer Angst heraus, Dinge zu verändern. Entsteht aus einer „Pseudo-Sicherheit" heraus, die in Ordnung ist, wenn die Menschen damit leben können. Doch seht euch um! Die meisten können es eben nicht und ihr könnt es auch nicht. Das wiederum, geliebte Kinder, bedeutet, die Dinge anzugehen, Jeder in seinem Tempo, in seinem Rhythmus und in seiner Zeit. Bedenket, dass das „Spiel der Illusionen", die Konditionierungen, die Pseudosicherheiten stark sind. Das es „offene Herzen" braucht, um damit zu arbeiten, um zu gehen und sie zu verändern.

Innerhalb dieser Gruppe sind große Wandlungen im Gange und wir sehen sie mit Freude. Und doch kämpfen einzelne Lichtträger wirklich. Wir sagen euch, geliebte Kinder, lasst los – gebt frei! Und folgt eurem Herzen!

Ihr alle seid Kinder des Lichts. Ihr alle seid Mitarbeiter am großen Plan. Bedenket, wir betonen es wieder, dass ihr Freude lebt, dass ihr Frieden habt, dass ihr Liebe fühlt und dass ihr klar seid. Die Hilfe der geistigen Welt ist immer mit euch!
Und so spüret unsere Liebe. Der Segen des Universums ist mit euch allen.

Ich bin Avanshar, Meister der fünften Ebene.

Es ist schön, mit euch zu sein, Kinder des Lichts. Und der Segen aller Meister, die heute mit uns und mit euch waren und in Zukunft mit euch sein werden, erhören euch und umschließen euch, nähren euch!

„Wie erschafft Ihr Realität? Wie verwirklicht Ihr Visionen?“

Ich bin Avanshar, Meister der fünften Ebene.
Ich begrüße euch alle, Kinder des Lichts.
Es ist schön, mit euch allen zu sein. Es ist schön zu sehen, wie die Verbindungen aufgebaut werden.
Wir alle bringen euch den Segen des Universums. Nesira, die Meisterin der Liebe. Saidin, der Vollstrecker. Namanshuri, der Wegbegleiter. Xeron, der Meister der alten Weisheit. Blue Rose, die Meisterin des Wohlstandes, des materiellen Zugewinnes, die euch allen in den nächsten Wochen zur Seite steht, selbst wenn der Unglaube bei dem Einen oder Anderen stark ausgeprägt ist. Geliebte Kinder, schon sind wir mitten in dem Thema des heutigen Abends:
„Wie bringt ihr die Dinge in eure Ebene? Wie verwirklicht ihr Visionen? Wie erschafft ihr Realität?“
Es ist an der Zeit, dass die Gruppe sowie jeder Einzelne lernt, seine Vorstellungen, seine Visionen in seinem Leben zur Realität zu machen, zum Laufen und zum Fließen zu bringen. In erster Linie bedeutet das für jeden Einzelnen von euch, dass er sich klar ist, was er will! Ob das, was er tun möchte, sich vereinbaren lässt mit der Lebensvision, mit dem großen Plan, ob es für oder gegen die eigene Menschlichkeit spricht.
Oh ja, ihr mögt glauben, dass ihr wisst, was ihr wollt. Jedoch, geliebte Kinder, wir dürfen euch sagen aus unserer Sicht, dass ihr in etlichen Bereichen euch nicht deutlich kund tut. Euch selber mit Eingebungen, mit Bildern füttert, die so nicht zu realisieren sind. Also empfehlen wir euch immer wieder, in die Stille zu gehen, loszulassen, anzuschauen. Die meisten von euch sind so beschäftigt mit Nebensächlichkeiten, mit unproduktiven Abläufen, mit hemmenden Geschehnissen, mit destruktiven Gedanken und alltäglichem Einerlei, dass sie selten in der Lage sind,

das Wesentliche herauszufiltern. Und in jedem Tun, geliebte Kinder existiert das „Wesentliche!“
Die ersten Fragen dürften nicht sein, was verdiene ich? Wie komme ich an Dieses oder Jenes. Ihr solltet euch hineinbegeben in die Vorstellung dessen, was ihr tun möchtet, um zu erfühlen, ob es euch ausfüllt, euch glücklich macht? Ob es eure Kreativität anregt, ob es sich energievoll anfühlt oder ob es euch lähmt? Wenn ihr diese ersten zwei Schritte getan habt, ist der nächste Schritt die Öffnung: Die Öffnung des Geistes, des Herzens, eures Solarplexus, des dritten Chakras. Um all die Ängste, Hemmungen, Konfrontationen des Vergangenen, der Gegenwart sowie der Zukunft fließen zu lassen und zwar hinaus aus euch. Glaubet uns, ihr seid voll davon. All diese Energien können die Dinge nicht in den Fluss bringen. All das wird euch davon abhalten, zur rechten Zeit am rechten Ort zu sein und den rechten Menschen zu treffen. Wie ihr es nennt, sogenannte Kontakte zu machen.
Geliebte Kinder, wir können euch nicht genug darauf hinweisen, dass der Ablauf, wie ihr ihn bis zum heutigen Tage gestaltet, euer Leben um einiges erschwert. Ihr an etlichen Situationen und von uns eingeleiteten Treffen vorbeilauft, weil ihr mit euren Energien zu zerstreut seid. Die Konzentration ist der nächste Punkt. Die Ideeneingabe, vor allem aus der geistigen Welt, kann nur erfolgen, wenn ihr offen seid. Das bedeutet für diejenigen unter euch, die Veränderungen erwünschen oder in ihnen stehen, tagtäglich konzentriert zuhören müssen, zusehen sollten, niederschreiben können. Denn häufig kommen die wesentlichen Dinge als Blitz und in Null Komma nichts, da ihr zerstreut seid, da ihr beschäftigt seid mit Nichtigkeiten, versinken die wesentlichen Ideen. Wir können euch nicht oft genug darauf hinweisen: Eure Aktivitäten gehen immer noch zu weit hinaus. Wir haben euch in den letzten Treffen, in den letzten Unterweisungen deutliche Übungen

mitgeteilt, welche die Wenigsten von euch angewendet haben. Geliebte Kinder, selber tun ist in Ordnung, selber machen, hier hinrennen - dort hinlaufen – ist in Ordnung. Doch bedenket, das Thema von euch allen ist, in dem, was ihr tut erfolgreich und zufrieden zu sein. Effektiv die Kräfte und die Sinne einzusetzen, geliebte Kinder, ist für einen „Lichtträger" eine wichtige Aufgabe. Ihr möget meinen, dass in der Stille, im „ruhig sitzen", im lauschen keine Veränderung besteht, aber das Gegenteil ist der Fall.

Euer gemeinsames Thema ist: „Wie finden die Menschen den Weg zu euch?" Euer aller Thema ist: „Wie komme ich an die Menschen heran?" Nun, wir sagen es euch: *Indem ihr euer Licht aussendet! Indem ihr eure Ideen hinaussendet!*

Das System, geliebte Kinder, ist euch allen mittlerweile nicht mehr fremd. Nichts Anderes macht ihr mit eurer Technik. Eure Computer sind nichts anderes, als ein Hinaussenden, ein Anschauen von Bedarf und Nachfrage. Ihr mögt glauben, dass das reicht. Nein, wir sagen euch, dass eure Kapazitäten, eure Energien 10.000-fach größer sind! Ein tägliches „sich Besinnen", ein tägliches „Hinaussenden" bringt euch das, was ihr benötigt. Es bringt mehr, als ihr es euch jemals vorstellen könnt. Geliebte Kinder, es ist an der Zeit, diese Dinge mit in euer Tun einzubringen. Ihr alle habt Erfahrungen damit, wie es ist, einseitig – ohne Spiritualität, mit halben Herzen, mit Hektik Veränderungen und Tätigkeiten anzugehen, durchzuführen. Bedenket stets das Wort: „Berufung". Das, was ihr in Zukunft tun wollt, soll eure Berufung sein, nicht nur eine Arbeit, nicht einfach ein Job. Es soll nicht von euch Besitz ergreifen. Es soll euch nicht beherrschen, denn daneben sollen und dürfen andere Dinge existieren. Aber es soll ein ewiger Austausch sein zwischen Berufung und Leben. Ein fließendes „Ineinander", nicht ein: Da ist der Beruf und dort ist die

Freizeit. Nein, geliebte Kinder, 24 Stunden am Tag in allem sein! Natürlich darf genügend Zeit bleiben für Sport, für Spiel und Spaß. Ihr werdet mit der Zeit merken, wie schön es ist, erfüllt zu sein von dem, was man tut. Immer noch ist zu viel Stress, zu wenig Ruhe, zu wenig Mitte bei denen unter euch, die es am Nötigsten brauchen. Ihr habt alle Zeit der Welt, die ihr benötigt. Wir geben euch die Gewissheit. Wenn ihr so vorgeht, wie wir es euch in der heutigen Unterweisung mitgeteilt haben, werden die Abläufe im Fluss sein. Ihr werdet erleben, wie ohne großen Aufwand die Dinge geschehen, Türen sich öffnen, Unglaubliches sich kreiert, Helfer und Menschen zu euch finden – zur Unterstützung jeglicher Art!
Dazu braucht es eure Bereitschaft, neue Wege zu begehen und das „Außergewöhnliche" zuzulassen und zwar in euch und aus euch heraus. Und wir sprechen dabei jeden Einzelnen von euch persönlich an. Die materielle Seite eines Unternehmens, einer Berufung ist immer ein Nebenprodukt. Ihr könnt davon ausgehen, wenn ihr im Fluss seid, ist das mit eurer materiellen Seite ebenso, ein stetiger Austausch von Geben und Nehmen, von Hereinfließen und Hinausfließen.
Wenn ihr keinen Mangel in euch habt, ist kein Mangel im Außen. Das, geliebte Kinder, können wir euch mit aller Gewissheit sagen. All das, geliebte Kinder, lässt sich nicht nur auf die materiellen Ebene übertragen, sondern auch auf die körperliche – auf die Gesundheitsebene, auf Stimmungen und Schwankungen, auf Partnerschaften, auf Liebe. Wofür ihr bereit seid, kann zu euch kommen. Die geistige Welt ist mit euch. In den nächsten Tagen und Wochen wird jeder Einzelne von euch verstärkt Kontakt erhalten von den verschiedensten Meistern. Und es bedarf eurer Wachsamkeit. Ihr werdet deutliche Botschaften erhalten und das Erstaunen wird für euch groß sein!

Geliebte Kinder, in den meisten von euch drängt und schafft es und euer Ruf nach Erfüllung ist laut. Er wurde erhört! Aber ihr dürft das Eure dazu tun, damit die Geschenke, damit die Unterstützung von uns zu euch gelangen kann. Damit der Segen euch erreicht. Bedenket, dass er da ist. Ihr dürft die Hände öffnen. Und ihr dürft ihn empfangen.
Kinder des Lichts, wir sind mit euch. Spüret unsere Liebe! Spüret das Licht!

Ich bin Avanshar, Meister der fünften Ebene

„Spiritualität“

Ich bin Avanshar, Meister der fünften Ebene.

Wir alle aus dieser Ebene begrüßen euch, Kinder des Lichts.
Geliebte Kinder im Licht, der Segen des Universums ist mit euch. Seid euch bewusst, dass ihr alle Lichtträger seid. Seid gerade! Seid aufrecht! Steht aufrecht! Und seid euch eurer Mitte bewusst! Die Verbindungen sind hergestellt. So wollen wir beginnen mit dem Thema des heutigen Abends: *„Spiritualität.“*
Wir besprechen erneut dieses Thema, denn es steht an für jeden Einzelnen von euch. Außerdem haben wir das Thema: “Nicht nur in dieser Realität zu sein, sondern ebenso in den anderen Ebenen, in denen ihr genauso existiert”.
Geliebte Kinder, wir müssen euch darauf hinweisen, dass das Hier und Jetzt nicht das einzige Leben ist, worauf sich eure Konzentration, sich euer Bewusstsein ausschließlich beschäftigt und wahrnimmt. Doch ihr seid mit wenigen “Aspekten eures Seins” im Hier und Jetzt. Bedenket, dass ihr noch nicht “ganz” seid. Bedenket, dass es so nicht zu einem vollkommenen Energiefluss kommen kann, der das beinhaltet, warum ihr in dieses Erdendasein gekommen seid, nämlich eure Lebensvision zu erfüllen.
Es ist an der Zeit, euch dies in aller Eindrücklichkeit zu sagen und darauf hinzuweisen. Die Außenwelt, eure Umwelt, geliebte Kinder, ist ein Teil der Illusionen. Es gehört zu jedem Einzelnen von euch, dass er sich dorthinein begibt. Er sollte sich jedoch nicht in ihr verlieren. Aber genau das, geliebte Kinder, geschieht immer wieder mit euch, in euch ebenso mit dieser Gruppe! Veränderungen, so haben wir euch gesagt, stehen an. Wir haben euch die Weisung, die Gewissheit gegeben, dass bis Ende diesen Jahres, nach eurer

Zeitrechnung, viele Veränderungen geschehen werden. Jedoch auch – und vor allem – mit eurem Zutun. Heilung wird erfolgen. Liebe wird euch gegeben. Partnerschaften können eingegangen werden. Materieller Zugewinn ist euch gewiss. Alte Verpflichtungen werden sich auflösen und Bereiche, in denen ihr stagniert oder kein Fortkommen seht, werden sich auflösen. Ja, der Eine oder Andere von euch kann sogar zu Berühmtheit gelangen. Doch, dürfen wir euch sagen, mit aller Bestimmtheit, dass ihr noch immer nicht bereit seid, dass Eurige dazu zu tun!

Diese Gruppe zeichnet sich aus durch Erlebnisse in ihrem Leben, durch das Nicht-Funktionieren, durch einschneidende Erfahrungen, die sehr intensiv waren.

Geliebte Kinder, dies geschah doch nicht umsonst. Immer wieder weisen wir euch darauf hin, dass es andere Wege gibt, die ihr beschreiten dürft. Doch seht euch an, wie ihr die Dinge handhabt. Wir haben euch darauf hingewiesen, dass ein tägliches "in die Stille" gehen von enormer Bedeutung für euch ist. Das ein tägliches gemeinsames "Sitzen" und "Treffen" auf der geistigen Ebene von Bedeutung ist. Das ein Jeglicher von euch sich einen gewissen Zeitraum frei nimmt, um in sich zu gehen. Wenn ihr Hilfe benötigt, sollt ihr mit uns kommunizieren. Wann, geliebte Kinder, so fragen wir euch, gedenkt ihr dies alles anzuwenden? Wann gedenkt ihr all das, was wir euch geben an Unterstützung und Hilfe einzusetzen, umzusetzen für euch? Tagtäglich!

Wir haben euch darauf hingewiesen, dass die Faszination des Spiels sehr groß ist. Das Bedürfnis loszulaufen und zu machen, was auch immer, steckt in jedem Einzelnen von euch. Geliebte Kinder, ihr seid Lichtträger. Ihr seid Kinder des Lichts. Ihr seid Mitarbeiter am großen Plan. Das bedeutet, dass ihr euch bewusst seid über das tiefe Wissen, dass in euch ist. Das ihr euch bewusst seid über die verschiedensten

Anwendungen und Weisungen, die ihr tagtäglich verwenden dürft. Euch allen ist es gegeben, egal wie groß oder klein eine Herausforderung ist, ein Thema bei euch ist, in euch oder um euch herum, euch zurückzuziehen, in euch zu gehen, um die Antwort, um die Lösung zu erhalten. Schaut euch diese Möglichkeit der Zusammenarbeit, schaut euch diese Möglichkeit der Arbeit an. In jedem Einzelnen von euch steckt die Antwort, die Lösung auf jegliche Herausforderung, auf jegliches – wie ihr es nennt – Problem seines Lebens. Egal, um welchen Bereich es sich handelt.
Ihr dürft lernen, damit umzugehen. Ihr dürft lernen, neue Wege zu beschreiten und aufhören, in der Außenwelt herumzurennen, wie „aufgescheuchte Hühner". Jede Seele, die sich inkarniert auf diese Erde, trägt die Spiritualität in sich und verliert sie, vergisst sie – warum auch immer. Wir haben Kontakt aufgenommen mit dieser Gruppe, weil der Wunsch da war, neue Wege zu begehen, neue Wege zu beschreiten! Aber das "Wie" war für euch nicht ersichtlich. Jeder Einzelne von euch hat sich einer großen Prüfung unterzogen. Für keinen von euch war der Weg leicht. Doch wir müssen euch jetzt sagen, geliebte Kinder, dass es an der Zeit ist, dass einzugehen, wonach euer Herz, wonach euer ganzes Selbst strebt: Nach Erneuerung, nach Veränderung, nach Plänen – nach großen Plänen. Alles ist möglich, aber nicht mit euren menschlichen Überlegungen, nicht mit eurem menschlichen Verstand, nicht mit dem Bestreben, im Außen zu wirken und zu sein!
Wir sprechen eure Spiritualität an. Wir sprechen eure Fähigkeiten an, mit denen ihr in dieses Leben gekommen seid. Jeder Einzelne von euch, egal ob er es sehen mag oder nicht, ob er es fühlen mag oder nicht, ob er es wahrhaben mag oder nicht, ist mit einer besonderen Gabe hierher gekommen. Es ist an der Zeit, diese Gabe sichtbar zu machen. Sie wird euch helfen,

vorwärts zu gehen. All das zu erhalten, zu erlangen, was jeder Einzelne von euch sich erwünscht. Wir sagen es euch noch einmal: Da, wo euer Manko ist, da, wo die Dinge nicht funktionieren und nicht laufen - steht das Gegenteil. Wenn Einer todkrank ist, wird er in sich die Möglichkeit des Heilens tragen. Wenn Einer materielle Sorgen hat, steht auf der anderen Seite die Möglichkeit, unendlich viel Materielles anzuhäufen, zu erlangen. Wenn Einer blind ist, ist das Gegenüber ganz besonders zu "sehen". So ist es an der Zeit zu schauen, wo eure Defizite sind, wo euch etwas fehlt um zu schauen – wo eure besonderen Qualitäten liegen. Danach tut euch auf, gemeinsam und lasst diese Qualitäten endlich ans Licht!

Geliebte Kinder, spirituell sein bedeutet, den Geist mit hineinzugeben in dieses Leben. Spirituell sein bedeutet, eure verborgenen Anteile ans Licht zu bringen. Es bedeutet in der heutigen Zeit, besonders die Seiten, die ihr versucht zu verstecken, wo ihr glaubt – na ja, das ist Spinnerei oder sonst etwas, gerade diese Seiten, die Intuition, die kleine Stimme in euch, dass "angebliche" Sehen und Fühlen, dem ihr nicht traut, zu hören – im Moment mehr denn je. Wir werden in der nächsten Zeit jeden Einzelnen von euch kontaktieren und zwar so, dass er es nicht mehr verleugnen kann vor sich selbst. Es ist an der Zeit, geliebte Kinder, den Weg zu beschreiten mit allem, was euch zur Verfügung steht. So, wie wir mit euch sind, so dürft ihr in der nächsten Zeit lernen, mit uns zu sein! Und so freuen wir uns, einen jeden Einzelnen von euch persönlich, auf seiner Ebene zu treffen. Mit ihm zu kommunizieren und mit ihm gemeinsam Klarheit zu schaffen.

Geliebte Kinder, wir alle sind mit euch. Ihr seid Kinder des Lichts. Nun, wo die Energien dichter werden, wo die Menschen mehr und mehr Licht benötigen in den nächsten Wochen und Monaten, ist es vor allem an euch, das Licht auszusenden. Glaubt uns, wenn wir

euch sagen," ihr alle werdet gebraucht". Und so spüret unsere Liebe. Und so spüret das Licht.
Noch etwas als Abschluss: "Ehrlichkeit" darf einen jeden Einzelnen von euch auszeichnen. "Ehrlichkeit" zu sich selbst. "Ehrlichkeit" innerhalb der Gruppe. "Ehrlichkeit" nach außen, zu allem und jedem Lebewesen, die euch begegnen!
Wir grüßen euch alle, Kinder des Lichts.
Nesira, Meisterin der Liebe.
Namanshuri, der Wegbegleiter.
Saidin, der Vollstrecker.
Xeron, Meister der alten Weisheit.
Blue Rose, Meisterin des Wohlstandes und materiellen Zugewinnes.
Und all die anderen Meister, die kommen werden und jetzt schon bei uns sind.
Es ist schön, mit euch zu sein. Und es ist schön, wenn die Gruppe wieder zusammenkommt.
Der Segen des Universums ist mit euch.

Ich bin Avanshar, Meister der fünften Ebene.

„Multitalente seid ihr alle“

Wir beginnen! Die Verbindungen sind hergestellt. Verbindet euch mit dem Lichtkreis!

Ich bin Avanshar, Meister der fünften Ebene.

Mit mir sind gekommen: Nesira, Namanshuri, Saidin, Xeron und Blue Rose und weitere Meister des Lichts, die noch zu euch sprechen werden.
Gegrüßt seid ihr alle, Kinder des Lichts. Und begonnen haben wir mit einer kleinen Demonstration, die sehr wohl ein Zeichen war. (Anmerkung: Unser Aufnahmegerät ging nicht mehr, die Meister haben es energetisch wieder repariert und so konnten wir diese Durchsage doch noch aufnehmen!)
Es ist schön, wieder mit euch zu sein. Der Segen des Universums ist mit euch allen.
Nun, geliebte Kinder, ihr alle habt eine längere Pause gehabt von Botschaften, von äußerlichen Botschaften. Wohl haben wir Kontakt gemacht, mit jedem Einzelnen von euch und haben in eure Herzen geschaut, in das Herz eines jeden Einzelnen! Es erfüllte uns mit Freude zu sehen, welche Wandlung und Verwandlung bei jedem Einzelnen von euch abläuft.
Die Demonstration heute Abend war euch gegeben, um aufzuzeigen, dass Dinge nur und ausschließlich funktionieren, Geschehnisse und Situationen erscheinen, ihr kreieren könnt, wenn euer Glaube daran stark genug ist. Es bedeutet Vertrauen zu haben in sich selbst, seine Schwächen oder “sogenannte Schwächen”, Unausgeglichenheiten, Unsicherheiten anzuschauen! Natürlich ist es viel einfacher, die Fehler und die Schwächen des Gegenübers zu erkennen als die eigenen. Selbstverständlich ist es viel leichter, den anderen anzugreifen, als in sich zu gehen und an den eigenen Thematiken zu arbeiten und umzuwandeln.

Geliebte Kinder, die „sogenannten Schwächen” existieren nicht wirklich. Es mag sein, dass ihr mit dem Einen oder Anderen scheinbar keine herausragenden Erfolge oder Leistungen erzielen könnt, aber das bedeutet doch nicht gleichzeitig, dass es sogenannte “Schwächen” sind. Ihr auferlegt euch Schwerpunkte in euer aller Leben, die ihr bearbeiten wollt. So ziehen diese Schwerpunkte auch die Gegenpole mit an.

Wir geben ein Beispiel: Es mag sein, dass ihr sehr gerne lauft und sehr viel Zeit und Training hergebt, um dieses „Laufen” zu einer Hochleistung zu bringen. Dann ist klar, dass ihr der geistigen Arbeit, der geistigen Tätigkeiten viel weniger Zeit einräumt als dem Laufen. Viel weniger im Lesen, im Studieren geübt seid als im Laufen. Dort, wo ihr Energie und Zeit reingebt, zieht ihr sie gleichzeitig auf anderen Seiten ab. Doch, geliebte Kinder, so muss das nicht sein. Oft genug gibt es dabei noch Lehrer, Führer, die euch begleiten von frühester Kindheit an. Die euch mitteilen, dass Dieses oder Jenes nicht so wichtig ist, aber auch, dass ihr für Dieses oder Jenes gar keine Begabung habt. Das, geliebte Kinder, verschließt häufig die Türen für ein ganzes Leben. Die Wahrheit ist, dass alle Menschen mit den gleichen Qualitäten bzw. mit den gleichen Talenten kommen und ganz allein für sich entscheiden und entwickeln, welche von all diesen Talenten sie nutzen möchten, ihre Konzentration und ihr ganzes Leben darauf ausrichten möchten. Nun ist die Zeit gekommen, da es die Multitalente gibt, immer mehr geben wird. Weiterhin wird es so sein, dass ein Mensch nicht nur mehr eine Berufung auszuüben braucht, sondern mehrere ausüben darf, weil das „Multitalent” gelebt werden möchte.

Dies ist eine Veränderung für die Zukunft und an euch liegt es jetzt, euch darauf auszurichten, nicht eingleisig zu sein, nicht eingleisig zu denken, nicht eingleisig zu leben. Viele Seiten können sehr wohl nebeneinander,

miteinander kooperieren und sein! Und es können sehr wohl sehr konträre Seiten sein.
All dieses entwickelt sich, damit die gesamte Menschheit mehr und mehr vom "universellen Plan" erkennen kann und auf diesem Planeten umsetzt. Geliebte Kinder und da ihr Mitarbeiter – ihr alle – Mitarbeiter am großen Plan seid, ist es, wenn ihr in eurem Leben zurückblickt erklärbar, was ihr in eurem Leben schon alles begonnen habt, was ihr alles durchgeführt habt – welche Multitalente ihr doch tatsächlich seid! Eure Schwierigkeit ist, dass ihr noch nicht gelernt habt, eure Multitalente in einen Kanal zu leiten, um daraus das große Werk zu nähren.
Wir haben in den letzten Wochen mit jedem Einzelnen von euch Kontakt aufgenommen. Nun, geliebte Kinder, eure Herzen wurden berührt und es ist sicherlich der Eine oder Andere unter euch, der das bewusst nicht mitbekommen hat. Lasst euch von uns sagen, dass die Kontakte erfolgt sind. Es mag, wie immer und wie so oft sein, dass eure Vorstellung eines Kontaktes mit uns, mit der geistigen Welt, anders auszusehen hätte oder sich kreieren sollte.
Aber, geliebte Kinder, wie weisen noch einmal darauf hin, dass wir ausschließlich den Kontakt erwählen, mit dem auch ihr umgehen könnt und zwar jeder Einzelne von euch. Einigen von euch zu erscheinen, in einem großen, hellen Licht, würde sicherlich einen lauten Schrei oder eine tiefe Ohnmacht hervorrufen. Und so erscheinen wir euch auf die Art und Weise, wie es für euch denkbar ist. Oft genug, geliebte Kinder, ist es für euch schwer, uns zu erkennen, uns zu hören, vor allem zuzuhören und die Ideen und Fortschritte weiter auszuführen, die wir gemeinsam mit euch kreieren.
Geliebte Kinder, Lichtträger, eure Zeit ist, um mit eurem Begriff zu sprechen – „schwierig." Energien verdichten sich zunehmend. Große Wandlungen und Veränderungen, Chaos treffen ein. Das Zeichen des

Wassermannes birgt Wandlungen in höchster Form! Vieles wird sich entzweien, Vieles bricht auseinander. Vieles wird den Wert, den ihr ihm gegeben habt, verlieren. Neue Strukturen und Formen werden euch erreichen, werden sich bilden – für die gesamte Menschheit. Doch bis das Neue sich formen kann, stehen kann, darf das Alte gehen. Oft genug ist das Alte so starr und schwer, dass es nur mit einem „großen Knall” geht. Geliebte Kinder, auch für euch ist diese Zeit nicht einfach. Neubeginn ist geplant, Neubeginn hat schon begonnen. In einer energetisch „dichten” Zeit sind Neubeginne zähflüssiger, zurückhaltender als zu anderen Zeiten. In euch, um euch herum dürfen alte Strukturen losgelassen werden, alte Überzeugungen fortgespült werden und alle Verhaltensweisen aufgegeben werden. In euch und wir sprechen jeden Einzelnen von euch an, ist Erneuerung angesagt, von Außen wie von Innen! Und bedenkt das sehr wohl! Beschreitet neue Wege in euch! Sperrt euch nicht selber ein, öffnet eure eigenen Käfigtüren! In euch ist genug Chaos, Starre und gleichzeitig der Wunsch, Neues zu kreieren, Neues zu formen und zum Leben zu erwecken. Und dies, geliebte Kinder, geschieht unter unserem Schutz, geschieht unter dem Licht des Universums, geschieht unter dem Segen der Meister im Licht für euch! Die Einzigen, die sich handicapen, die Einzigen, die sich Grenzen setzen, Blockaden aufbauen und Hürden – seid ihr selber, mit euren Gedanken und mit eurem Sein, mit dem Festhalten alter Ideen, Vorstellungen und Werten.
Wir sagen nicht, dass das Alte nicht Ordnung ist. Wir sagen nicht, dass alte Traditionen, Werte – euch überbrachte Werte, vermittelte Werte ungültig sind. Aber alles, was euch lähmt, hindert, destruktiv werden lässt, euch hemmt und unfroh macht, dürft ihr zur Seite packen, endgültig und ein für allemal. Seht hinaus! Habt Mut! Es ist nie eine Frage des Alters, Neues zu

beginnen oder mit offenen Augen und offenem Herzen hinaus zu schauen. Es ist nie eine Frage des Geldes. Es ist nie eine Frage des Wie und Warum. Tut es! Aber wenn ihr etwas tut, dann macht es mit offenem Herzen! Seid in eurer Mitte! Oft genug geben wir euch diese Weissagung. Oft genug sagen wir euch, wir sind mit euch. Glaubt uns, wenn wir euch sagen, dies ist ein Versprechen – vertrauet! Reibt euch nicht auf, miteinander, untereinander und nebeneinander. Die Zeiten und Schwingungen um euch herum sind schwer genug. Gebt ihr nicht noch euren Beitrag dazu. Und bedenkt immer wieder, dass diese Gruppe sich gegeben wurde, zu unterstützen, zu tragen und zu halten und gleichzeitig gemeinsam das Licht hinauszusenden. Denn es wird bitter benötigt und weiterhin benötigt werden. Bedenket die Weissagungen, die wir euch gegeben haben. Zum Ende diesen Jahres – nach eurer Zeitrechnung – werden Veränderungen eintreten, Veränderungen werden geschehen, wie wir es euch mitgeteilt haben.
Geliebte Kinder im Licht – ihr alle seid Mitarbeiter am großen Plan. Glaubt ihr wirklich, ihr werdet nicht unterstützt? Glaubt ihr wirklich, dass ihr nicht das bekommt, was ihr so bitter benötigt?
Natürlich werden für euch ebenso Herausforderungen anstehen. Natürlich wird es für euch Phasen des „Fließens" sowie Phasen des „ruhigeren Fließens" geben, aber wir sind mit euch! Ihr dürft euch auf all das konzentrieren, was in den nächsten Wochen und Monaten benötigt wird. Das regelmäßige Hinaussenden von Licht und das Dasein, das Vorhandensein, wenn die Menschen zu euch kommen und euch finden.
Und da ist jeder Einzelne von euch gefragt. Da wird jeder Einzelne von euch angesprochen werden.
Geliebte Kinder, verbindet euch mit Liebe. Empfanget unsere Liebe und seid euch darüber tagtäglich bewusst! Vertrauet! Vertrauet auf eure Fähigkeiten, auf euer

Licht, auf eure Liebe! Vertrauet darauf, dass wir euch unterstützen!

Ich bin Avanshar, Meister der 5. Ebene.

Und alle anderen Meister im Licht grüßen euch, Lichtträger.
Der Segen des Universums ist mit euch, mit jedem Einzelnen von euch!

„Das neue Erwachen benötigt Mut“

Die Verbindungen sind hergestellt. Nehmt das Licht, schickt es hinaus. Sendet mit dem Licht Kraft und Liebe, denn es gibt welche unter euch, die gerade jetzt Kraft benötigen. Für die Seelen, die noch nicht real zu dieser Gruppe gestoßen sind und doch eure Hilfe benötigen. So sammelt das Licht und unterstützt.

Seid gegrüßt, Kinder des Lichts, Mitarbeiter am großen Plan, ihr alle! Der Segen des Universums sei mit euch.

So, geliebte Kinder, ist dieser Einstieg heute Abend von Bedeutung. Ihr alle spürt die Kraft, die Macht, das Licht. Euch allen wurde in dieser Form Kraft gesendet und wird es auch weiterhin, wenn ihr es benötigt. Dieser Kreis, dieser Lichtkreis von Lichtträgern ist unendlich groß und dies ist einer der Schritte, der Mitarbeit am großen Plan. Kraft hinauszuschicken, Licht hinauszuschicken, denn Licht bedeutet Energie für die Seelen, die rufen, für die Seelen, die es benötigen. Womit wir beim Thema des heutigen Abends wären: *„Mut!“* Den Mut zu haben, den Weg zu gehen, wohin er auch immer führen mag.

Geliebte Kinder, wir freuen uns, mit euch zu sein. Wir freuen uns, heute eines der wichtigen Themen durchzusprechen und das ist besagter „Mut." Mut bedeutet: Aktiv sein! Mut bedeutet: Handeln! Oder in eurer Sprache gesprochen: Ob bewusst oder unbewusst - ist nicht von Relevanz.

Geliebte Kinder, es ist in eurer Zeit nicht einfach, mutig zu sein. Es gab andere Zeiten der Menschen, wo Mut bedeutete, neue Wege zu beschreiten. Das war oft auf die äußere Welt beschränkt. Neue Länder zu erforschen, neue Ideen zu entwickeln, neue Gedankenformen in das Außen zu bringen. Nun, nach eurer Zeitrechnung, geliebte Kinder, stellt es sich jetzt anders dar. Heute bedeutet für die Meisten von euch Mut zu beweisen - wieder zu sich selbst zu kommen,

wieder zu sich selbst zu finden! Das Wahre in sich wieder zu entdecken, neu zu entzünden oder aber die kleine Flamme in euch zu einem Feuer zu entfachen! Dies, geliebte Kinder, ist bei weitem die größte Pioniersarbeit, die es seit Menschengedenken gibt. Im Außen gibt es, außer im Universum - wo ihr alle noch hingelangen werdet über einen längeren oder kürzeren Zeitraum - nicht mehr viel Neues. Das Neue, was vorhanden ist, ist für euch noch nicht sichtbar. Denn es braucht dazu eine geistige und spirituelle Größe, um es zu erkennen. Oder, um mit euren Worten zu sprechen: „Es braucht ein neues Spektrum in eurem geistigen Auge, ein Öffnen von diesem, um das, was vorhanden ist, zu erkennen und zu verbinden. Das ist gut so, denn ihr benötigt einen gewissen Zeitraum, um wieder zu euch zu gelangen. Um wieder in eure eigene Struktur zurückzukehren. Um Illusion und Schein zu erkennen, zu filtern und im Außen bestehen zu lassen, ohne ihnen weiter zu folgen. Dies, geliebte Kinder, ist für die Seele das „Neue Erwachen". Das ist die größte Herausforderung für jeden Einzelnen von euch.
Nicht nur, dass ihr in schwierige, mit Mauern und Hindernissen beladene Erden-Daseins zurückgekehrt seid, es scheint euch, als ob sich laufend Hindernisse, Blockaden, Mauern, Grenzen in unüberwindbarer oder schwer überwindbarer Form in eurem Leben darstellen. Auftretend in jeglicher Variante oder Spielart, die euch Menschen zu eigen ist. Sei es gesundheitlich, beruflich, partnerschaftlich oder in der Liebe. Das alles hat mit einem Teil von euch zu tun, den die wenigsten bis zum heutigen Tage entdeckt haben. Dieser Anteil, geliebte Kinder, nennt sich „Mut". Mut zu haben, nicht nur nach außen zu leben, nein, ebenso das Innere nach außen zu bringen, leben zu lassen. Mut, geliebte Kinder, ist der Anteil in euch, der früher erlaubte, dass Neue zu entdecken und heute benötigt wird, um „Altes" wieder zu beleben, Verschüttetes wieder freizulegen. Um

Zugedrücktem, Zugemauertem, Verdrängtem und Unterdrücktem „Leben" einzuhauchen, es leben zu lassen! Freiheit zu geben! Über scheinbar nicht Begehbares lässt sich laufen! Scheinbar nicht Sehbares lässt sich erkennen - vergrößern - in aller Deutlichkeit und Klarheit darstellen! Scheinbar nicht Hörbares klingt laufend und ununterbrochen in euch. Und die kleine, zarte Stimme, die nur hin und wieder gehört wird unter den größten Schwierigkeiten und Umständen, meist in der tiefsten Not und Verzweiflung, möchte laut hinausrufen: „Habt Mut! Freiheit winkt und lacht!" Es bedarf selbstverständlich von dem Einen oder Anderen das „Niederreißen alter Gemäuer", das sich „Hinwegsetzen" über alte Urteile und Wertvorstellungen, das „Aufgeben von Tradition" und „Überlieferungen". Sofern, und das haben wir schon einmal betont, es euch behindert, es euch einschränkt und unfrei werden oder sein lässt.
Geliebte Kinder im Licht, es ist sicherlich in dieser Zeit, in eurer Zeit gerechnet, eine große Herausforderung, mutig zu sein. Mutig zu sein, wo so Viele verzweifelt sind. Stark zu sein, wo so Viele schwach sind. Gerade zu gehen, wo die meisten nicht mehr stehen können. Freude zu verströmen, wo die Meisten Trauer verspüren. Licht auszusenden, wo viel zu oft die Dunkelheit vorherrscht.
Mut kann für jeden Einzelnen von euch die unterschiedlichste Art und Weise beinhalten. Mögen es die kleinen Schritte sein, möge es der große Sprung sein. Bei Jedem und bei Allem bedarf es des Mutes.
Geliebte Kinder, ohne diesen besagten Mut wäre die Menschheit nicht dort, wo Sie heute steht. Egal, wie der Eine oder Andere es auslegen mag. Der Mut ist euch gegeben worden, damit ihr ein Werkzeug habt, das euch behilflich ist, das euch nützlich ist in euren Situationen. Für jeden Einzelnen ist dieses Werkzeug genau auf ihn zugeschnitten. Jeder Einzelne von euch

kann es fühlen. Der Mut entsteht oft dort, wo niemand ihn vermutet. Er ist wie eine Pflanze auf kargem Boden. Ihr alle tragt den Samen in euch. Doch nur Wenigen ist es bestimmt, das Licht so auf diesen Samen zu bringen, dass daraus eine Pflanze entsteht. Und doch hat jeder Einzelne dieser Gruppe bis zum heutigen Tage, schon mehrmals in seinem Leben, diese Pflanze zum Wachsen gebracht, in den seltsamsten Situationen Mut gezeigt.

Heute Abend spreche ich zu euch, geliebte Kinder, ich - Namanshuri, der Wegbegleiter - um euch zu unterstützen, um euch zu sagen, jedem Einzelnen, habt Mut zu euch selbst! Habt Mut, euch zu erkennen, euren Wünschen, euren Träumen, euren Visionen zu folgen! Und seid gewiss, dass der Segen der „Meister im Licht " mit euch ist. Seid gewiss, auch wenn es aussieht, sich so in eurer Scheinwelt darstellt, als ob Dieses oder Jenes nicht funktioniert, ist es nicht so! Häufig fehlt euch der Weitblick, die Weitsicht um zu erkennen, dass, wie es im Moment ist, es stimmig ist für euch. Das Veränderungen, wie sie euch angekündigt wurden, ausschließlich mit eurer Zustimmung geschehen können. Bedenket: „Der Weg zum Ziel" ist wichtig, nicht das Ziel selbst. Die Wege, die zu beschreiten sind, brauchen Mut. Darum ist der erste Schritt, einen Weg zu begehen, auch der schwerste! Die Frage kann niemals und wir weisen euch nochmals darauf hin, sein: „Ist es richtig oder ist es falsch?"
Geliebte Kinder im Licht, ihr wisst, dass es so nicht funktioniert. Es gilt Vieles zu entdecken. Vieles wurde von euch allen vergessen. Es ist an der Zeit, neues Territorium zu beschreiten. Nichts wird euch fremd sein und oft genug wird das Erkennen in euren Gedanken aufblühen. Einige von euch gehen mutig voran, aber sie dürfen die Anderen, die noch zaudern und hadern, kräftiger unterstützen und mit Licht zur Seite stehen.

Geliebte Kinder, ich grüße euch, Namanshuri, der Wegbegleiter. Einen jeden Einzelnen von euch kenne ich schon sehr lange. Einen jeden Einzelnen von euch begleite ich schon lange Zeit. Nicht erst in diesem Leben. Glaubt mir, wenn ich euch mitteile, dass es an der Zeit ist, all das, was noch in euch versteckt liegt, ans Licht zu bringen, dem Licht darzureichen. Dadurch werdet Ihr feststellen, wie viele Wunden es zu heilen vermag, wie viele „sogenannte Ängste" verschwinden werden und wie viele Verletzungen (ohne Narben) gehen dürfen. Und dann, geliebte Kinder, ist wieder ein Schritt mehr getan, für euch und für den großen Plan. Für manch einen von euch beginnt damit der „erste Schritt!"
Seid gewiss, dass ich mit euch bin, mit einem jeden Einzelnen von euch!

„Mit dir, der die Macht hat. Mit dir, die, die Liebe lebt. Mit euch, den vier alten Seelen. Mit dir, der Sternenfrau. Mit dir, dem Menschenfreund. Mit dir, der Seherin. Mit dir, dem Atlanter. Mit dir, der die Vergebung lebt. Mit dir, durch den ich spreche, der Organisator. Mit dir, dem Kommunikator. Mit dir, dem Sphärensänger. Und mit all den anderen, die zu euch stoßen werden oder schon mit euch sind. Geliebte Kinder, es ist das erste Mal, dass ich zu euch gesprochen habe und wie ihr wisst, komme ich, wenn neue Wege zu begehen sind! Und ich sage euch allen: „Habt Mut! Tut euch auf! Die Zeit ist reif!"

Und so grüße ich euch alle und sende euch das Licht. Und ich versichere euch der Liebe, der Liebe der Meister im Licht und der Liebe des Universums.

„Die Liebe“

Verbindet euch mit Licht!
Ich bin Nesira, Meisterin der Liebe und ich begrüße euch alle, geliebte Kinder im Licht.

Ich werde heute zu euch sprechen, weil ein jeder Einzelne innerhalb dieser Gruppe gewisse Dinge in aller Deutlichkeit hören darf. Geliebte Kinder, spüret euch! Spüret eure Mitte! Spüret das Licht! Und spüret die Liebe! Die Liebe, geliebte Kinder, die für euch alle, die ihr euch Menschen nennt, verbindet, aufbaut und gültig ist, in der einen wie in jeder anderen Form im gesamten Universum. Ich bin Nesira, Meisterin der Liebe. Das bedeutet, dass ich um jegliche Form der Liebe, ob sie sich darstellt, manifestiert oder rein energetisch existiert, weiß. Ich diese Liebe führe und leite, mit all ihren Nebenerscheinungen, Auswüchsen, Gefühlen und Spielarten, mit der ihr Sie begrenzt und umgebt. Ich werde heute Abend zu euch sprechen, nicht nur zur Gruppe, sondern meine Worte seien gültig für die gesamte Menschheit. Ich werde heute Abend einen jeden Einzelnen berühren, besonders die unter euch, für die das Wort Liebe noch bestimmte Einschränkungen und Vorstellungen beinhaltet.
Für jeden Einzelnen wird eine persönliche Botschaft durchkommen, mit der er gehen darf.
Geliebte Kinder im Licht, Mitarbeiter am großen Plan, es ist an mir, heute Abend mit euch über das Thema Liebe zu sprechen. Immer noch herrscht Verwirrung. Es werden Gefühle, situationsbedingte Emotionen, sowie körperliche Energien zusammengeworfen unter dem Begriff „Liebe“. Es ist an euch Menschen, die Dinge zu benennen. Wir werden auf das Thema: „Namen" sowie „Bezeichnung und Benennung" ein anderes Mal näher eingehen, denn auch das bedeutet vielmals: - Einschränkung, Abgrenzung - Einsortieren. So ergeht es

euch in eurem Leben mit der Liebe. Das, was im Universum, was aus dem Göttlichen heraus regiert unter dieser Bezeichnung, ist nicht annähernd das, was ihr Menschen meint zu leben. Liebe bedeutet für euch „Begrenzung". Ihr liebt nur unter besonderen Umständen. Und ihr werdet nur unter besonderen Umständen geliebt. Oftmals wird der Beginn von harmonischen Anziehungen als Beginn einer Liebe betrachtet. Häufig wird eine große körperlich-energetische Anziehung als Beginn einer Liebe betrachtet. Oft wird Gemeinsames, ein gemeinsames Thema, ein sich Verbinden für eine Idee als Liebe betrachtet. Die Verbindung eurer körperlichen Energien und das Resultat - die Fortpflanzung daraus - wird meist als Liebe oder unter dem Aspekt der Liebe betrachtet.
Geliebte Kinder, es wäre schön, könntet ihr es nicht nur darunter betrachten, sondern auch fortwährend damit leben. Das Ergebnis körperlicher Leidenschaften, Austausch der Energien, liebevoll anzunehmen und Liebende zu begleiten, solange wie es benötigt wird, ist euch in den seltensten Fällen gegeben. Einer Seele uneingeschränkt Liebe zukommen zu lassen, als Partner, als das Wesen, das sich euch zur Seite stellt, ist euch auf längere Sicht selten gegeben. Das, was Liebe bedeutet, „universelle Liebe", „ganzheitliche Liebe" schließt nichts aus und alles mit ein und in erster Linie euch selbst!
Wir haben euch darauf hingewiesen, dass Ihr selbst kaum in der Lage seid, euch anzunehmen, zu akzeptieren, geschweige denn, euch zu lieben. Das würde bedeuten, eins zu sein mit euch. Durch die Suche im außen bemüht ihr euch, ein Wesen zu finden, um durch ihn die Liebe zu erhalten, die ihr selbst nicht in der Lage seid, euch zu geben. Das bedeutet nicht, geliebte Kinder, dass ihr keinen Partner suchen dürft, aber die Betonung liegt auf „Partner". Keinen Menschen zu suchen, der eure Einsamkeit befriedigt, der euch

belobigt, der euch anbetet oder euch sagt, wie phantastisch ihr seid. Niemand, der euch das sogenannte Feedback gibt, der fast nach eurem Ebenbild geschaffen wurde und niemand, der euch zwar liebt an den guten Tagen, aber nicht an den schlechten Tagen.
Geliebte Kinder, wir wissen genau, dass ihr besonders in dieser Gruppe, aber auch die meisten Seelen, die sich in diesem Leben inkarniert haben, unter einer großen Not leiden in bezug auf Liebe. Ihr alle seid Kinder des Lichts. Ihr alle seid verbunden mit der göttlichen Liebe, der Liebe des Universums. Ihr alle wisst darum und habt es vergessen. Ihr alle seid sehr bemüht, eure Zuwendungen aus dem Außen zu erhalten. Und wir können euch sagen, dass die Meisten von euch dies nicht erreichen. Die Meisten von euch gehen ein oder mehrere Beziehungen, Partnerschaften ein, da sie unter diesen Voraussetzungen ihren Partner nicht finden können. Geliebte Kinder, das Gesetz des Universums, das Gesetz der Liebe bedeutet: „Alles was lebt, ist Liebe!" Ob es euch persönlich gefallen mag oder nicht, ob es für euch positiv oder negativ ist, es ist trotz allem Liebe. Wir bitten euch, tagtäglich ein paar Sekunden sich darüber Gedanken zu machen, sich darin zu versenken.
Liebe verlangt nicht! Liebe fordert nicht! Liebe stellt keine Bedingungen! Liebe akzeptiert das, was ist! Liebe macht frei! Das Allerwichtigste ist die Eigenliebe, nicht zu verwechseln mit dem Egoismus. Es ist der Satz: „Ich liebe mich, mit allem, was ist." Was sich jetzt darstellt, nicht was gestern war oder morgen sein wird, sondern mit dem, was jetzt ist! Und erst, wenn ihr diese Form der Liebe, diese Form der Großzügigkeit, diese Form der Akzeptanz für euch in Anspruch nehmt, täglich, könnt ihr beginnen, diese Liebe abzustrahlen, auszusenden. Geliebte Kinder, das Thema ist nicht „zu lieben". Das Thema ist nicht „weiterzugeben, wegzugeben". Das

Thema ist „abzustrahlen, auszusenden, ein Signal zu setzen!" Und bedenket, wenn das ein jeder in eurer Gruppe ausübt, wie viel Liebesenergie sich in der Mitte versammelt, zu einem großen Ballon wird und hinausgesendet werden kann, ohne dass irgendeiner von euch etwas hergeben braucht. Eure Beziehungen scheitern ausschließlich daran, dass ihr von eurem Gegenüber das verlangt, was ihr nicht in der Lage seid, umzusetzen für euch selbst. Das, geliebte Kinder, bedeutet immer wieder Enttäuschungen zu erleben. Denn es ist eine Täuschung zu meinen, den Anderen zu lieben, wenn man für sich selbst keine Liebe oder nur minimal Liebe empfindet. Liebe bedeutet ein Zusammenschluss von Energien, die sich gemeinsam verstärken und ein unendliches Potential eröffnen.
Wenn ihr eure Formen von Liebe anschaut, die aus der Vergangenheiten, die Jetzigen oder die Zukünftigen, werdet ihr selbst erkennen, dass es ein Austausch ist von Energien, die euer Gegenüber hat und ihr meint, sie nicht zu besitzen oder umgekehrt. Das Ihr euren vermeintlichen Überschuss an Liebe abgebt an eure Partner. Auf Dauer funktioniert es so nicht. Denn euer Überschuss ist bald aufgebraucht und ein gegenseitiges Enttäuschen macht dem Ganzen Platz. Wenn ihr das nicht mehr erhaltet, was ihr selber nicht genügend habt, werdet ihr euch zwangsläufig umsehen dürfen nach anderen Partnern. Diese Form des Austausches ist auf diese Art und Weise weder in der Liebe, noch in anderen Bereichen möglich, mag es finanziell, materiell oder beruflich sein. Nur derjenige, geliebte Kinder, der in seiner Mitte ist, der um sein „wertvolles Dasein" in diesem Leben weiß, liebevoll und sanft mit sich selbst umgeht, dem wird der Begriff „Liebe" in all seiner Vielfältigkeit offenbar.
Geliebte Kinder, Liebe ist ein Universalgesetz! Die Liebe ist es, die das Universum verbindet! Die Liebe ist die göttliche Energie, die höchste Energieform, die im

Universum besteht! Ihr seid mittlerweile auf einer Stufe eurer Entwicklung, eures Bewusstseins, wo ihr ohne diese Liebe nicht besteht könnt. Viele eurer Entwicklungen und Technologien werden unmenschliche oder widersinnige Resultate hervorbringen. Das, geliebte Kinder, sei euch allen als Mahnbild geschickt. Nicht in eurem Tun, nicht in eurem Sein, weder im Großen noch im Kleinen wird es funktionieren, wird es weder den Erfolg, noch das Resultat bringen, wenn es nicht durchsetzt ist mit der Liebe zu den Dingen. Wenn es nicht durchsetzt ist mit der Liebe zu euch selbst.
Nehmt das wirklich wörtlich! Es wurde euch gesagt, dass Veränderungen für eure Gruppe bis Ende dieses Jahres, nach eurer Zeitrechnung, eintreten werden. Veränderungen, große Pläne werden beginnen. Ich spreche heute zu euch, weil dieses Veränderungen anstehen und schon begonnen haben. Und ich spreche zu euch, um euch zu erinnern, euch alle zu ermahnen und zu bitten, es in euer Herz zu legen, dass das was ihr tun werdet und was ihr lebt, mit Liebe aus führt!
Dann, geliebte Kinder, liegt aller Segen darauf. Darum, geliebte Kinder, sind Resultate nicht wichtig. Und dann, geliebte Kinder, werden viele Themen sich auflösen in Wohlgefallen. Der Herzenswunsch eines jeden Einzelnen von euch wird in Erfüllung gehen, wenn ihr ihn durchdringt mit Liebe! Dies, geliebte Kinder, ist ein Versprechen!
So grüße ich euch und sende euch allen in dieser Gruppe den Segen, das Licht und die Liebe des Universums.

Ich bin Nesira, Meisterin der Liebe.

„Persönliches aus dem Kreis des Lichts“

Verbindet euch!

Ich bin Avanshar, Meister der 5. Ebene.

Ich begrüße euch alle, Kinder des Lichts. Und ich begrüße die neue Seele in diesem Raum, auf dass sie angstfrei werde und Segen bringe den Seelen, zu denen sie gestoßen ist. Sei friedlich! Habe keine Angst! Auch in dir ist das Licht, die Freude und die Liebe. Und wir sind mit dir.

Geliebte Kinder, der Segen des Universums ist mit euch. Ich habe euch mitgebracht die bekannten Meister, ebenso die euch noch namentlich nicht bekannten Meister im Licht.

Geliebte Kinder, es ist an der Zeit, euch nochmals darauf hinzuweisen, dass euer aller Vertrauen von Nöten ist. Dass euer aller Vertrauen sich kreieren darf, feststehen darf in jedem Einzelnen von euch. Damit die großen Veränderungen, die sich angekündigt haben, auf die wir euch mehrmals hingewiesen haben, entstehen können. Es ist an der Zeit, euch zu erinnern, dass wir euch die Übungen, die Aufgaben bewusst geben, um euch zu unterstützen. Denn Veränderungen werden auch die Seiten in euch aktivieren, die nicht unbedingt, zumindest aus eurer menschlichen Sicht, positiv zu sein scheinen. Darum die Übungen, darum die Aufgaben - ausschließlich zu eurer Unterstützung.

Geliebte Kinder, wir haben euch mehrmals darauf hingewiesen, dass Veränderungen nicht nur im Außen geschehen, sondern auch in euch selbst! Wie oben so unten, wie im Innen, so im Außen, wie im Kleinen, so im Großen. Angst ist ein wichtiges Thema für die Menschheit. Angst ist eine starke Energie, die je nach Anwendung und Situation, lähmt oder euch hyperaktiv werden lässt. Auch die eigenen Zweifel, das Erkennen von „sogenannten Fehlern", das niedrige Selbstwertgefühl, Enttäuschungen, sogenannte „schlechte Erfahrungen" fallen unter diesen Bereich und nehmen euch immer wieder eure Mitte, eure Motivationen, euren Kampfgeist, euren Elan und eure Lust.

Der Macher darf lernen so wie er sich seinen eigenen Druck aufbaut, sich seinen eigenen Druck wieder abzubauen. Deine Arbeit wird ausgeglichener sein, fehlerfreier sein. Dein Leben wird insgesamt von einer „gewissen ruhigen Schwingung" durchsetzt, wenn du lernst, Druckausgleich herzustellen. Du allein weißt, wie groß du dein Druckventil aufbaust. Es ist an der Zeit, geliebtes Kind, dass du dir in jeglichem Bereich bewusst bist, was Ausgeglichenheit bedeutet!

Der, der die Vergebung lebt, mag lernen, das Vertauen in sich selbst zu setzen. Geliebtes Kind, es ist sehr schön, wenn du deiner Umwelt vertraust sowie der geistigen Welt. Es ist an der Zeit, dort anzusetzen und hinzuschauen, wo dieses Vertrauen zu beginnen hat. Nämlich bei dir selbst! Nichts von Außen kann an dich heran getragen werden, wenn du nicht selbst dir vertraust, zutraust. Baue dir nicht im voraus Mauern auf, sondern lasse tatsächlich einmal die Dinge in den Fluss kommen. Fordere dich selbst. Je größer eine Aufgabe, desto größer sind deine Möglichkeiten, daran zu wachsen. Verstehe, dass man die Dinge und Aufgaben spielend lösen kann. Je mehr du dich hineinbohrst, um so verschlungener werden die Wege. Entspanne! Vertraue dir selbst!

Die Sternenfrau möge lernen, noch intensiver auf ihre innere Stimme zu hören. Geliebtes Kind, auch dir darf immer wieder gesagt werden, dass du in erster Linie wichtig bist. Du darfst auf dich schauen. Die geistige

Welt und das Universum beurteilt und bewertet dich weder nach deinen Taten, nach deinem Einsatz noch nach deinen Untaten. Darum nimm dir diese Zeit, in der sich Veränderung anlässt, zur Besinnung zu kommen und um in deine Mitte nicht nur zu gelangen, sondern dort auch länger zu verweilen.

Die, die, die Liebe lebt, sei noch einmal gesagt, dass der vorherrschende Ort für dich Dein Herz sein darf. Geliebtes Kind, wenn du beginnst die Dinge zu klären, in deinem Kopf, mit deinem Verstand, werden wir dir wieder einmal sagen dürfen, dass es bei dir so nicht funktioniert. Deine Erklärungen sind häufig sehr schön, blumenreich und klar, aber kommen zu oft aus deinem Kopf. Du bist zu sehr bemüht zu überlegen, wie du die Dinge ausdrücken sollst. Lasse die Sätze fließen! Sei einfach! Und vergiss den Satz: „Was man wohl von dir erwartet!" Die Erwartungshaltung der Anderen ist nicht dein Problem. Sei, wie du bist!

Der Menschenfreund mag bei all seinem Tun bedenken, dass wahre Veränderungen sich nicht „wegschlafen" und nicht wegdrängen lassen - höchstens auf Zeit! Nun, geliebtes Kind, darfst du dir anschauen, was du für dich möchtest. Oft liegt die Veränderung nicht im Äußeren - im Außen - sondern im Inneren. Lerne zu spüren! Lerne zu fühlen! Lerne, Geschenke zu machen mit „leeren Händen!" Geliebtes Kind, lass einfach fließen!

Der Atlanter hat eine ähnliche Thematik, wie der, der die Vergebung lebt. Nicht umsonst haben sich diese zwei Seelen gefunden. Geliebtes Kind, dein Vertrauen ist zwar oberflächlich vorhanden, doch tief in dir sitzen Ur-Zweifel, die du dir anschauen darfst. Dazu ist von Nöten, Humor zu haben. Verbissenheit kann lähmen! Verbissenheit kann einen großen Teil von Erfolg ausmachen. Aber, geliebtes Kind, diese Art von Erfolg wird dich nicht beglücken, dir keine Freude bringen! Und so lerne loszulassen, lockerer zu werden und dem Humor viel mehr Platz in deinem Leben einzuräumen, vor allem dem Humor sich selbst gegenüber!

Wir möchten den 2 Seelen noch sagen, dass ihr keine Bedenken haben braucht. Die Dinge sind schon längstens im Fluss. Eure eigenen Zweifel und zwar genau die, die wir heute mit euch hier ansprechen, sind das, was hemmt. Lernt, die Tage zu genießen. Lernt, entspannt zu sein und hin und wieder mit uns zu sein. Und wir sagen euch, dass mehr auf euch zukommt, als ihr in euren kühnsten Träumen euch ausmalt. Dies, geliebte Kinder, ist eine Zusicherung der geistigen Welt.

Der Seherin sei gesagt, dass wir uns freuen, dich in deinem neuen Bereich zu sehen. Das wir uns freuen, dass du Dinge tust für dich! Aber, geliebtes Kind, es ist immer noch nicht genug. Du darfst dir in deinem ganz persönlichen Leben einen größeren Freiraum geben. Du weißt, was wir damit meinen! Dort darfst du lernen, „nein" zu sagen, um nicht aus einer Verpflichtung heraus Dinge zu tun, die nicht mit Freude getan werden - von deiner Seite. Wir möchten dir sagen, dass es gerade bei dir besonders wichtig ist „in aller Klarheit" zu sein! Denn Klarheit bedeutet für dich - heil sein! Und bedenke, dass es in deiner neuen Berufung nicht darum geht, die Beste zu sein, die Größte zu sein, sondern es geht darum, mit Freude „das Tun" auszuüben. Das Klassenziel zu erreichen ist <u>nicht</u> wichtig. Und verlagere „das Alte" nicht in das Neue hinein.

Dem Organisator sei gesagt, dass nun die Grenze des Aushaltbaren erreicht ist! Deine Lebensangst ist so unerträglich hoch, dass du dir wieder einmal ein Ventil geschaffen hast. Geliebtes Kind, dies muss nicht sein. Wir wissen um die Not! Wir wissen um die Qual! Wir wissen um die „Kämpfe!“ Doch wir können nichts tun, solange du diese Ängste nicht freigibst. Wobei du dir besonders die „Verlustangst" anschauen darfst sowie die Verbindungen dazu aus anderen Zeiten! Dir sind Seelen zur Seite gestellt, die dich unterstützen. Du darfst lernen, von dieser Ebene Hilfe anzunehmen! Vertraue auch du und betrachte deine Ängste!

Wir grüßen die 4 alten Seelen und schicken ihnen das Licht und die Liebe des Universums. Geliebte Kinder, für euch sei gesagt: Lebt die Liebe! Lebt die Freude! Bleibt offen! Ihr alle seid Lichtträger! Euch allen ist viel zu wenig bewusst, wie groß die Aufgabe ist, die sich damit verbindet. Und das, geliebte Kinder, ist hin und wieder gut so. Jedoch dürft ihr euch immer wieder erinnern! Wir sind mit euch! Vertrauet! Wenn ihr lernt, dieses Vertrauen wirklich zu leben, Tag für Tag, Stunde für Stunde, Sekunde für Sekunde, geliebte Kinder, wird alles im Fluss sein. Und die Anforderungen sowie die Herausforderungen werden anders geartet sein als jetzt! Jetzt ist es noch ein Aufarbeiten, ein Aufsprengen von Altem! Wenig Neues kam dazu - aber es wartet!
Der Segen des Universums ist mit euch.

Ich bin Avanshar, Meister der 5. Ebene.

Mit mir gekommen sind:
Nesira- Meisterin der Liebe
Namanshuri - der Wegbegleiter
Saidin - der Vollstrecker
Xeron - Meister der alten Weisheit
Blue Rose - Meisterin des materiellen Zugewinns

Und viele andere. Wir alle bilden mit euch den „Kreis des Lichts", seid euch dessen bewusst.

„Veränderungen und Wandlungen“

Ich bin Avanshar, Meister der 5. Ebene.

Ich begrüße euch alle, Lichtträger. Ich bringe euch den Segen und die Liebe des Universums. Die Verbindungen sind hergestellt. Es ist schön, mit euch zu sein.

Geliebte Kinder, für eure Gruppe waren die letzten Tage sehr anstrengend und energiegeladen. Es ist an der Zeit, euch allen zu sagen, dass nun der Zeitpunkt der Wende, der Zeitpunkt der Veränderung eingetreten ist. Und dies, geliebte Kinder, mag ein jeder Einzelne von euch in sich, an seinen Energien, an seinem eigenen Verhalten gespürt haben. Denn, geliebte Kinder, große Umbrüche senden Energiewellen voraus. Große Veränderungen senden ihre Strömungen voraus. Und das, geliebte Kinder, ist es, was ihr verspürt, weit hinein bis zu eurem bewusstseinsveränderten Dasein, das ihr Schlaf nennt. Der Eine oder Andere mag es körperlich bemerken, denn auch hier setzen die neuen Frequenzen an.

So seid gefasst, seid in eurer Mitte - bemüht euch darum. Denn bei diesen starken Energien ist es sicherlich für den Einen oder Anderen von euch nicht einfach, den Ausgleich zu schaffen. Obwohl wir euch jegliche erdenkliche Hilfe zusenden. Vieles, geliebte Kinder, was ihr euch erträumt, erhofft oder wünscht, wird sich von diesem Moment an kreieren. Wird sich darstellen mit eurer neuen Form des Kreierens, eurer neuen Energie. Darum ist es wichtig, geliebte Kinder, gut zu bedenken, was ihr euch in der nächsten Zeit wirklich wünscht. Dies wird eine neue Erfahrung für euch alle werden, denn bis zum heutigen Tage ist diese Form ausschließlich unbewusst in euch abgelaufen.

Hin und wieder gab es ein kurzes Erkennen von eurer Seite, ein kurzes „Aufleuchten", ein kurzes „Aha-

Erlebnis". Doch die neuen Energien konnten sich nicht lange mit euch verbinden. Nun, geliebte Kinder, ist die Zeit reif. Es ist an euch mitzugestalten – bewusst, klar und mit voller Verantwortung, voller Güte und Licht! Geliebte Kinder, ich möchte euch hiermit in aller Deutlichkeit sagen, dass es außerordentlich wichtig ist, für euch alle, eine gewisse Ebene zu halten, auf einer bestimmten Ebene zu verbleiben. Ihr werdet stark diese Energieanhebungen verspüren, körperlich - geistig - sowie mental. Es ist an euch, diese Verbindung zu halten, egal ob es dem Einen passen mag oder nicht. Dazu gehört, dass gewisse Anteile aus eurem Umfeld zur Seite gepackt werden. Wir haben euch einige Male darauf hingewiesen. Ihr dürft beginnen, ein gewisses ausgleichendes Feld in und um euch herum zu erschaffen. In der nächsten Zeit ist es angebracht, Energien zu meiden, die euch aus dieser Ausgeglichenheit herauskatapultieren. Und wir sagen euch das in aller Deutlichkeit. Ein jeder Einzelne möge in sich gehen und sich darüber im klaren werden. Das bedeutet, geliebte Kinder, euch fern zu halten von Schwingungen, die euch nicht erhöhen. Euch fernzuhalten von Dingen, die euch Ärger und Verdruss bringen. Und dieses, geliebte Kinder, um zusetzen mit vollem Bewusstsein.

Es ist an der Zeit, dass ihr eure Dramen und Spiele erkennt. Wir haben dies Thema mit euch besprochen. Es ist an der Zeit, dass ihr euch fernhaltet von „diesen Stimmungen". Genauso wichtig ist es in der nächsten Zeit, Missfallen, Unruhe, Unausgeglichenheit, Stimmungsschwankungen in euch zu klären. Die meisten eurer Schwankungen entstehen sowieso aus einer Unausgeglichenheit in eurem Leben, aus künstlich erzeugtem Stress und aus Unausgewogenem, das euch nicht nährt und keine Freude bringt. Das für nichts anderes da ist als euch zu entlasten und auf andere Gedanken zu bringen. Mag es die Beschallung über die

Ohren sein. Mag es die Frequenz des Fernsehers sein oder andere Spielarten, denen ihr euch hingebt.
In der nächsten Zeit ist es außerordentlich wichtig - und wir weisen in aller Deutlichkeit darauf hin - dass ihr nicht wahllos konsumiert. Ausgewogenheit ist das Thema. Die Energien - und wir haben das schon gesagt - werden enger und dichter. Viele Menschen spüren dies Auswirkungen. Für Viele wird es „das Erwachen" geben und für Viele „Tiefe und Tief-Gang". Geliebte Kinder, ihr seid Lichtträger, euer Licht darf erstrahlen. Das bedeutet nicht, dass wir euch die Freude nehmen an einem schönen Abend, was immer ihr oder ein jeder Einzelne darunter verstehen mag. Es bedeutet, in der nächsten Zeit, in der Zeit der großen Umwandlung damit zurückhaltend zu sein! So solltet ihr mit Genussmitteln jeglicher Art zurückhaltend sein. Eure Ernährung darf bedacht ausgewählt werden. Eurem Körper muss viel Wasser bzw. gute Flüssigkeit zu geführt werden. Denn, geliebte Kinder, ihr benötigt das alles.
Die Angleichung an höhere Frequenzen, die Angleichung an höhere Ebenen und Energien ist für euch und eure Körper nicht einfach zu handhaben. Doch ist euer aller Wunsch nach Veränderung erhört worden und all das geschieht mit eurem Einverständnis. Aber, das betonen wir noch einmal dabei, ist eure Mithilfe, ist euer Mittun sehr wichtig!
So freuen wir uns, Meister im Licht, mit euch und für euch zu sein in dieser Zeit der Veränderung, in dieser großen, wunderbaren Zeit der Wandlung. Wir freuen uns, euch zu erleben mit der Erfüllung eurer Wünsche und eurer Visionen. Vertrauet uns, geliebte Kinder, wenn wir euch sagen, *die Wunder_stehen da!* Öffnet eure Hände - empfanget! Gebt das Eurige dazu, damit das Licht gesehen werden kann im gesamten Universum! Und seid nicht verwundert. Denn ein Jeder von euch ist mit einer Gabe ausgestattet, die den Einen oder Anderen erstaunen mag.

Und so grüßen wir euch alle, geliebte Kinder im Licht. Es ist schön, mit euch zu sein! Der Segen des Universums ist mit euch allen.

Ich bin Avanshar, Meister der 5. Ebene.

„Geschenke“

Geliebte Kinder im Licht, wir freuen uns mit euch zu sein. Wir werden heute über ein Thema sprechen, dass für euch alle von grösstem Interesse ist. Wir sprechen heute über:

„Geschenke“.

Geliebte Lichtträger, euch allen ist es gemein, dass ihr Wünsche habt, Bedürfnisse. Immer, wenn sie sich erfüllen, scheint ihr die große Gabe zu besitzen, euch Neues zu kreieren. Ein Jeglicher von euch hat schon erlebt, dass Wünsche, in den unterschiedlichsten Formen sich erfüllt haben. Und siehe da – als ihr sie erhalten habt, waren sie nicht mehr wichtig genug, waren sie nicht mehr relevant für euch. Geliebte Kinder, was bedeutet: Ein „Geschenk“ für euch?

Ein Geschenk bedeutet, dass etwas zu euch kommt, wofür ihr nichts bezahlt, wofür ihr nichts tut. Es bedeutet, etwas zu erhalten, was man sich nicht selber besorgen kann, möchte oder will. Seltsamerweise ist es euch Menschen gegeben, dies als Zuwendung, als Zuneigung oder als Bestätigung einer Form der Liebe zu sehen. Geliebte Kinder, so ist es nicht. Alles und Jedes ist euch geschenkt! Jeder Tag, jede Stunde, jede Minute, jede Sekunde eures Erdendaseins ist ein „Geschenk“. Das Erblühen einer Pflanze ist ein Geschenk. Ein Tautropfen ist ein Geschenk. Dass Seelen sich treffen, sich unterstützen, sich gegenseitig halten und respektieren, achten und lieben, so wie eure Gruppe, ist Geschenk! Geliebte Kinder im Licht, ihr könnt euch nicht vorstellen, wie viele Menschen Geschenke erhalten zur Kurzweile, die sie nicht erfüllen. Die sie nur befriedigen für einen kleinen Moment ihres Lebens und dann null und nichtig werden. Ihr seid alle in einer Zeit, wo das Schenken einen großen Stellenwert hat. Habt ihr euch einmal überlegt, euch Liebe zu schenken? Zeit? Zuhören? Stille? Die Aufgabe des heutigen Abends wird sein, sich selbst sowie einem Anderen ein Geschenk zu machen, „kein materielles!" Der Avatar Jesus kam in euer Leben, zu dem Fest, das ihr immer zu seiner Geburt feiert, mit einem Geschenk. Mit dem Geschenk *der Liebe – des Mitgefühls – und der Vergebung*! Mit dem Geschenk *des Sehens, des höheren Wissens und der alten Weisheit*! Seht, was davon übrig geblieben ist. Wie vieles Andere, wurde es ins Außen gebracht. Geliebte Kinder, es ist nichts dagegen zu sagen, liebevoll einem Gegenüber eine Kleinigkeit zu überbringen. Doch seht, was aus diesen wunderbaren Geschenken geworden ist. Glaubt uns, wenn wir euch sagen, die Zeit ist reif, sich zu besinnen und das wieder zu schenken, was euch allen einmal gegeben worden ist, was für euch alle gültig ist. Wenn eine jede Seele in dieser Zeit - in dieser Zeit der Dunkelheit, der „Energiedichte" - sich in seine Mitte begibt, in die Stille und sich einer anderen Seele annimmt und ihr eines dieser wunderbaren Geschenke gibt, sei es die Liebe – das Mitgefühl – oder die Vergebung, dann geliebte Kinder mag es wirklich ein Fest des Lichtes geben. Und ihr alle seid die Vorreiter. Ein Jeglicher von euch mag die nächste Zeit nutzen und Frieden machen, Liebe aussenden, zu denen, mit denen er die größte Herausforderung erlebt hat. Geliebte Kinder, ein jeglicher von euch sieht und sah in den letzen Tagen Altes, Schmerzhaftes - gewann Erkenntnis. Da hinein Licht zu geben ist eure Aufgabe. Wir wissen genau, dass der Eine und Andere unter euch nicht gewillt ist, das zu tun! Weil es natürlich einfacher ist, im Alten zu verharren. Geliebte Kinder, wir weisen noch einmal und immer wieder darauf hin, auf das „Versprechen der Veränderungen", die ablaufen, die in vollem Geschehen sind. Wir weisen darauf hin, dass all das geschieht ausschließlich mit eurem Dazutun. Dem

Einen oder Anderen unter euch wäre es lieber, die Augen zu verschließen, um das Alte weiter zu leben. Der freie Wille ist für uns Gesetz! Doch bedenkt wohl, dass Starrheit keine Veränderungen erlaubt. Möge euch zum Anreiz sein, dass ihr anschaut, was bis zum heutigen Tage ist und wie viele Dinge nicht stimmig sind für euch. Daraus solltet ihr Mut schöpfen und weitergehen. Unsere Hilfe, unsere Liebe und unser Schutz ist mit euch! Wir haben euch gesagt – empfanget! Geliebte Kinder, es gibt den Einen oder Anderen unter euch, der das Geschenk nicht nehmen möchte. Es können sicherlich andere Geschenke sein, als der Eine oder Andere sich vorgestellt hat im Moment. Bedenket, dass alles nebensächlich ist, ein Nebenprodukt ist, das einfach dazu kommt, wenn das große Thema gelöst ist.

Das eigentliche Geschenk mag das Geschenk der Erkenntnis sein,
das eigentliche Geschenk mag das Öffnen des dritten Auges sein,
das eigentliche Geschenk mag das Geschenk des Herzens sein,
das eigentliche Geschenk mag Heilung sein.

Geliebte Kinder, da sind alle anderen Wünsche, die sich in euch und um euch herum befinden, Nebenprodukte, denn das Eigentliche zieht das Andere mit sich. Ihr mögt glauben, dass ein Haus euer Wunsch ist. Wenn in eurem jetzigen Heim keine Liebe, kein Licht, kein Friede herrscht, nützt es euch nichts, und wird euch nicht froh machen. Ihr mögt glauben, dass ein neues Auto, ein wunderschönes großes Auto euer Wunsch ist. Doch wenn ihr euch auf der Strasse lieblos, aggressiv bewegt, nützt es euch gar nichts. Ihr möget meinen, dass eine neue Arbeit oder gar keine Arbeit euch Freiheit gibt. Doch wenn ihr nicht jetzt in euch frei seid, nützt es euch gar nichts. Und so können wir die Liste unendlich fortsetzen mit euren Wünschen und Bedürfnissen. Geliebte Kinder, die Lösung sowie die Erfüllung von Allem liegt in euch. Nichts davon wird euch Befriedigung bringen, Frieden bringen, euch glücklich machen, zufrieden stellen, wenn ihr es nicht jetzt und hier zustande bringt. Geliebte Kinder eure Geschenke liegen bereit. Nicht nur im Immateriellen, nein auch im Materiellen. Das sagen wir euch immer wieder mit größter Bestimmtheit. Es ist an euch, die Hände zu öffnen und euer Herz. Die Erkenntnis in sich aufzunehmen, sich ihr zu erschließen, denn das bedeutet, den wahren Sinn eines Geschenkes zu erkennen!

Ihr erhaltet dieses oder jenes Geschenk nicht, weil ihr es nicht wert seid. Andere haben nicht mehr, weil sie besser sind. Nein, geliebte Kinder, ihr wisst genau, dass es so nicht funktioniert. Geschenke können auch Ballast sein. Zumindest die, die für euch einen hohen Preis beinhalten, einen hohen äußerlichen Wert darstellen. Möget ihr diese Zeit nutzen, euch zu besinnen, zu wünschen und anzuschauen, was euer Wunsch ist. Geliebte Kinder, jedem Einzelnen von euch wurden Herzenswünsche immer erfüllt. Ein Wunsch aus tiefstem Herzen gesprochen, kam als Geschenk. Und so möge es auch weiterhin für euch sein, denn eure Herzen sind im Licht! Seiet gewiss unserer Liebe und unseres Segens. Und wisset, dass die Zeit, die wir bis zum heutigen Tage mit euch verbracht haben, ein Geschenk war! Und so grüßen wir euch alle, geliebte Lichtträger. Möget ihr hinaussenden das Licht und die Liebe. All das, was ihr an Weisungen empfangen habt, wird sich bewahrheiten – ist Realität! Unsere Zusagen seien gültig für euch. Unser Segen ist mit euch. Und jeder Meister im Licht ist bei euch allen. Das Universum ist unendlich und ihr alle habt daran teil, mit allem, was dazu gehört.

Ich bin Blue Rose, die Meisterin des materiellen Zugewinns und des Wohlstandes.

Und wahrlich, das, was ich euch sage, steht im Licht. Und ich bin mit einem jeden Einzelnen von euch, mag es euch auch manches Mal nicht so scheinen.

„Unendlich ist die göttliche Kraft, das göttliche Licht und die göttliche Liebe“

Ich bin Avanshar, Meister der fünften Ebene.

Wir alle, geliebte Kinder im Licht, begrüßen euch.
Wir freuen uns, dass ihr euch verbunden habt am heutigen Tag. Wir wissen, dass es für euch ein besonderer Tag ist. Doch, geliebte Kinder, soll euch klar sein, euch bewusst sein, dass ein jeder eurer Erdentage ein besonderer Tag ist. Und so solltet ihr ihn auch begehen. Jeder Tag hat Möglichkeit des Neubeginns. Jeder Tag ist ein Tag des Neuanfangs. Jeder Tag ist ein Tag des Lichts, der Freude und der Liebe. Jeder Tag ist „der einzigartige Tag in eurem Leben", denn in dieser Form wird er sich nie mehr wiederholen. Das, geliebte Kinder, darf euch bewusst sein und bewusst werden.
Immer noch ist das Bedürfnis in jedem Einzelnen von euch groß, im Außen zu leben, im Außen zu sein und zu agieren. Und dies, geliebte Kinder, sagen wir euch wieder und wieder, ist nicht eure Bestimmung. In eurer Mitte zu sein und in der Stille, sich tagtäglich bewusst zu sein, zu werden, sich zu sagen „du bist", Kontakt zu machen mit uns, sowie auch mit anderen Meistern im Licht, die nur darauf warten, mit dem Einen oder Anderen von euch zu sprechen. Immer noch erwartet ihr die Wunder im Außen und erkennt die Wunder nicht, die sich in euch vollziehen. Die seltsamsten, die strebsamsten Wandlungen, die in euch geschehen. Oh ja, geliebte Kinder, da wird gejammert und gewehklagt, wenn es euch nicht gut geht. Doch wenn ihr euch besinnt, wir haben euch darauf hingewiesen, dass bei Wandlung und Veränderung auch die Energien dazugehören. Es zu körperlichen sowie geistigen Einschränkungen vorübergehend kommen kann, damit die Anhebung eurer Frequenz sich durch setzt. Wir haben euch auf die Müdigkeit hingewiesen. Wir haben

euch gesagt, dass es an euch ist, euch zurückzunehmen und all dies Geschehen zu unterstützen. Doch ist es dem Einen oder Anderen von euch gelungen, all dies erfolgreich zu überhören und nichts der Gleichen anzuwenden. Nun, wie gesagt, der freie Wille ist uns Gesetz.
Geliebte Kinder im Licht, die Wunder geschehen. Öffnet euer drittes Auge und betrachtet sie. Erst dann werdet ihr in der Lage sein, eure innerlichen Wunder zu erkennen, und danach die äußerlichen Wunder sehen. Vorher seid ihr nicht in der Lage, die Wunder im Außen zu akzeptieren. Ihr möget, geliebte Kinder, viele Zusammenhänge nicht erkennen, nicht sehen, da euer Gesichtsfeld immer noch eingeschränkt ist, nicht nur das Körperliche, nein auch euer Mentales und Spirituelles. Darum ist es an euch, unseren Unterweisungen zu glauben und zu vertrauen. Zuzuhören, wenn wir euch sagen, dass ihr in allen Bereichen wohl behütet seid. Die Energiedichte um euch herum ist ebenso wie bei vielen Anderen ausgeprägt. Wohl habt ihr Ausläufer davon mitbekommen und werdet sie auch weiterhin spüren. Doch glaubt uns, wenn wir sagen, dass diejenigen, die sich in der Mitte dieses Energiefeldes, sich in seiner Dichte befinden, die größten Herausforderungen ihres jetzigen Lebens erleben.
Darum wollen wir jetzt gemeinsam mit euch einen Lichtkreis bilden und mit all den anderen, die im Moment zusammen sind. Die vielen Seelen, die sich jetzt zusammengefunden haben, um das Licht hinauszuschicken für diejenigen, die sich in der Dunkelheit befinden. Und so sendet das Licht und wir werden uns mit anschließen. So kommt und spürt das Licht!
Unendlich ist die göttliche Liebe. Unendlich ist die göttliche Kraft. Unendlich ist das göttliche Licht.

Wir alle in eurem Erdendasein, wir die geistige Welt, jegliche Seele im Universum ist ein Teil davon. Und wenn ein jedes Teil sich zusammenschließt mit dem Anderen, ist das Werk getan. Das, geliebte Kinder, ist der große Plan.

Oft genug lasst ihr euch ablenken. Häufig seid ihr mit der Außenwelt, mit dem Schein, mit der Illusion beschäftigt. Wir haben euch gesagt, und dies ist ein Versprechen, dass sich viele Dinge lösen werden und Altes verschwindet, sich auftut, Schuld und Schulden umgewandelt und fortgeschafft werden. All dies entspricht dem, was wir immer und immer wieder gesagt haben. Geliebte Kinder, wir möchten euch mit Deutlichkeit darauf hinweisen, dass in der Freiheit, in dieser so sehnsüchtig erwarteten Freiheit, trotzdem Herausforderungen in größtem Ausmaß liegen werden. Darum ist es wichtig, für jeden Einzelnen von euch, jetzt anzuschauen was noch da ist, was noch nicht funktioniert und was nicht im Fluss ist. Wir sehen sehr wohl eure Wünsche und Bedürfnisse. Wir dürfen und können euch sagen, dass sie erfüllt sind und ihr sie immer noch nicht erkennen könnt. Doch das wird geschehen ab „JETZT".

Und so empfanget, und seid euch bewusst der großen Aufgabe. Seid euch bewusst der vielen Arbeit, die auf euch wartet. Es ist an euch, sich in diese Arbeit hineinzugeben und mit all eurem spirituellen Sein die Arbeiten zu bereichern. Denn nur dann wird sie Berufung sein. Nur dann liegt Segen auf ihr. Der eine oder andere Ungläubige mag nun sein Herz öffnen und vertrauen. Das, was wir euch sagen, ist gewiss!

So wollen wir beschließen mit dem Satz, mit dem wir vor vielen Monaten begonnen haben, als diese Gruppe sich bildete. „Geduld", geliebte Kinder, ist in eurer Gruppe nicht die herausragendste Eigenschaft. Und doch gehört sie mit zur Arbeit. Bildet die kleinen Sandhäufchen, die zu einem Berg werden. Die kleinen Schritte sind es, die große Wege begehbar machen. Und der kleine Kreis Lichtträger ist es, der die Million der unendlichen Lichterkette machbar macht. So segnen wir euch alle, geliebte Kinder, und senden euch unsere Liebe.

Ich bin Avanshar, der Meister der fünften Ebene.

Ich habe euch mitgebracht, Nesira, die Meisterin der Liebe. Namanshuri, der Wegbegleiter. Saidin, der Vollstrecker. Xeron, Meister der alten Weisheit. Blue Rose, Meisterin des materiellen Zugewinnes.
Wir alle sind mit euch. Spüret das Licht.

„Nichts ist wirklich neu“

Die Verbindungen sind hergestellt.

Ich bin Avanshar, Meister der fünften Ebene.

Ich begrüße euch alle, Kinder des Lichts. Der Segen des Universums ist mit euch.
Mit mir sind gekommen die Meister, die euch bekannt sind:
Nesira, Meisterin der Liebe.
Namanshuri, der Wegbegleiter.
Saidin, der Vollstrecker.
Xeron, Meister des alten Wissens.
Blue Rose, Meisterin des materiellen Zugewinns und des Wohlstandes.
Geliebte Kinder, nach eurer Zeitrechnung beginnt ein neues Jahr. Für viele Menschen bedeutet das: „Neuanfang! Hoffnung auf Verbesserung ihrer Situation. Hoffnung, auf das alles gut wird. Hoffnung, auf das sich Wünsche und Bedürfnisse erfüllen.“ Auch für den Einen oder Anderen aus der Gruppe mag Dieses oder Jenes in seinen Gedanken sein, das auf Neuanfang und positives Vorankommen schließen lässt, hoffen lässt.
Geliebte Kinder, es ist ein Fließen. Geliebte Kinder, es ist ein Austausch von Energie, von Einem zum Anderen und wieder zurück! Was bedeutet „Neuanfang?“ Es kann mit eurer Geschichte, es kann mit eurem Dasein ein sogenannter „Neuanfang" nicht möglich sein. Es kann ein „Hinübergleiten", es kann ein sich „verändern" sein von einer Ebene zu einer anderen, von einer Energie in eine andere, von einer Frequenz zu einer anderen. Nichts ist Neu!
Was auf der einen Seite als Neubeginn scheint, ist auf der anderen Seite das Sterben, der Tod. Was bei euch der Tod scheint, ist auf der anderen Ebene die Geburt. Und so ist es nie ein Neuanfang, sondern eine

Veränderung, eine Verwandlung zu Höherem oder zu Niederem, je nach eurer Entscheidung und nach eurem freien Willen. Geliebte Kinder, wenn sich dies in eurer Bewusstsein senkt und von den Menschen erkannt wird, werden viele Situationen ihren Druck verlieren. Ihr dürft uns glauben, dass mit der geistigen Welt zusammen dieser Verbund, der gegründet wurde, nicht nur von eurer Gruppe, sondern von vielen anderen Lichtträgern eine sogenannte „Veränderung" immer im Segen steht!
Der Zusammenschluss, das tiefe Wissen um unseren Schutz, das Vertrauen in euch, das Sein in eurer Mitte, wird alles so in die Veränderung bringen, dass es im Licht steht. Ein Neubeginn wäre gleichzusetzen mit dem Wort: „Jetzt!" Jetzt - ist immer! Jetzt - ist jederzeit! Und jederzeit ist jeder Einzelne von euch in der Lage und hat die Macht zu verändern, zu verwandeln, umzuwandeln, empor zu steigen, Ebenen zu begehen, Frequenzen zu erhöhen. Und dies, geliebte Kinder, wird für jeden Einzelnen in den kommenden Monaten geschehen. Geliebte Kinder, wir werden mit jedem Einzelnen von euch zusammenarbeiten und dieses Wissen mit euch gemeinsam tief versenken, verankern, die Saat setzen, so dass dieses Wissen endgültig Wurzeln schlägt und euch für die kommenden Aufgaben rüstet.
Dem Einen oder Anderen mag es scheinen, als ob Situationen noch nicht bereinigt wären. Doch wir weisen darauf hin, dass wir euch schon mehrmals mitgeteilt haben, dass Frequenzanhebungen, Energieanhebungen für den Einen oder Anderen sehr stark werden wird, innerlich wie auch auf der geistig-mentalen Ebene. Altes darf sich reinigen. Überliefertes darf freigesetzt werden. Und viele Werturteile und Urteile dürfen aufgelöst werden. Das, geliebte Kinder, braucht Zeit. Wir wissen sehr wohl, dass es für den Einen oder Anderen unter euch nicht leicht auszuhalten ist, ohne scheinbare „Veränderungen" weiterzumachen, weiter zu tun. Doch wir sagen euch, so schwierig es auf

der einen Seite ausschaut für euch, so intensiv werden andere Seiten geöffnet.
Es gelingt euch noch nicht ausreichend, in eurer Mitte zu verbleiben, überhaupt in eure Mitte zu gelangen. Um von dort aus klar Situationen zu betrachten, ohne sie zu bewerten und abzuurteilen. So ist es selbstverständlich schwierig, die Qualitäten, die neuen Qualitäten - oder klarer ausgedrückt - die Qualitäten, die in euch leben wollen, zu erkennen, mit ihnen zu arbeiten und zu sein. Doch wir geben euch die Gewissheit, dass dies geschieht. Gerade körperlich mag das für den Einen oder Anderen schwer auszuhalten sein. Doch ist es wichtig, diesen „Reinigungsprozess", denn das ist es, jetzt zu durchleben!
Wir sagen euch, dass der Eine oder Andere diese Gruppe verlassen wird, weil er noch nicht bereit ist, den persönlichen Weg zu Ende zu beschreiten. Zumindest nicht zu diesem Zeitpunkt. Genauso werden Andere nach und nach dazustoßen. Es werden Einige sein, die sich angezogen fühlen von dem Licht und sich jetzt innerlich auseinandersetzen, um dann eine tragende Säule für die Gruppe zu werden. Geliebte Kinder, nichts geschieht ohne Sinn. Innerhalb der Gruppe fließt es und es besteht ein großer Energieaustausch.
Wir möchten euch daran erinnern, diesem Energieaustausch untereinander noch mehr aufzufüllen mit Licht, mit Liebe und Verständnis. Denn das ist es, was ihr vom Universum erhaltet, ein jeder Einzelne sowie alle Seelen in diesem Dasein! Diejenigen, die das Licht bewusst entgegennehmen, sich damit auffüllen und nähren, reichen es dann, wenn Sie gesättigt sind, weiter. Auch dies ist ein Schritt im großen Plan!
Dabei gibt es kein „zu viel“, oder ein „noch mehr“. Denn wenn der Geist und die Seele erfüllt sind, ist es genug. So, wie es geplant war, in euer aller Dasein, nicht das Gieren nach mehr und mehr, sondern das Ausreichende für jeden. Wir sagen euch das, was wir zu Beginn der

Treffen mit dieser Gruppe schon einmal gesagt haben: „*Es ist für alle genügend vorhanden*!" Natürlich verlagert sich das Gleichgewicht, wenn es eine Gruppe gibt, die mehr nimmt, mehr will - dadurch fehlt es den Anderen. Genauso gibt es Seelen, die alles, was das Universum bereitstellt, nicht wollen, ablehnen - aus alten Schuldgefühlen heraus, aus sogenannter Buße und Reue. Die weiterhin in ihrem Zustand verbleiben möchten. Nichts desto trotz liegt der Segen und das Licht auf allem, was lebt!
Geliebte Kinder, atmet 2-3mal tief ein und aus, spürt das Licht, holt euch das Licht und erlaubt das es euch auffüllt. Sobald ihr spürt, dass ihr erfüllt seid, sendet es weiter. Und diese Übung wendet an, so oft es euch am Tag möglich ist!
Gesegnet seid ihr alle! Unsere Liebe begleitet euch! Unser Schutz behütet euch! Und der Segen ist mit euch!

Ich bin Avanshar, Meister der 5. Ebene. Empfanget!

„Taron – der Wächter und das Symbol“

So nehmt die Übung, die euch gegeben wurde und füllt euch auf mit dem Licht.
Wenn ihr selbst erfüllt seid von dem Licht - ausgefüllt, innen wie außen, so dürft ihr es weiter geben.

Ich bin Avanshar, Meister der 5. Ebene.

Ich begrüße euch alle, Kinder des Lichts. Mit mir sind heute Abend gekommen die Meister, die euch bekannt sind. Und gekommen ist heute – „Taron - der Wächter", „Taron - der Hüter". Und er wird heute zu euch sprechen!
Lichtträger - ich bin heute zu euch gekommen, um euch einige Unterweisungen und Weisungen mitzuteilen. Lange schon bin ich da, nicht nur bei euch, ebenso bei Anderen, zu beobachten und einzuschreiten, wenn die Zeit gereift ist! Der Mensch, durch den ich spreche, ihm bin ich bekannt, schon seit einigen Jahren. Denn seit einigen Jahren bin ich in seinem Leben „der Hüter!“ Er kennt mich unter einer bestimmten Erscheinungsform und eines meiner Zeichen ist ein Quadrat mit einem Kreis darum. Darunter befinden sich zwei Wellenlinien, die auch in manch einer eurer Kulturen das Wassermann-Zeichen darstellen.
Ein Jeder von euch möge in den nächsten Tagen und Wochen über dieses Zeichen Kontakt aufnehmen mit mir, um seine persönliche Unterweisung zu erhalten. Geliebte Kinder, Symbole dieser Form sind euch zur Konzentration gegeben, sind euch gegeben zur Verinnerlichung als eine Art „magisches Auge", auf das sich euer gesamtes Sein begibt, um so in seine Mitte zu gelangen und das Außen auszuschalten. Alles, was ihr erreicht mit so einem Symbol, wird euch immer wieder gelingen, sobald ihr es erkennt. Nicht das Symbol allein hat die Macht. Sondern die Kraft, die ihr hineinversenkt,

die Macht, die ihr hineingebt, die Tiefe, mit der ihr euch verbindet, ihr oder Andere, erhebt so ein Symbol. Ein Symbol ist ein Energieträger. Je älter es ist, um so mehr Energie trägt es. Wenn ihr euch einstimmt auf diese Form der Energie, um so mehr ist es euch möglich, mit einem Symbol zu arbeiten. Wichtig ist, darauf hinzuweisen, dass ein Symbol ein Kraftzentrum sein kann, eine Hilfe, eine Unterstützung und sich nur in Verbindung mit einer anderen Kraft, mit einer anderen Energie entfaltet. Symbole können darum lange Zeit inaktiv existieren. Erst, wenn der Mensch kommt, der sich mit dieser Energie, die es beinhaltet, sogar über Jahrhunderte oder sogar über Jahrtausende, verbindet, hineinbegibt, öffnet, kann ein Symbol wieder aktiv werden. Genauso verschließt es sich natürlich. Wenn es nicht benutzt wird, wirkt es auch nicht. Niemals ist ein Symbol die Tür selber! Es ist der Schlüssel zu dem Schloss einer Tür, um dieses Bild zu nehmen. Doch ich kann eine Tür auf verschiedene Art und Weise öffnen oder aber geschlossen lassen. Symbole sind eine Möglichkeit der „Türöffnung".

Oft wurde dies verkannt. Viele Jahrhunderte hindurch bis zu eurer heutigen Zeit werden Symbole benutzt, egal ob sprachlich oder bildhaft. Und es ist immer noch nicht klar, dass ein Symbol ausschließlich mit der Kraft arbeitet, die jeder Einzelne von euch hineingibt und das dieses Symbol darüber erkannt wird.

Nun, mit Symbolen zu arbeiten wird für die Gruppe in den nächsten Wochen, Monaten und Jahren von größter Bedeutung sein. Mehr und mehr Schlüssel werden benötigt werden, sprich „mehr und mehr Symbole" werden benötigt werden, mitzuarbeiten am großen Plan, um diesen umzusetzen. Einen Schlüssel zu einer Tür zu haben, bedeutet, jederzeit und ohne jegliche Anstrengung eine Tür öffnen zu können. Der Zugang wird für viele andere Menschen, die zu euch kommen, von außerordentlicher Bedeutung sein.

Darum, geliebte Kinder des Lichts in dieser Lichtgruppe, ist es wichtig, über Symbole zu wissen. Und nicht das Wissen, was hier oder dort ist, sondern das „alte Wissen" wieder zu aktivieren.
Deshalb werde ich mit einem jeden Einzelnen von euch arbeiten. Der Eine oder Andere mag es schon erfahren haben. Häufig ist es mir in euren Träumen möglich, doch ist es an der Zeit, in euren Wachphasen diese Symbolik in eurem Bewusstsein zu empfangen. Natürlich werden diejenigen unter euch, die sehr kopflastig sind, Schwierigkeiten aufbauen. Es wird bei ihnen einige Zeit länger dauern als bei den Anderen. Wichtig ist hierbei die gesamte Unterstützung, die liebevolle Unterstützung innerhalb dieser Gruppe und durch jeden Einzelnen von euch. Nehmt die Wahrnehmungen und Erscheinungen an, tauscht euch untereinander aus und helft euch bei der Erkenntnis. Das „Wassermann-Zeitalter" wird sich hervortun durch eine neue Sprache, die ausschließlich auf Symbolen aufgebaut ist. Es existieren heute schon Sprachen in dieser Form. Es wird für die Flut der Informationen weltweit und über das Universum hinaus von Nöten sein, eine „Universalsprache" zu kreieren. Die Arbeit, die ihr heute beginnt, wird euch unterstützen zu anderen Zeiten!
Ich erscheine, wenn wichtige Phasen abgeschlossen werden und ein „Neubeginn" ansteht. Ihr, die Lichtträger, Mitarbeiter am großen Plan, bereit auf eine höhere Ebene zu steigen, ihr habt die Frequenzerhöhungen angenommen und die Veränderungen in euren Körpern sind abgeschlossen. Es werden sich in eurer Realität noch einige Dinge rasant verändern. Doch das hat keinen Einfluss mehr auf euer neues Tun und euer neues Werk. Ich komme, um euch zu unterstützen bei den ersten Schritten. Ich sage euch heute:
„Vertrauet!"

„Empfanget!"

Ich bin Taron - der „Wächter, der Hüter!“

Der Segen des Universums ist mit euch, mit euch Lichtträgern! Und so nehmet euren „Neuanfang" - euren „Neubeginn" und nehmt das Symbol!

„Meditation“

Ich bin Avanshar, Meister der 5. Ebene.

Ich begrüße euch alle, Kinder des Lichts.
Geliebte Kinder im Licht, es ist nicht wichtig, warum ihr meditiert, sondern das ihr meditiert. Dies ist einer der wenigen Momente in euer aller Leben, wo ihr mit euch seid, eins seid mit dem Universum, verbunden seid mit uns, der geistigen Welt.
In eurer Mitte zu sein und dies haben wir euch mehrmals gesagt, ist euer wahres Dasein. In eurer Mitte zu sein, in die Stille zu kommen, ist das, was euch zu wahren Mitarbeitern am großen Plan macht. Ist das, was euch zum wahren Sein, zum Meister in eurem Leben werden lässt.
Viele eurer Brüder und Schwestern anderer Kulturen leben euch schon lange vor, wie es ist, die meiste Zeit des Leben in seiner Mitte, sprich in Meditation, zu verbringen. Vieles löst sich. Vieles tritt gar nicht auf, da es in anderen Ebenen bereinigt werden kann. Visionen können sich schneller erfüllen und Wünsche sich in dieser Realität materialisieren. Nun, darum nehmt das euch gegebene Symbol, verbleibet damit in der Stille. Schaut was es mit euch macht. Empfanget!

Ich bin Avanshar, Meister der fünften Ebene.

„Alles ist gleich"

Wir können beginnen. Geliebte Lichtträger, mehr und mehr in der nächsten Zeit wird es nötig sein, das anzuwenden und umzusetzen, was wir euch mitgeteilt haben. Die Übungen und Weisungen regelmäßig zu nutzen, ebenso die Symbole, die wir euch mitteilten, zu verwenden. Wir geben euch heute das Gegenstück von dem vorangegangenen Symbol. So zeichnet einen Kreis und in diesen Kreis hinein ein Quadrat, das sich mit jedem seiner Enden verbindet am Kreis. Außerhalb des Kreises gehören wieder die 2 Linien mit je 3 Wellen.
Eure Aufgabe soll es sein, diese 2 Symbole zu verinnerlichen. Sie auf euch wirken zu lassen. Anzuschauen, was sie in euch wecken, was euch dazu einfällt. Sie zu vergleichen und ihre Gleichheit und ihre Unterschiede zu erkennen. Somit sind wir bei dem Thema: Wir wollen heute noch einmal darauf hinweisen, geliebte Kinder, ganz gezielt und direkt: *„Alles ist gleich!"* Alles hat seinen Platz im Universum und seinen Sinn! Nur ihr seid es, ein jeder Einzelne von euch, die unterscheiden und trennen, einteilen und zuordnen. In allem, was ihr tut, in allem was ihr verändern wollt, in allem, in dem ihr verbleiben wollt, ist eine Botschaft.
All das hat eine Bedeutung für euch. Leider ist es oft an dem, dass euch weder der Sinn noch die Botschaft klar werden. Das, geliebte Kinder, ist euer tatsächliches Problem. Wer Klarheit in sich nicht erkennt, weiß nicht, was er tun soll. Er weiß nicht, was er entscheiden soll. Und es ist ihm nicht klar, ob seine Entscheidungen für ihn richtig sind, ob es „sogenannte" richtige oder falsche Entscheidungen für ihn gibt. Geliebte Kinder, ihr habt euch über die Jahrhunderte hinweg angewöhnt, die Dinge so klein wie möglich zu halten. Sogenannte „Raster" für euer Leben angelegt, damit ihr überhaupt in der Lage seid, ein wenig Überschaubares zu erreichen. Das nennt man auch „die Arbeit des Verstandes", die

wichtig war im vergangenen Zeitalter des Fisches, im Zeitalter der Technik und der Wissenschaft, im Zeitalter der Metalle, im Zeitalter der Bodenständigkeit – wobei das Bedürfnis nach Träumen und Luftschlösser ausschließlich im Geheimen oder im Schlaf zu geschehen hatte.

Geliebte Kinder, wenn die Gesellschaften, wenn die Menschheit einen gewissen Punkt erreicht hat, Erkenntnisse gewonnen hat, Erfahrungen zur Genüge ausgetauscht hat, ist der Sprung auf die nächst höhere Ebene unausweichlich. Dieses ganze Geschehen läutet sich seit Jahren ein. Ihr alle sowie eure Kinder und Kindeskinder seid „die Kinder des Lichts“, „die Kinder des Neuen Zeitalters“. Selbst wenn es Einigen unter euch nicht so scheinen mag, dass er dazu gehört. Doch wie wir euch schon darauf hingewiesen haben, sind es nicht immer die großen Taten, die großen Geschehnisse die Veränderungen herbeiführen. Nein, oft genug liegt die Arbeit im Kleinen. Immer wieder weisen wir euch darauf hin, was ein großer Meister der vergangenen Zeit prägte:

„Jeder Weg beginnt mit dem ersten Schritt! Tausend Meilen beginnen immer mit dem ersten Schritt!“

Diese Gruppe wird größer und größer. So ist der Eine oder Andere neu dazugekommen, jedoch noch im Kampf mit sich. Darum werden wir euch, geliebte Kinder, kontaktieren, sobald ihr dazu bereit seid. Mitarbeiter am großen Plan zu sein, ist sicherlich nicht die leichteste aller Aufgaben. Ein Jeder von euch weiß dies, und so werden immer wieder Einige diesen Kreis verlassen – körperlich – aber geistig mit allem verbunden bleiben. So grüßen wir heute Abend besonders die Sanfte, die, die Licht in die Dunkelheit bringt, die sich verbunden hat mit dieser Energie und versichern ihr unseren Segen!

Also, wie scheint ihr jetzt herauszukommen aus dem, was im alten Zeitalter an Gewicht hatte, als Wahrheit

erschien und nun für euch alle nicht mehr gültig ist. Geliebte Kinder, wir können euch nur immer wieder darauf hinweisen „im Fluss“ zu sein, euch zu fühlen. Zu spüren, ob Dieses oder Jenes sich gut anfühlt, richtig anfühlt – für euch persönlich! Oder zu fühlen, ob es sich „lichterfüllt“ anfühlt. Ob es sich freudig anfühlt, frei von allen sonstigen Gedanken, mit denen ihr sonst Entscheidungen belegt, frei von allen sonstigen Überlegungen, frei von allen „wenn und aber“. Ihr wisst, dass Gedanken Kraft haben. Ihr dürft euren Geist leeren in tiefer Meditation, solange, wie es jedem Einzelnen nur möglich ist. Aber, wir verstehen, dass der Eine oder Andere unter euch andere Wege beschreiten möchte. So soll und darf es auch sein.
Vor allem möchten wir euch sagen, geliebte Lichtträger, für die nächsten Wochen geben wir euch die Aufgabe, einmal in der Woche außerhalb der Treffen, die bisher stattgefunden haben, für euch ganz persönlich oder innerhalb der Gruppe, mit einem oder mehreren Lichtträger einen Vormittag, einen Nachmittag oder einen Abend in der Leere, in der Stille einer Meditation zu verbringen!
Beginnen dürft ihr mit einer euch wichtigen Frage, mit einer Entscheidung, mit einem Thema. Die ihr in einem Satz zusammenfasst und darbringen dürft, um dann euren Kopf zu leeren und somit in Stille, in die Leere eintretet. Schaut, was diese Übung mit euch machen wird. Diese Übung soll bitte nicht zum Einschlafen genutzt werden, sondern es darf sich bewusst die Zeit, der Raum gegeben werden.
Geliebte Kinder, die wenigsten Seelen sind so verbunden mit der Spiritualität, dass die Dinge, die jetzt gedacht werden gleich geschehen. Oft mag bei dem Einen oder Anderen in eurem Kreis die Frage auftauchen: „Warum geschieht nichts? Warum verändert sich dieses oder jenes nicht?“

Wir können euch sagen, dass von eurer Seite her sehr wenig, wenig genug dafür getan wird. Eure Ablenkungen von außen immer zu groß sind. Die Dinge, die Geschehnisse, die tatsächlich eintreten in rascher Folge, sind die Geschehnisse und die Situationen, auf die ihr euch konzentriert habt in höchstem Ausmaß und ohne genauere Vorstellungen. Situationen, in denen ihr klar seid und diese Klarheit, diese Vision sehr deutlich aussendet, können sich rasch in eurer Ebene materialisieren. Häufig bereiten euch Entscheidungen und Veränderungen viele Gedanken sowie große Undeutlichkeit, Unklarheit. Darum ist es an uns, euch mit kleinen Hinweisen zu unterstützen und nicht „mit Pauken und Trompeten“ über euch herzufallen. Denn dies, geliebte Kinder, ist nicht die Aufgabe der geistigen Welt. Eure Entscheidungen trefft ihr immer selbst!
Die Freiheit des Geistes, die Freiheit des Willens ist Gesetz. So wollen wir euch mit den neuen Aufgaben Unterstützungsmöglichkeiten geben, um euch zu klären, euch zu reinigen und eure Visionen zu verdeutlichen. Wir wünschen euch viel Spaß dabei, denn so kann es sein – das Leben! Voller Spaß, voller Freude, voller Frieden und voller Liebe – angefüllt mit Licht.
Und so grüßen wir euch, Lichtträger. Grüßen euch, Mitarbeiter am großen Plan. Bedenket, dass wir mit euch, bei euch und um euch sind. Ihr seid behütet und so, wie es ist, ist es gut!

Ich bin Avanshar, Meister der fünften Ebene.

Der Segen des Universums ist mit euch, geliebte Kinder. Wir alle sind froh, mit euch zu sein und habt keine Angst!

„Herzenswünsche“

Die Verbindungen sind hergestellt. Wir begrüßen euch alle, Kinder des Lichts.

Wir begrüßen das „neue Mitglied“ in dieser Gruppe der Lichtträger – den Kommunikator.
Geliebtes Kind, du hast beschlossen, mitzuarbeiten am großen Plan. Wir wissen, dass du schon längere Zeit dich mit dieser Gruppe verbunden hast, dich geprüft hast. Dein Ruf, geliebtes Kind, geht schon lange zu uns. Auch für dich gilt, was für alle Lichtträger gilt: Dein freier Wille ist uns Gebot und Gesetz! Nun, da du dazugekommen bist, sei willkommen! Lasse dir gesagt sein, dass du beschützt bis. Der Segen des Universums mit dir ist! Geliebtes Kind, bei dir stehen seit längerer Zeit Entscheidungen an. Lasse dir gesagt sein von uns, dass es an der Zeit ist, diese Entscheidungen zu treffen. Die Umstände sowie deine Energien sind günstig. Im Moment ist es dir möglich, mit deinen Vorbehalten und Ängsten sinnvoll umzugehen. Du bist offener denn je, so dass wir an deiner Seite stehen und dir behilflich sein können. Der Grund, zu dieser Gruppe zu stoßen ist der, dass du als Kommunikator nicht nur sprichst, sondern auch wirkst! Durch dich werden wir einigen Mitgliedern Botschaften zukommen lassen, um Dinge in eure Realität zu bringen, so dass sie durchführbar werden. Sei willkommen, liebes Kind! Wir freuen uns, mit dir zu sein!

Geliebte Kinder im Licht, die Zeiten sind oder scheinen für euch nicht einfach. Doch ist das Licht da! Doch ist Führung da! Für jeden Einzelnen von euch! Es sei euch gesagt, dass es an der Zeit ist, Herzenswünsche zu erfüllen. Geliebte Kinder, ihr kennt es, dass wir durch den Menschen, durch den wir sprechen, darauf hinweisen, dass Herzenswünsche erfüllt werden und ihr sie annehmen dürft. „Herzenswünsche“, geliebte Kinder, sind „Wünsche aus dem Herzen“ und haben mit eurem Lebensplan zu tun. Bevor ihr auf diese Erde kommt, kreiert ihr euren Lebensplan. Ihr besprecht euch mit all den anderen Seelen, die bereit sind, mit euch unter bestimmten Umständen zu leben, zu verändern, zu erneuern oder abzubauen. Ihr kommt mit dieser Vision auf die Erde, verliert oft euer Bild und aus der Vision wird Illusion. Durch Umstände, durch gesellschaftliche Eindrücke und sehr wohl durch euer Ego verliert ihr euren „Lebensweg“ – kommt ab von eurem „Lebensweg“. Dann, geliebte Kinder, erlebt ihr die sogenannten „Schicksalsschläge“, die wir sehr wohl unterstützen. Die sogenannten „Ur-Knallsituationen“, die euch wieder zurückführen sollen zu eurem eigentlichen Thema, zu eurem Ursprung. Doch oft reicht nicht einmal das. Hin und wieder, wenn ihr beginnt, euch zu besinnen, wenn Situationen, Menschen euch so berühren, dass die alte Vision wieder in euch erwacht, geweckt wird, kommt es zur Erfüllung eines Herzenswunsches als Versicherung. Zur Erinnerung, zur Unterstützung, dass der Weg, der zwar nach außen gesehen unwahrscheinlich, unglaublich, sogar als verrückt gilt – der wahre, der tatsächlich, der eurige Weg ist! Nur das, geliebte Kinder, zählt. Nicht mit der Menge zu gehen, nicht mit dem Strom zu schwimmen, nicht mit allen zu feiern, wo anderes angesagt ist - ist euer Weg. Je mehr ihr euch verhaftet in Vereinigungen, in Vereinen, Versammlungen, um so schwieriger wird es für euch sein, euren Weg zu beschreiten. Viele der Lichtträger gelten als nicht „gesellschaftsfähig“, denn, Sie unterbrechen häufig die Kette, von dem, was zu sein hat und wie es zu funktionieren hat.

Geliebte Kinder, in allem, was ihr tut, in allem was ihr macht, überlegt euch, was und wen ihr damit unterstützt oder welchen Weg ihr damit bereitet. Ihr seid Lichtträger, ihr alle! An euch ist es, Würde – Respekt –

Verantwortung - Liebe für sich selbst zu leben und weiter zu vermitteln. Wenn dies nicht möglich ist für euch in eurem Tun, in eurem Sein, so ist es an euch, das zu unterbinden und etwas zu suchen, eine Arbeit, eine Berufung, wo ihr es leben könnt. Egal, ob es in eurem Leben ist, in euren Partnerschaften, in euren Kindern, in eurem Beruf und in eurer Freizeit. Denn alles geht ineinander über. Es reicht nicht aus, im Beruf erfüllt und glücklich zu sein und dies nicht im Privaten weiter zu führen. Umgekehrt ist es natürlich dasselbe.
Geliebte Lichtträger, ein Teil des großen Plans sieht vor, dass die Mitarbeiter, dadurch, dass sie Lichtträger sind, das leben in all ihren Daseinsformen, in all ihrem Sein. Das bedeutet nicht, keinerlei Herausforderungen zu begegnen oder, nicht um die Dunkelheit zu wissen. Es bedeutet aber, im Licht zu leben und so den Herausforderungen zu begegnen. Alles kann gewandelt werden, angenommen werden, bearbeitet werden – im Licht! Alles Andere ist für euch nicht mehr akzeptabel. Eine jede Seele auf dieser Erde ist würdig, so zu sein und zu leben. Im Moment existiert es leider nicht so. Ihr seid diejenigen, die beschlossen haben, trotz größter Schwierigkeiten, größter Herausforderungen, Blockaden und Hemmungen diesen Weg zu beschreiten. Das macht euch würdig, mitzuarbeiten und gesegnet zu sein! All den Herausforderungen, denen ihr immer wieder begegnet, ist nichts anderes mehr entgegenzusetzen als Licht von eurer Seite, Vertrauen und Liebe.
Geliebte Kinder, Mitarbeiter zu sein an dem großen Plan bedeutet, allem zu begegnen mit der Sicherheit des Vertrauens in das Universum! Alles, was ist, ist gut. Dies ist kein leichter Gedanke, das wissen wir wohl. Und nicht nur für euch, sondern für alle Menschen. Ihr seid einen kleinen Schritt voraus, indem wir es euch erläutern und ihr erwacht seid. Niemals wird es euch möglich sein, die Augen zu verschließen, immer werdet ihr euch erinnern.

Egal, ob ihr bei der Gruppe verbleibt oder nicht, dass Licht wird euch nie mehr verlassen! Mit dieser Gewissheit, geliebte Kinder sollte es sich leichter leben lassen. Habt Vertrauen, seid freudig – Wir lieben euch! Der Segen des Universums ist mit euch, mit euch allen!

Ich bin Avanshar, Meister der 5. Ebene.

Wir alle, Meister im Licht – Wächter – Bewahrer und Behüter grüßen euch.
Seid euch gewiss, geliebte Kinder, dass wir immer mit euch sind. Selbst wenn es euch nicht so scheinen mag. Euer aller Licht erstrahlt zu jeder Sekunde im Universum und erhellt die Dunkelheit! Friede sei mit euch!

„Meister Taron und seine Botschaft an die Gruppe“

Die Verbindungen sind hergestellt. Ich bin Taron, der Wächter – der Bewahrer.

Ich begrüße euch alle, Kinder des Lichts.
Es ist an der Zeit, mit euch allen zu sprechen über die Aufgaben, die euch in den nächsten Tagen, Wochen und Monaten begegnen werden sowie über die persönlichen Einsätze, Aufgaben – und dies im wörtlichen Sinne zu meinen, jedes Einzelnen von euch – das Mitarbeiten am großen Plan und das „Gemeinsame“ dieser Gruppe.
Geliebte Lichtträger, jeder von euch hat erklärt, hat sich einverstanden gefunden, seine Zustimmung gegeben, um sein Leben grundlegend zu verändern. Vieles hinter sich zu lassen, Altes aufzulösen, Vorurteile und Wertschätzungen hinzugeben dem „Neuen-Alten“ wieder zu öffnen und ihnen Raum zu gewähren. Die Gruppe wird sich treffen in kürzester Zeit, sich begegnen in Liebe und Freude, um sich auszutauschen mit Erfahrungen. Darum ist es wichtig, dass ihr euch begegnet, wenn die Erfahrungen stattgefunden haben. Nun werde ich mit jedem Einzelnen sprechen und „sein Thema“ berühren, mit ihm gemeinsam und das Licht des Universums wird darüber stehen, so dass jeder versteht, was ausschließlich für ihn gültig sein wird!

So beginne ich mit der, die die Liebe lebt. Geliebtes Kind, es ist an dir, die Umstände aufzulösen. Es ist an dir, Situationen zu klären. Gerade du, die weiß, wie stark die Macht, die Kraft der Gedanken und Blockaden ist, darf wissen, dass wenn die Dinge nicht vorangehen, sie diese aufhält. Geliebtes Kind, es ist nie die Frage, ob das gut oder schlecht ist. Wichtig ist zu erkennen, dass du es tust, dass du die Macht und die Kraft hast, du dies alles weißt. Darum um so verwunderlicher dein Rückfall – „ich habe keine Ahnung, ich verstehe nicht, dass...“ oder das sich darin aufhalten, in diesen Energien. Es ist an der Zeit, zurückzukehren zu deinem Wissen! Die Liebe, geliebtes Kind, zeigt sich nicht dadurch, wie beliebt man ist, sondern wie „wahrhaftig“ man ist. Bedenke dieses!

Die „vier alten Seelen“ – euch sei gesagt, was wir schon vor Monaten gesprochen haben, dass ein jeder Einzelne von euch seinen Namen erwählt – seinen spirituellen Namen – seinen universellen Namen – um die Tür zu öffnen von der Jugend, von der Kindheit in die nächst höhere Ebene. Geliebte Kinder, das ist ein Geschenk von uns an euch, welches normalerweise den Menschen später erst gewährt wird – mit Bewusstsein. Ihr seid aufgerufen, trotz eurer frühen Jahre – nach eurer Zeitrechnung – jetzt schon zu wählen. Denn es ist wichtig, dass ihr in Zukunft benannt werdet, da eure Aufgaben vor euch stehen und jeder Einzelne von euch weiß, dass er gemeint ist. Trotz alledem wird eure besondere Verbindung bestehen bleiben!

Der Atlanter hat große Fortschritte gemacht. Und doch, geliebtes Kind, ziehst du es vor, dein Wissen, deine Weisheit nicht zu leben. Nun, es bleibt dir überlassen. Doch bedenke sehr wohl, was dich geprägt hat in diesem Leben: Dein Elternhaus, die Seelen, mit denen du Kontakt hältst bis zum heutigen Tag, sind nicht die, die dein Leben gestalten. Löse dich endlich von den „schweren Energien“. Wir sagen es dir noch anders: Sei aufrecht! Gehe aufrecht! Stehe aufrecht! Beginne all die Qualitäten, egal wie sehr sie gegen deinen Verstand sprechen, zu leben. Beginne, aus den niederen Energien, in denen du dich immer noch befindest mit den Menschen, mit denen du dich umgibst, dich hinauf zu schwingen und deinen Geist nicht zu verleugnen. Wir haben dir schon einmal gesagt, dass das sich abschließen, sehr wohl bedeutet, nicht nur von außen nicht zu empfangen, sondern aus sich selber nicht hinauszukönnen. Du hast soviel zu geben. Tue es! Im übrigem werden sich dann auch alle anderen Situationen lösen.

Die Seherin – geliebtes Kind, es ist schön, mit dir zu sein. Und doch weisen wir dich darauf hin, dass dein Ehrgeiz mit „Ego" zu tun hat. Geliebtes Kind, deine Spontanität ist immer noch unter einer großen Eisdecke begraben – zugedeckt – abgedeckt. Lass sie heraus! Für dich ist es wichtig zu überprüfen, täglich – dass du nicht geliebt wirst, dass du nicht gemocht wirst, dass du nichts Besonderes bist, nur weil du mehr bietest als Andere. Nein, geliebtes Kind, du wirst geliebt, gemocht, bist etwas Besonderes durch „dein Dasein, durch deine Liebesenergie", die einzigartig ist, wie bei jedem Anderen. Bedenke dies sehr wohl, denn gerade für dich ist es wichtig, sich zurückzunehmen und alles zu geben, wo nichts benötigt wird!

Der, der die Vergebung lebt, möge gegrüßt sein. Mögest du spüren die Liebe des Universums. Mögest du spüren das Licht. Immer noch ist sie dir wichtig – die Darstellung! Geliebtes Kind - du bist! In deinem Sein verbreitest du so viel Freude, Liebe und Licht, wie es sonst niemals möglich ist. Alles, was du sagst, alles, was du tust, erscheint unwichtig daneben. Wir wissen, dass du Kontakt machst – immer öfter – mit diesem Seinszustand. Und dann, geliebtes Kind, bist du wahrhaftig und brauchst keine Darstellung mehr. Du kannst deine Arbeit tun aus Berufung und sie wird Früchte tragen! Dein großer Erfolg liegt im „Sein!" Und glaube nicht, dass eine Darstellung besonders wichtig ist – nicht für dich! Das ist nicht dein Thema. Du berührst die Menschen auf deine Art und Weise, mit einem Lächeln, mit einem Blick, mit deiner Liebe. Und so kommt Erfolg.

Der Kommunikator – geliebtes Kind – sei willkommen. Hör auf zu grübeln! Selbstverständlich ist dir der Verstand gegeben, um zu prüfen. Und das Prüfen ist dein Job. Doch, geliebtes Kind, prüfen ist nicht dein Leben! Wir sagen dir in aller Deutlichkeit, dass du die Macht hast, dein Leben zu bestimmen. Deshalb darfst du die Angst freigeben vor Manipulation und Fremdbestimmung. Selbstverständlich war das dein Thema und selbstverständlich bist du von frühester Kindheit an diesem Thema begegnet. Und doch, geliebtes Kind, warst du wie ein Fels, bist deinen Weg gegangen und hast den Weg zu uns gefunden! Schau in den Spiegel, wo dein Ego ist. Schau in dein Herz, wo deine Seele ist. Und dieses zu verbinden, denn Beides gehört zusammen, wirst du tun und darin wird deine zukünftige Arbeit liegen. Materielles zu verbinden mit Idealismus, mit Ideellem, mit Berufung, um Visionen zu folgen. Manchmal wird Risiko dabei sein und trotzdem, geliebtes Kind, wirst du darin glücklich werden!

Die Sternenfrau sei gegrüßt. Das Licht ist besonders in den letzten Tagen sehr schön um dich gewesen. Geliebtes Kind, es ist an der Zeit, mehr zu tun von dem, was du wirklich tun möchtest. Vertraue deinem Inneren, vertraue deiner inneren Stimme, deiner Intuition, deinem höheren Selbst! Die Frage der Prüfungen, des Schmerzes, des Leids kann nicht sein: „Warum" sondern „Wie viel". Wie viel noch möchte jeder Einzelne davon haben oder wie viel benötigt jeder Einzelne davon, um seinen Weg zu verändern. Dir ist es gegeben, über diesen Weg den Menschen zu unterstützen. Nicht die Aufhebung von alledem ist das Thema – sondern die Umwandlung, das Verständnis und dadurch die Veränderung! Das zu sich selbst „Ja-

Sagen", dem Licht Raum geben, um es weiter strahlen zu lassen. Geliebtes Kind, gerade für dich ist das eine besondere Aufgabe – Folge ihr! Jetzt! Alles andere darf beginnen, für sich selbst zu sorgen, mehr und mehr, ohne das du deinen Teil dazu gibst. Für dich ist es an der Zeit, mehr in deine Berufung zu legen!

Der Macher, geliebtes Kind, du bist der, der so viel versteht, der, der so viel weiß und trotzdem zu wenig umsetzt. Immer noch ist das Thema „sich beweisen müssen" das Größte in deinem Leben. Geliebtes Kind, nichts und niemand wird deinen Wert erkennen, wenn du dies nicht selber für dich tust. Das Universum und die geistige Welt weiß um „das Wertvolle" von dir, weiß, um deine großen Qualitäten. Doch, wie immer nützt das gar nichts, wenn du dir weitere Verpflichtungen aufladst und dir damit einfach den Raum nimmst – für dich! Wenn wir sagen – für dich – meinen wir auch – für dich! Wir werden dir in den nächsten Tagen noch mehr und persönlich direkt erläutern, was wir damit meinen. Dann werden die Dinge vorangehen, die im Moment blockiert scheinen. Bestätigung, geliebtes Kind, ist etwas, was du nicht mehr brauchst. Denn du bist ein wichtiger Mitarbeiter am großen Plan. Einiges kann nicht realisiert werden, weil du immer noch meinst, äußerlichen Dingen nachjagen zu müssen. Schau dir das bitte an!

Der Menschenfreund sei gegrüßt. Unser Segen ist mit dir. Unsere Liebe ist mit dir. Doch du, geliebtes Kind, stehst in „hellen Flammen des Zweifels". Wir schicken dir klare Botschaften – du siehst sie nicht. Wir schicken dir klare Sendungen - du hörst sie nicht. Wir senden dir klare Hammerschläge - sie scheinen noch zu leicht zu sein. Geliebtes Kind, es ist an dir, die „neue Realität" mit deinen Augen zu erkennen. Dein Gespür ist da. Dein Gefühl ist da. Dein Kontakt zu deinem höheren Selbst läuft seit Jahren in vollster Verständigung. Doch blockierst du! Geliebtes Kind, die Meinung derer, die um dich sind, sind nicht relevant. Das mag für dich so sein, nun, dann sei es so. Und so lange das für dich wichtig ist, wirst du in deiner Situation verbleiben dürfen. Du lebst seit vielen Jahren eingezwängt in einem Kasten, aus dem du hin und wieder einmal ein „Beinchen“ oder „Ärmchen“ streckst, hin und wieder den Kopf hinauslässt. Seit etlicher Zeit, geliebtes Kind, sind die Seiten, ist der Deckel dieses Käfigs fort. Aber du verhältst dich so, als wärest du in einem solchen. Das heißt für dich – dich befreien – aus Deinem Zwang! Der Zwang, zu gefallen, der Zwang, geliebt zu werden, der Zwang gemocht zu werden, der Zwang nicht aufzufallen. In dir gibt es einen Anteil, der gern und viel möchte. Geliebtes Kind, für dich gilt einfach – gehe voran! Egal, mit welchem Schritt du beginnst, gehe! Mache diesen ersten Schritt! Verlasse dein Heim, verlasse den Ort, verlasse deine Arbeit oder verlasse deine Familie – doch geh! Beginne mit etwas, sonst kann und wird die Veränderung nicht eintreten. Du, die festhält, lasse los! Egal mit welchem Schritt du beginnst – Gehe! Und dies, geliebtes Kind, ist eine klare Botschaft, auch für dich!

Nun zu dir, geliebtes Kind, die du bereit warst, dich zur Verfügung zu stellen. Die bereit war, sich mit der hohen Energie zu verbinden und gleichzeitig es auch so benötigt hat, da wir schon viele Jahre miteinander in Verbindung stehen. Sei gegrüßt und sei gesegnet, geliebtes Kind, geliebter Lichtträger. Du, der Organisator, du, der zusammenfügt und doch sein eigenes Leben nicht vereinen kann, noch nicht. Geliebtes Kind, die Zeit ist reif, dieses zu tun. Viele Jahre warst du bemüht, Ordnung und Disziplin in dein Leben zu bringen. Wirklich, es war wichtig, das zu tun. Aus dem Chaos heraus, was du ehedem kreiert hast, war es wichtig, die andere Seite zu erkennen und zu leben. Es war wichtig für dich Strenge, verurteilende Erfahrungen zu durchleben. Denn die Größe, die du mitbrachtest, konnte mit Vielem in dir nicht vereinbart werden. Nun, geliebtes Kind, darfst du zurückkehren zu deiner Vision. Du darfst nach Hause kommen. Du darfst wieder all dem Raum geben, es darf all dies wieder leben, was du einstmals so schwer aufgeben musstest, durftest. Für dich, unter so scheinbar großen Schmerzen .... (Hier war leider das Band zu Ende, was für ein Glück für Barbara? Aber ich denke, Sie wird Ihre Botschaft noch einmal bekommen.)

Was gewiss war, der Gruß und Segen von Avanshar und Taron. Wir alle, Meister im Licht grüßen euch. Friede sei mit euch, Freude sei mit euch, Kinder des Lichts!

„Die Zeit ist reif“

Die Verbindungen sind hergestellt.

Ich bin Avanshar, Meister der fünften Ebene.

Ich begrüße euch alle, Kinder des Lichts.
Es ist schön, mit euch allen zu sein und zu sehen, wie ihr euch verbindet. Es ist heute etwas Besonderes für euch, gemeinsam diesen Abend zu verbringen, gemeinsam die Energien zu spüren. So bringen wir euch den Segen des Universums und unsere Liebe. Atmet tief ein und aus und spüret die Liebe.
Mit mir sind gekommen:
Nesira – die Meisterin der Liebe. Namanshuri – der Wegbegleiter. Saidin – der Vollstrecker. Xeron – der Meister der alten Weisheit. Blue Rose – die Meisterin des materiellen Zugewinns, des Wohlstands. Und Taron, der ganz besonders einen jeden Einzelnen von euch begrüßt, denn in den letzten Wochen hat er mit jedem von euch Kontakt aufgenommen, und sich verbunden. Der Bewahrer – der Wächter!
Geliebte Kinder, es ist an der Zeit, mit euch zu sprechen über Energien. Wie ihr alle bemerkt haben werdet, sind in den letzten Wochen und Monaten, nach eurer Zeitrechnung, Energien auf eurem Planeten zusammengetroffen, die wachgerüttelt, durcheinandergewirbelt haben und die viel Chaos mitgebracht haben. Viele Menschen erlebten die Auswirkungen dieser Energien. Auch ihr, die beschützt seid, habt trotz alledem einiges davon aufgefangen. Einer der Auswirkungen seht ihr an der Herausforderung, die in eurer Sprache „Krieg“ genannt wird. Nun, geliebte Kinder, wollen wir euch darauf hinweisen, mit sämtlichem Nachdruck, dass es wichtig ist, für jeden Einzelnen von euch, in seiner Mitte zu verbleiben, sich zu zentrieren, sich bewusst zu sein,

dass er Lichtträger ist! Und dieses Licht immer wieder nutzt für sich und für Andere. Viele Stimmen werden gehört und erhört im Universum. Wir können euch sagen, dass viel Leid und Not weit hinausgeht. Ihr seid die Lichtträger! Ihr und viele andere! Es ist an euch, in diese Situationen hinein, Licht zu schicken. So auch für euch, Tag für Tag. Und wir sagen euch dies immer wieder. Das Licht ist es, das die Dunkelheit nimmt. Das Licht ist es, das die Wärme verbreitet und die Kälte vertreibt. Das Licht ist es, das die Menschen zu euch führt. Bedenket wohl, dass dies eine eurer Aufgaben ist. Es ist nie eine Frage des Alters, denn das Licht kann immer und überall von jeder Seele ausgesandt und empfangen werden. Wir sagen euch, dass die Energien sich weiter verändern, dass das Chaos-Tief erreicht wurde und nun die Energie-Anhebungen erfolgen. Dies erfahrt nicht nur ihr, sondern viele Andere auch, welche die Botschaften erhalten. Seit langer Zeit ist die Zeit der Wandlung da, in der sich Situationen verändern. Jeder Einzelne von euch wird dies bemerken und erleben. Für diejenigen unter euch, die sich neu orientieren, lasst euch gesagt sein: „Die Zeit ist reif!“

Dies ist für euch der Zeitpunkt, wo alles möglich ist! Diejenigen unter euch, die durch eine persönliche Tiefe gegangen sind oder gerade durchleben, lasst euch gesagt sein, dass nun der Zeitraum kommt, an dem Lachen und Freude euch erfüllen werden. Diejenigen unter euch, deren Lebensumstände und Lebenssituationen stagnieren, lasst euch gesagt sein, dass der Zeitpunkt gekommen ist, wo alles wieder fließen kann und wird! Und diejenigen unter euch, die sich klein und schwach fühlen, dürfen wissen, dass sie behütet und beschützt sind, unsere Liebe und unsere Hilfe mit ihnen ist.

Besonders, geliebte Kinder, möchten wir innerhalb dieser Gruppe darauf hinweisen, dass genug Weisungen und Botschaften durchkamen und oft der

Eine oder Andere gedacht haben mag – „na ja, dies war nicht so – jenes war nicht so“. Eure persönlichen Blockaden sind gefallen! Altes, tief Verstecktes wurde geheilt! Wir sprechen nicht nur von Heilung auf seelisch – geistiger Ebene. Ebenso dürfen diejenigen unter euch, die körperlich belastet waren, wissen, dass die Heilung körperlich ist! Die Gruppe darf sich regelmäßig zusammenfinden, um gemeinsam Energien aufzubauen, zu halten und hinauszusenden. Ein jeder Einzelne von euch, sowie eure Gruppe, verbindet sich mit tausender und abertausenden Lichtträgern auf dem gesamten Erdball. Und nicht nur hier, sondern im gesamten Universum!
So spürt die Kraft, die ihr aussendet. Und so spürt die Kraft, die ihr erhaltet.
Geliebte Kinder, die Gruppe wird sich vergrößern. Der Ruf von zwei neuen Seelen wurde gehört.
Wir sind mit euch!
Ich bin Avanshar, Meister der fünften Ebene.

Ich grüße euch alle, Kinder des Lichts! Der Segen des Universums ist mit euch – mit euch allen!

„Lebenssituationen"

Die Verbindungen sind hergestellt.

Ich bin Avanshar, Meister der fünften Ebene.

Wir begrüßen euch alle, Kinder des Lichts.
Wir werden einsteigen in das heutige Thema, das da lautet: *„Lebenssituationen"*.
Nun, geliebte Kinder, häufig kommen die Themen zu euch durch eigenes Erleben. Oft kommen die Menschen zu euch und ihr kennt ihre Fragen: „Warum ich? Warum geschieht mir Dieses oder Jenes? Warum mache ich diese oder jene Erfahrung? Oder, warum erlebe ich Dieses oder Jenes nicht?" Und immer wieder erscheint eine Frage, besonders in den Situationen, die als Herausforderungen angesehen werden: „Warum ich?"
Geliebte Kinder, als Lichtträger und als Mitarbeiter am großen Plan, dürft ihr wissen, dass es nicht möglich ist, diese Frage für irgendeinen anderen Menschen zu beantworten. Diese Frage, die sich ein Jeder selbst stellen mag in bestimmten Lebenssituationen oder Lebensumständen ist eine sehr persönliche. Das heißt, auf die Person bezogen. Dahinter stehen die Antworten von Vielem aus dem Leben dieser Person.
Die Hauptfrage „warum ich?" entsteht häufig aus einer Herausforderung heraus, aus einer sogenannten „Krise", wo der Mensch beginnt zu hinterfragen. Natürlich wird ein Jeglicher zu erst zu sich selber sagen „das habe ich nicht verdient". Und genau da, geliebte Kinder, liegt die Thematik.
Ein jeder erlebt die Situationen und Lebensumstände, die er verdient, zumindest seiner innerlichen, Meinung nach. Egal, was der Verstand sagen mag. Egal, was der Mensch nach außen tragen mag, tief in seinem Inneren weiß er warum. Er fühlt oder meint zu fühlen, dass er das, was er erlebt, auch verdient hat – egal – um mit

euren Werten zu sprechen, ob es schlecht oder gut ist. Interessanter Weise hinterfragen die Menschen, denen es nach euren Vorstellungen oder Wertungen gut geht, seltener danach, ob sie es verdient haben oder nicht. Und genau das ist der Punkt, geliebte Kinder. Jegliche Situation und jeglicher Lebensumstand kann verändert werden durch eine innerliche Umkehr, Einsicht von euch selbst. Was ihr denkt, das zieht ihr an! Was ihr fühlt, das kreiert ihr!

Natürlich ist der Hintergrund, die Ursache bei jedem Einzelnen anders und auf seine Persönlichkeit bezogen. Und doch, geliebte Kinder, ist es etwas, was ihr aneinander, miteinander und untereinander erkennen könnt. Gleichgültig, ob die Lebensumstände, Lebenssituationen euch herausfordern, wach rütteln oder wach halten, ist es einem jedem von euch gegeben, sie zu verändern, und zwar jeden Tag, jede Stunde, jede Sekunde eures Lebens. Lebenssituationen, Lebensumstände sind ein Teil von euch, die ihr mitgebracht habt und an denen ihr aktiv im Hier und Jetzt beteiligt seid. Verschiedene Thematiken können und werden über die verschiedensten Lebensumstände – und Situationen erkannt, erklärt und verstanden werden.

Wir geben euch ein Beispiel. Die Lebenssituation – der Lebensumstand einer Krankheit hat die verschiedensten Themen im Hintergrund. Das Eine kann eine tiefe, sehr persönliche Angst sein vor dem „Vergänglichem". Es kann eine tiefe, persönliche Angst sein vor dem „Nicht-Ganz-Sein", vor dem „nicht mehr funktionieren können". Es kann aber auch der Punkt sein, an dem man sich zurückzieht, da man sich sonst anderweitig keinen Freiraum schaffen kann. Denn dieses würde bedeuten, dass man es ausspricht, andere Grenzen setzt und Mitmenschen offen begegnet. Krankheit kann aber auch „Chance" sein, wenn man verurteilt, was nicht ganz ist. Wenn man selber erlebt, wie es ist, nicht ganz zu sein,

in seiner Mitte zu sein, Schwachpunkte zu haben, beginnt man Anderen menschlicher zu begegnen. Man erkennt, dass alles, egal ob es „vollwertig“ ist oder nicht, seine Bestimmung hat in diesem Dasein.
So könnten wir das Thema unendlich weit ausführen. Ein Jeglicher von euch sowie alle anderen Seelen, denen ihr begegnet, arbeiten auf dieser Ebene. Es nützt nicht viel, dem Gegenüber oder sich selber Verhaltensweisen aufzuerlegen, (wir haben euch schon einmal darauf hingewiesen), Therapieformen anzubieten. Nein, geliebte Kinder, der erste Schritt ist zu erkennen, für sich hineinzublicken oder dem Menschen behilflich zu sein, für sich selbst zu schauen. Das dürft ihr tun, überall und zu jeder Zeit. Die Beantwortung der Frage: „Warum ich?“ (und da weisen wir erneut darauf hin) kann nur eine Beantwortung aus dem Selbst sein! Wir zeigen euch die Hintergründe auf, denn das ist für jeden Einzelnen von Bedeutung. Nach der Erkenntnis, nach dem Wunsch zur Veränderung, geliebte Kinder, kann eines auf alle Fälle geschehen und damit dürft ihr beginnen und das ist:
„Licht in eine Situation zu geben, immer und immer wieder!“
Glaubt ja nicht, dass sei alles – nur alles. Nein, geliebte Kinder, dass ist die „Hauptarbeit“.
Es ist wichtig, für euch zu erkennen, dass ein großer Anteil der Bearbeitung, der Mitarbeit am großen Plan ist und sein wird, Licht in alle Lebenssituationen, Lebenslagen zu kreieren, zu stabilisieren, zu zentrieren, um dann Situationen zu verändern. Wir wissen, dass es euch schwer fällt in der heutigen, hyperaktiven Zeit, anders zu funktionieren als der Rest eurer Welt. Und doch, geliebte Kinder, ist es genau das, was benötigt wird und was ihr benötigt. Glaubt uns, dass trotzdem genügend Aktivitäten für jeden Einzelnen von euch bleiben, damit ihr nicht einschlaft. Nein, geliebte Kinder, das wird sicherlich nicht geschehen. All das hat nichts

damit zu tun, dass ihr passiv verbleiben sollt. Im Gegenteil, Licht zu halten, mit Licht erfüllt zu sein und weiterzugeben ist „Schwerstarbeit!"
Nutzt es konsequent aus, tauscht euch bei eurem nächsten gemeinsamen Treffen aus und bis dahin arbeitet damit Tag für Tag. Ein jeder Einzelne von euch soll in so vielen Lebenssituationen, wie es euch möglich ist, das Licht geben. Gebt täglich einige Minuten das Licht dorthin, wo es benötigt wird – in die Welt, an alle anderen Seelen, an alles, was lebt! Denn glaubt uns, das ist sehr nötig.
Und so grüßen wir euch im Licht. Der Segen des Universums ist mit euch.
Und seid besonders wach in den nächsten Tagen, denn die Engel sind überall!
Manch einer von euch wird die Berührung verspüren!

Ich bin Avanshar, Meister der fünften Ebene.

Geliebte Lichtträger, es ist schön mit euch zu sein.

„Der große Tanz im Licht“

Das Licht ist hergestellt. Die Verbindungen sind hergestellt.

Ich bin Avanshar, Meister der fünften Ebene.

Ich begrüße euch alle, Kinder des Lichts.
Einem jeden Einzelnen entsenden wir unseren Gruß und versichern euch unserer Liebe.
So wollen wir heute gleich beginnen, geliebte Kinder, um euch zu sagen, wie schön es ist, mit euch zu sein. Jedem Einzelnen zu begegnen, Tag für Tag, in all seinem Tun. Vieles mag euch erscheinen als nicht wichtig. Und doch ist in Vielem – in vielem Kleinen, in vielem sogenannten „Alltäglichem“ Heilung für jeden Einzelnen von euch!
Geliebte Kinder, wir werden heute Abend über die unterschiedlichsten Themen sprechen. Es ist für euch wichtig, in eurer Zeit, in eurem Sein, in eurer Mitte und mit euch selbst zu sein. Dazu gehören einige Dinge, die jedem Einzelnen innerhalb dieser Gruppe, sowie anderen Lichtträgern anerzogen wurden, konditioniert sind und unter denen ihr leidet. Die wir heute Abend mit euch gemeinsam bearbeiten und lösen werden. Es ist an der Zeit, klar zu sein und sich zu überlegen, ob es wirklich wichtig ist, was Andere von euch denken. Ob es wirklich relevant ist, was Andere über euch meinen oder über euch sprechen.
Geliebte Kinder, Vieles wurde euch antrainiert in dem langen Prozess des Erwachsenwerdens und -sein, nicht bösartig und böswillig. Doch in der Meinung, dass es der leichteste Weg ist, sich einzugliedern, sich einzufinden in eure sogenannte Gesellschaft. Geliebte Kinder, so ist es eben nicht. Ihr habt sicherlich Kompromisse machen dürfen. Ihr habt sie getan, oft genug wider besseren Wissens. Aber oft genug auch,

weil euch gesagt worden ist, von frühester Kindheit an, möglichst den Weg des geringsten Widerstandes zu gehen. Sich nicht auszuklammern aus dem, was man Gemeinschaft nennt. Nun, geliebte Kinder, das neue Zeitalter bringt immer mehr sogenannte „Individualisten" hervor, sogenannte „Einzelgänger". Denn jeder, der sich nicht in die Gesellschaft eingliedert, ist ein solcher oder wird als ein solcher abgestempelt. Doch gab es immer wieder Lichtträger, die sich trotz aller Herausforderungen widersetzt haben, widerstanden haben. Den Weg ihrer Mitte gegangen sind. Ein Jeder von euch, geliebte Kinder, zeichnet sich dadurch aus, dass er sich schwer eingliedern lässt, dass er sich schwer einsortieren lässt. Dass er sich schwer einfindet in Teams, in Gesellschaftsformen, im Umfeld und Spielformen, die gang und gäbe sind. Von frühester Kindheit an war ein Jeder von euch und nicht nur ihr, sondern alle Lichtträger, die sich zur Zeit auf der Erde befinden, „nicht integrierbar".
Natürlich wurde von eurer Seite her immer wieder versucht, eine gewisse Zeit lang, euch in das System hineinzupressen, hineinzufinden. Doch war der Ruf des Herzens und der Ruf des Lichts stärker. Das bedeutet nicht, dass man in das Chaos geht und Widerspruch empfindet gegen alles und jedes, gegen jede Form, Beständigkeit des Zusammenlebens. Natürlich nicht, geliebte Kinder, aber das wisst ihr selbst.
Oft ist der Widerstand, das sich nicht Integrieren gegen eine feste Mauer, Schwerstarbeit in eurem Leben gewesen. Dies alles darf Einigen von euch klar werden. Dies alles darf Einigen von euch in das Bewusstsein kommen. Damit ihr eure Visionen wieder erlangt, die ihr mit hier hergebracht habt. Einige von euch, geliebte Kinder, meinen, diese Visionen verloren zu haben. Doch wir können euch mit Gewissheit sagen, dass das nicht der Fall ist. Es gibt gewisse „Auszeiten". Es gibt gewisse „Ruhepausen", die vielleicht in euren Augen nicht so

scheinen mögen, aber glaubt uns. Nutzt diese Zeit, um das zu genießen, was ihr habt. Um mit euch selbst zu sein, mit euren Energien und mit der geistigen Welt. Die sogenannte „Leere", die der Eine oder Andere von euch empfinden mag, ist immer der „Türöffner für neue Aufgaben!" Das Allerwichtigste in so einer Situation ist für jeden Einzelnen, in seiner Mitte zu verbleiben, die Umstände anzunehmen, nicht zu verzweifeln, sondern zu vertrauen! Ein tiefes Vertrauen – ein Urvertrauen – beizubehalten, wieder neu zu entdecken, wiederzufinden.
In alldem, in dem ihr euch befindet, geliebte Kinder, steckt Arbeit, steckt ausschließlich euer Wunsch nach weiterkommen, steckt ausschließlich euer Wunsch, eure Vision in diesem Leben zu erfüllen. So mag es sein, das für den Einen oder Anderen alles zu schwer ist. Dass er sich krank und schwach fühlt, aber, geliebte Kinder, das ist nicht an dem. Natürlich könnt ihr die eine wie die andere Seite unterstützen. Und es ist an euch, eure Lebensform sowie Lebensweise, euer Essen und Trinken mit daran zu beteiligen als Unterstützung oder um Blockaden zu bearbeiten. Wir wissen wohl, dass es euch gegeben ist, immer, wenn ihr meint, etwas sei nicht für euch, es durch eure Lebensweise und Lebenseinstellung zu blockieren. Anstatt es zu unterstützen und als Herausforderung zu nehmen, als minimalsten Schritt für das, was kommt und eurer Vision entspricht!
Bedenket wohl, dass es hin und wieder eine Leere braucht, ein sogenanntes „Vakuum". Denn das, was voll ist, kann nicht mehr gefüllt werden. Die Phase des „Leer-Seins" darf gelebt werden, mit allem, was dazu gehört. Denn das „Leer-Sein" in eurem Leben ist wahrhaftig! Und wahrhaftig sein ist für euch alle ein wichtiger Schritt zu Mitarbeit am großen Plan. Die Leere, geliebte Kinder, braucht niemals gefüllt werden, denn sie „ist". So darf sie in euch und mit euch leben.

Wir wissen, dass es in eurem Erdendasein eine der schwierigsten Situationen ist, dies auszuhalten. Und doch werdet ihr erleben, dass ihr gerade in der Zeit der Leere die größten Fortschritte macht.
Die Zeit der Leere bedeutet eine „Zeit der Lehren“ und wird mehr und mehr ein Teil von euch werden. Derjenige unter euch, der dies nicht aushält, der nicht bereit ist, dies zu erfahren, zu erleben, wird sich Anderen zuwenden und diese Gruppe der Lichtträger verlassen. Andere wiederum werden zu euch stoßen und so wird ein ständiger Wechsel sein, ein ständiges sich „neu begegnen“. Und das ist gut. Denn ein Jeder, der in diese Gruppe kommt und wieder geht, nimmt Eines mit, weiß um Eines – um das Licht und wie viel das Licht bewirkt! Und je mehr Menschen kommen, ebenso wieder gehen, desto mehr wird das Licht sich ausbreiten. Und eines Tages, geliebte Kinder, werdet ihr gemeinsam den „großen Tanz des Lichtes“ veranstalten. Und alle, alle werdet ihr euch wiedersehen. Diese Erfahrung ist wichtig, für jeden Einzelnen in dieser Gruppe. Es existiert eine Form der Begegnung, die unabhängig davon ist, was der Einzelne arbeitet, erreicht hat, geschaffen hat, wie wichtig oder unwichtig er ist, nach der Meinung eurer Gesellschaft. Ob er ein guter oder nicht guter Mensch ist, wie immer die Werturteile sein mögen, erfährt er in eurer Gruppe „das wahre Sein“ des Lichts, der Liebe, der Freude und des Friedens. Jeder möge für sich entscheiden, ob das sein Weg ist. Nur er allein kann dies. Wenn er zu euch kommt, ist es sein freier Wille und wenn er geht, ist es ebenso.
Wir möchten besonders für diese Gruppe, dass sie sich findet im Licht und die, die nicht mehr dabei sind, ebenso die, die noch nicht dabei sind gleichermaßen liebevoll begrüßt. So kreiert die Kugel des Lichts und lasst sie größer und größer werden, auf dass sie die gesamte Erde umspannt. Mitten darin mag ein Jeder

von euch sich mit dem Licht auffüllen, wie er es für nötig befindet. Und mit dem Licht mag er das Vertrauen einsaugen, dass manch Einer noch von euch benötigt. Geliebte Kinder – Vertrauet! Vertrauet und seid in eurer Mitte. Wir sehen eure Not, wir sehen eure Wahrhaftigkeit! Wir sehen auch euer „Dunkel-Sein“. Und geliebte Kinder, erinnert euch. Es ist wichtig, dass ihr euch immer und immer wieder erinnert!
Nicht an uns ist es, eure Umstände und euer Sein zu verändern, das macht ein jeder Einzelne von euch selbst. Jede Sekunde in eurem Erdendasein könnt ihr verändern, wenn ihr es wollt!
Wir sind mit euch. Und ganz besonders sprechen wir heute Abend unseren Segen über eure Pflanzen, Mineralien, euer Haus und eure Tiere aus. Das Licht kommt auch von ihnen! Denn sie sind immer verbunden mit dem Universum und so, geliebte Kinder, sei es auch mit euch!

Ich bin Avanshar, Meister der fünften Ebene.

Mit mir sind gekommen: Namanshuri
Nesira,
Saidin
Xeron
Blue Rose
Taron
Und noch andere Meister im Licht, die ihr kennen lernen werdet.
Der Segen des Universums ist mit euch, geliebte Kinder und unsere Liebe auch!

„Der Zustand des Seins“

Ich bin Avanshar, Meister der fünften Ebene.

Ich begrüße euch alle, Kinder des Lichts.
Wir begrüßen das neue Mitglied: „Den Mittler – den Vermittler“. Und mit diesem Menschen zusammen „den Beschützer!“ Den Beschützer „der Schwachen“ – derer, die Hilfe benötigen, die Unterstützung brauchen. Geliebtes Kind, gegrüßt seiest du in der Gruppe. Und mit dir die andere Seele, die bereit ist, dazuzukommen in das Hier und Jetzt. Es ist an dir, ihn zu unterstützen, hilfreich zu sein mit all deiner Liebe und all deinem Licht. Ebenso benötigt die Seele die Liebe und das Licht dieser Gruppe, um ihr die Möglichkeit zu bereiten, ihrer Vision zu folgen. In kürzerster Zeit wird diese Seele die Erde erreichen. Sei „willkommen“ mit aller Liebe.

Eine dritte Seele steht an. Ihr Ruf wurde gehört. Geliebtes Kind, Dein Name sei: „Feen-Frau!“ Deine Aufgabe ist klar und wir werden zu einem späteren Zeitpunkt dieser Seele über den Menschen, durch den wir sprechen, Botschaften geben.

Wir begrüßen ganz besonders den Menschen, durch den wir sprechen. Dir, der zusammenfügt sagen wir: „Besonders liegt der Segen auf dir und es ist erfüllt, vertraue! Besonders sei dir noch einmal gesagt, dass die Wege hin und wieder schwer, unbegehbar scheinen und gerade diese Wege sind die, die zu Visionen führen.

Und wir möchten die gesamte Gruppe darauf hinweisen, dass manches Mal Engel, Botschaften, Menschen und Situationen gesendet werden, die euch unannehmbar scheinen mögen. Gerade dann – möget ihr hinschauen, hinhören und annehmen. Das, was euch berührt, das,

was euch betroffen macht, das was euch verletzt, ist das, was mit euch zu tun hat.
Geliebte Kinder und so sind wir bei *dem Thema des heutigen Abends: „Seins-Zustand“.*
Wir haben euch immer wieder in der letztern Zeit gesagt, ein Jeder möge sich erinnern, wie wichtig es ist, in seiner Mitte zu verbleiben. Nun, möge der Eine oder der Andere sagen, dass ist leicht von euch ausgesprochen und so schwer für mich getan. Was heißt: In meiner Mitte sein? Geliebte Kinder, man kann alles erklären, alles nachvollziehen und doch ist es nicht dasselbe, wenn ihr es lebt! Ein jeder Einzelne von euch, sowie jeder andere Mensch auf dieser Erde weiß, was es bedeutet – fühlt, was es bedeutet, in seiner Mitte zu sein. Einem jeden Erdenwesen wurden in seiner Kindheit Momente gegeben, die er nie mehr vergaß und die für ihn jederzeit erschließbar sind, die Momente der Kindheit – des „Seins-Zustandes“. Das ist der Moment, wo Zeit aufhört zu existieren, wo es scheint, als ob die Welt stehen bleibt. Der Moment, wo intensivst gespürt wird. Der Moment, wo realisiert wird, dass alles sich zusammenfügt, was zusammengehört. Dieses Gefühl ist in Jedem von euch verankert, als Wurzel, als Samen, um euch zu erinnern!
Die Übung für die nächsten Tage soll sein, dass ihr eure Augen schließt, euer „inneres Kind“ auferstehen lasst. In dieses Kind Licht hineingebt und die Situation erweckt, in dem der „Seins-Zustand“ zu sehen, zu fühlen und zu spüren ist. Glaubt uns, dies ist für euch alle vorhanden und abrufbar. Denn die Situationen aus eurer frühen Kindheit, als dieser „Seins-Zustand“ bewusst war wurden euch geschenkt. Heute, geliebte Kinder, ist es für die meisten Menschen unglaublich schwierig, an dem „Seins-Zustand“ annähernd und mit Leichtigkeit heranzukommen. Natürlich wäre es möglich, innerhalb eures Seins, es hervorzurufen, doch fehlt dazu immer ein kleiner Schritt. Wir sagen euch auch welchen. Die

Verbindung mit der Natur, geliebte Kinder, ist ein ganz wichtiger Aspekt eurer Kindheit. Ein Jeglicher von euch mag sich erinnern. Ihr liebtet es, unter freiem Himmel zu sein und Zeit war für euch nicht existent. Es gab kein Wetter, es gab kein heiß oder kalt, kein hell oder dunkel. All das wurde euch antrainiert und konditioniert. So geht wieder hinein in die Zeit der Kindheit als all das nicht relevant war und nur der „Seins-Zustand" euer Leben darstellte. Wir werden euch in der nächsten Zeit dabei unterstützen, denn es ist wichtig, euch zu erinnern. Und, geliebte Kinder, ein Jeder von euch hat seine Aufgabe, seine ganz persönliche Aufgabe am großen Plan und dafür ist es wichtig, dass ihr euch erinnert!
Wir sagen euch jetzt, dass ein Jeder von euch, der das ausübt, sich verbindet mit dem Universum, sich verbindet mit dem Licht, wieder den früheren Zustand des „SEINS" erreicht. Dann verbindet sich die Zeit, ein unglaubliches Wohlbefinden breitet sich aus von eurer Nabelmitte. Es existiert keine Unbequemlichkeit, kein hell oder dunkel, laut oder leise, sondern eine absolute Einheit! Und alles, was darum herum ist – darf sein! Es durchströmen euch Ruhe und Freude. Ihr erlebt ein Glücksgefühl in eurem Tun! Das, geliebte Kinder, ist es, was wir versuchen, euch immer wieder deutlich zu machen. Das ist euer „wahres Sein". Das ist eure „wahre Bestimmung". Natürlich habt ihr eure Herausforderungen, eure Anforderungen des Alltäglichen, die energetischen Umfeldbedingungen die euch prägen. Doch, geliebte Kinder, ist das alles nicht wichtig, wenn ihr in eurer Mitte verbleiben könnt.
Die Energien, die ihr in solch einem Zustand aussendet und innehabt, sind so voller Kraft und Macht, das ihr es euch nicht vorstellen könnt. Und das bedeutet Heilung auf allen Ebenen, weit hinaus ins Universum, für eure geliebte Erde und für alles, was lebt. Das, geliebte Kinder, bedeutet wiederum, mitzuarbeiten an der Heilung, eines der wichtigsten Aufgaben am großen

Plan. Wie alles sich zum Ganzen verbindet, sich zusammenfügt, zusammengehört, so gehört auch euer Planet mit in das Universum, mit in das große Muster. Wenn dieser Planet gestört und krank ist, hat das seine Auswirkungen auf tausende und abertausender von Galaxien, die davon betroffen sind. Eure Arbeit wirkt nicht nur auf dieser Erde, sondern geht weit hinaus. Dazu kommt, geliebte Kinder, dass aus allen Ebenen Wesenheiten, Meister, Seelen, „sogenannte" Außerirdische sowie erweiterte Bewusstseinszustände zu euch gelangen, mit euch kommunizieren und Kontakt aufnehmen, denn sie wissen um die Bedeutung eures Seins!
Häufig, geliebte Kinder, mag euch das unmöglich erscheinen, da ihr euch mit „Klein-Alltäglichem" befasst, auseinandersetzt, euch nicht davon befreien könnt. Doch, geliebte Kinder, all das ist ebenso wichtig. Denn jede Stufe, jeder Schritt darf gegangen werden, eins nach dem anderen. Natürlich gibt es Seelen und Wesen, die sich nur kurz erinnern brauchen, um dann weit ausholend voranschreiten. Aber es gibt auch die Seelen, geliebte Kinder, die können nur einen Schritt in diesem Leben gehen. Ihr steht in der Mitte und zeichnet euch dadurch aus, dass ihr dem Einen wie dem Anderen begegnen könnt. Geöffnet seid, das Eine wie auch das Andere zu erkennen und es zusammenzufügen. Das bedeutet, auf der einen Seite mit dem „Klein-Krämerischen" gewisse Zeit umzugehen, sich auseinander zusetzen, um dann spirituell, weit ausholend, sich sofort erinnernd mit riesigen Schritten weiterzugehen. Ihr, eure Gruppe vereinbart beide Seiten! Und darum seid ihr Lichtträger genannt. Denn das Licht ist es, das euch verbindet.
Sicherlich ist es für euch in diesem Leben eine große Herausforderung schrittweise (ein Jeder von euch kennt es), mit den kleinsten Schritten voranzugehen, wenn doch der Geist schon Flügel hat. Ja, geliebte Kinder, wir

wissen, dass ein Bein von euch gefesselt ist und alles andere schweben möchte. Aber das heißt, dass die Zeit keine Bedeutung hat – nicht wirklich! Weder jetzt noch immerdar! Und nichts kann auf dieser Erde geschehen, wenn nicht das kleinste, dass schwächste Glied mit transformiert wird oder zumindest die Möglichkeit hatte, informiert zu werden, Licht zu spüren, Licht zu erleben, um sich dann zu entscheiden. Geliebte Kinder und das ist euer aller Aufgabe als Lichtträger! In die dunkelste Ecke hinein Licht zu bringen und Licht scheinen zu lassen. Manchmal selbst im Dunkel zu stehen, um dann zu erleben, wie wunderbar es ist, im Licht zu sein. Viele Seelen stehen vor einer Entscheidung. Glaubt uns, wenn wir euch sagen, dass jeder von euch schon soviel Unterstützung gebracht hat, soviel Licht hinausgetragen hat in die Welt, dass ihr es euch nicht vorstellen könnt. Sicherlich möget ihr meinen, manchmal nicht mit bester Absicht. Sicherlich möget ihr meinen, manchmal nicht so, wie ihr es euch vorgestellt habt. Licht kommt auf den seltsamsten Wegen. *Schätzt euer Tun, schätzt euer Sein nie zu gering ein!*

Ein jeder Einzelne von euch ist ein Segen für die Welt. Wir bitten euch, das so untereinander zu betrachten. Euch alle so anzuschauen und zu begegnen. Ein jeder Einzelne ist sehr wichtig, nicht nur für den großen Plan, sondern für die Gruppe. Füreinander – miteinander!

Wenn sich die Situationen für euch manchmal nicht schnell genug verändern, (und da gibt es immer noch den Einen oder Anderen unter euch, für den das Wort „Geduld" ein Fremdwort ist) so ist doch ein jeder von euch auf dem „lichtvollen Weg" und mit unserem Segen! Mit dem Segen des Universums und mit der Liebe! Die Verbindung ist stark und kraftvoll zwischen euch und voller Licht! Ihr werdet mehr denn je benötigt. Mit eurer Kraft, eurer Freude, eurem Dasein, eurem Mitgefühl, eurer Weisheit, eurem Wissen. Für das Andere, geliebte Kinder, sorgen wir, wenn ihr vertraut.

Gebt ihr das Eure, so werdet ihr keinen Mangel haben. Aber scheut euch nicht, zieht euch nicht zurück das Eure zu geben! Haltet nicht fest. Lasst los! Wenn ihr das Erdendasein verlasst, werdet ihr nichts mitnehmen können. Umgebt euch mit Dingen, die euch wichtig sind, die euch harmonisieren, die euch helfen, in eurer Mitte zu sein, in euch zu sein. Und genießt die Schönheit, die um euch und vor allem in euch ist.
Wir sind mit euch, wir Meister im Licht. Wir sorgen mit euch und für euch und so vertrauet!

Ich bin Avanshar, Meister der fünften Ebene.

Ich grüße euch alle, Kinder des Lichts und sende euch die Liebe!

„Jede Vision erfüllt sich, wenn ihr sie mit dem Herzen umsetzt“

Die Verbindungen sind hergestellt. Ich begrüße euch alle, Kinder des Lichts.
Und wir begrüßen die „neuen Seelen“ und wollen, sobald eure Entscheidung gefallen ist, euch Botschaft geben.

Ich bin Avanshar, Meister der fünften Ebene.

Geliebte Kinder, wir sind mitten im Thema. Vieles steht an und viele Fragen schweben im Raum. Jedoch, geliebte Kinder, weiß ein jeder Einzelne die Antwort. Die Energien sind mächtig und stark. An eurer Natur spürt ihr, was Energien bewirken können. Speziell denen unter euch, die im Inneren noch nicht klar sind, wird es über diese Natur aufgezeigt. Andere wiederum, wir betonen das, erleben „die Körper-Natur“. Wenn hier Einschränkungen erfahren werden, dann um zu lernen. Diejenigen, die Naturgewalten erleben, erfahren, was Kraft bewirkt, was Energien bewirken. Diejenigen die körperliche Einschränkungen erleben, erfahren was Gedanken bewirken. Diejenigen unter euch, die unter Mangel leiden, egal in welcher Form, dürfen erfahren, wie es ist, wenn man das Wissen sowie die Energien nicht einsetzt. Es ist sehr einfach, überhaupt um die Energien zu wissen. Selbst die geringste Form der Energie nicht abzulehnen, sondern zu erkennen – ohne Bewertung, ohne Beurteilung. Das ist der Zusammenhang mit den Naturgewalten. Das bedeutet, dass die Kraft, dass die Energie überschäumend kommt. Ein Jeglicher von euch, der diese Erfahrungen macht, mag sich anschauen, inwieweit er bestimmte Energien ablehnt, nicht bereit ist sie zu erkennen. Körperliche Einschränkungen bedeutet, dass eine Differenz besteht zwischen der Erkenntnis über die Kraft der Energien und der Erkenntnis, dass ihr sie gedanklich bearbeiten könnt, egal in welcher Richtung auch immer. Und diese Differenz mag ein Jeder anschauen, der unter solchen Herausforderungen leidet. Dies Thema ist in eurer Zeit sehr wichtig. Denn körperliche Mangelerscheinungen, körperliche Einschränkungen – ihr nennt es Krankheiten – gibt es unendlich viele. Oft ist es das Unvermögen, den Unwillen zu erkennen, dass ihr alles kreiert. Zu erkennen, wie stark und mächtig eure Gedanken sind. Wie stark und mächtig euer „mentales Sein“ ist. Immer noch ist es Vielen, die spirituell arbeiten, die mit Naturheilverfahren arbeiten, nicht klar, dass gerade hier der Ansatz liegt. Die tiefste Energie, die tiefste Frequenz – nicht als Beurteilung, sondern als Faktum – ist der Körper, das Materielle, Materie. Somit ist es selbstverständlich sinnig, damit zu arbeiten. Gleichzeitig, geliebte Kinder, bedarf es einer „sogenannten Therapie“ auf geistig, spiritueller, mentaler Ebene. Ohne dem geht es nicht! Die ideale Lösung ist, was durch den Geist, durch die Seele seinen Kanal findet in den Körper, ebenso rückwirkend transformiert und geistig – seelisch wieder aufgelöst wird. Natürlich bedarf das eines gewissen Bewusstseins, einer gewissen Erkenntnis:

Wie oben, so unten.
Wie im Kleinen, so im Großen
Wie im Mikrokosmos,
so im Makrokosmos

So, geliebte Kinder, gehört alles zusammen. Selbstverständlich bedeutet der Wandel im Geist automatisch ein Wandel im Körper. Genauso funktioniert das mit den materiellen Mangelerscheinungen. Die Erkenntnis des Geist-Körpers ist vorhanden. Das Wissen der energetischen Kräfte ist vorhanden. Doch das

Anwenden beider Dinge geschieht nicht. Dies, geliebte Kinder, bedeutet eine echte Chance. Denn nicht nur im Großen, ganz besonders im Kleinen, tagtäglich, ist es von Nöten zu segnen, Licht zu transformieren, im „Seins-Zustand" zu verharren.
Wir geben euch ein Beispiel: Wie Viele aus eurer Gruppe beginnen den Tag mit Meditation? Oh ja, wir sehen euch. Dann geht ihr hinaus, geliebte Kinder und - wie ihr es nennen würdet – mit viel „Glück" findet ihr euch am Abend wieder an eurem Meditationsplatz. Der Tag war leer. Nichts von den Übungen wurde angewendet, nichts von eurem Wissen wurde umgesetzt, nichts von euren Symbolen und mystischen Schlüsseln wurde genutzt.
Wir geben euch ein anders Beispiel: Das morgendliche Meditieren, in der jetzigen Zeit der Helligkeit, wo das Licht, und der Tag sehr früh beginnt, wäre es schön im Tau zu waten. Wasser zu Beginn eines Tages zu nutzen in Form von Tautreten, von Wassertreten. Dann zu meditieren, seinen Tempel zu pflegen, gesegnete Nahrung zu sich zu nehmen und an seine Arbeit zu gehen. Den Arbeitsplatz zu segnen, Tag für Tag, hineinzugeben, was wichtig ist. Am Morgen vor Arbeitsbeginn Licht hinauszusenden. Egal, was kommt, dankbar zu sein. Tag für Tag nicht darüber zu sinnieren und zu studieren, woran es mangelt, sondern Segen hinein zu geben. Den Platz, auf dem ihr seid zu segnen, so oft als möglich. Pausen einzuhalten, um euch zu sammeln, in eure Mitte zu gehen, Licht zu empfangen. Und wenn ihr damit aufgefüllt seid, hinauszusenden in eure Arbeit. Wenn ihr vor Blockaden steht, vor Abschlüssen, auch das Gegenüber zu segnen, egal wie es ausgeht. Und das, geliebte Kinder, ist es, wozu kaum Einer aus der Gruppe in der Lage ist, es konsequent auszuüben. Ihr dürft es lernen! Die Zeit der Gebete, die Zeit der Innerlichkeit, die Zeit in seine Mitte finden, ist gekommen. Licht zu empfangen in jeder Stunde, in

jeder Minute und in jeder Sekunde ist „jetzt". Und dann möget ihr eure Pausen einhalten, in die Natur hinausgehen. Einen Baum umarmen und die Natur segnen. Gerade sie braucht den Segen. Und Tausendfaches wird zurückkehren. Mag euer Tag erfüllt sein mit 2, 3, 4 Pausen, in denen immer wieder gesegnet wird, Gebete gesprochen werden, Licht gesendet wird, innegehalten wird, gelauscht wird, auf das, was vom Universum kommt.

Eure Tiere singen euch jetzt ein Lied des Friedens! Wie Viele von euch hören es? Alles, was ihr aus der Hand gebt, alles was ihr bedenkt und denkt, dahinein möget ihr eure Mystik geben, eure Symbole zeichnen, auch die, die ihr aus der 5. Ebene erhalten habt. Geliebte Kinder, ihr erhaltet all die Botschaften nicht einfach nur so. Ihr solltet damit umgehen, auch spielerisch. Gleich zu Beginn war Unstimmigkeit, Uneinigkeit mit dem Umgang von Symbolen. Zeigen sollten sie euch, wie viel Spaß dabei sein darf. Nicht nur die Symbolik ist wichtig, sondern vor allem das Tun. Aber das Tun darf mit Freude und Lachen geschehen. Keinem von euch hat es geschadet, dieses oder jenes Zeichen anders zu machen. Denn es war unser Bemühen, euch aufzuzeigen, dass ihr alles, was ihr tut, mit Freude ausübt. Es ist nicht an euch, euch auszumalen, was euch dieses bringt oder jenes. Es ist an euch, Tag für Tag eure Botschaft hinaus an die Welt zu geben. Es ist an euch, Tag für Tag bereit zu sein, für die, die diese Botschaft brauchen und die euch geschickt werden. Und wir sagen euch, sie werden euch geschickt. Das ihr oft genug vorbeilauft, dass ihr oft genug zu seid, dass ihr oft genug nicht wollt, dass manch einer noch voller Zweifel ist – darf sein.

Geliebte Kinder, ihr seid Lichtträger, ihr seid Mitarbeiter am großen Plan und das war eure Entscheidung! Immer wieder werden die Menschen gesendet, spüren Sie euer Licht. Denn das Licht, geliebte Kinder, ist euer Zeichen

und euer Mal. Egal, wo ihr steht, es leuchtet immer, aus euch und von euch. Auch die jüngeren Seelen und die Seelen, die noch kommen werden, wissen darum. Die Ablenkungen sind groß.
Geliebte Kinder, erfüllt eure Arbeit so, dass Sie mit Licht und Liebe erfüllt ist. Und nutzt euer Wissen. Das Einzige, das dazwischen steht, ist euer aller Ego. Das darf sein. Aber wundert euch nicht, wenn bestimmte Sachen nicht funktionieren. Ihr könnt alles tun. Nur überlegt nicht zu lang. Überlegt nicht zuviel. Euer Verstand ist der, der kontrolliert und hemmt. Er ist euch gegeben, damit ihr euch in der Gesellschaft integrieren könnt, aber nur bis zu einem bestimmten Punkt. Er ist euch nicht gegeben, damit er euch beherrscht und ihr in eurer Gesellschaft funktioniert. Geliebte Kinder, bedenket eins: „Mit dem Mund ist viel gesagt, doch ihr werdet wenige damit berühren“. Einige von euch erkennen zwar viel, doch die Umsetzung ist der großer Schritt.
So sei der Segen und das Licht des Universums mit euch allen! Und unsere Liebe!
Alle Visionen erfüllen sich in jeder Einzelheit, wenn ihr sie umsetzt mit eurem Herzen!
Und dazwischen tut, was notwendig ist. Und glaubt uns, es wird euch nie schaden. Der Segen ist mit euch.

Ich bin Avanshar, Meister der fünften Ebene.
Ich habe euch mitgebracht: Nesira, Meisterin der Liebe, Namanshuri der Wegbegleiter, Saidin, der Vollstrecker, Xeron, der Meister der alten Weisheit, Blue Rose, Meisterin des Wohlstands, des materiellen Zugewinns und Taron, der Wächter, der einen jeden Einzelnen von euch besonders begleitet in dieser Zeit. Der mit euch arbeitet. Und es ist an euch, ihn in euer Leben zu bitten und mit ihm zu gehen, so wie er mit euch geht.
Segen und Licht mit euch, geliebte Lichtträger.
Wir sind mit euch, seid auch ihr mit uns!

„Alles kann verändert werden – Jetzt!“

Das Licht ist aufgebaut.

Ich bin Avanshar, Meister der fünften Ebene.

Ich habe euch mitgebracht all die Meister im Licht, die euch bekannt sind.
Wohl mag der Eine oder Andere, der zur Gruppe gehört euch noch nicht bekannt sein. Doch wurde der Ruf gehört, geliebte Kinder und die Gruppe wird stetig wachsen und gedeihen. Wie alles, das mit euch, um euch und in euch ist, wächst und gedeiht. Obwohl es oft für euch nicht so aussehen mag. Doch, geliebte Kinder, hat das mit eurem Sehen zu tun, nicht mit dem „Sehen der geistigen Welt“.
Wir haben mit Freuden erlebt, geliebte Kinder, dass Einiges umgesetzt wurde, was in vergangenen Treffen als Botschaft euch übermittelt wurde. Nun, möget ihr sagen, wir haben Dieses oder Jenes noch gar nicht in den Händen gehabt. Aber, geliebte Kinder, ein jeder Einzelne von euch, das sei gewiss, empfängt die Botschaft auf seine Art und Weise. Das Sprechen, das Umsetzen in eure Worte ist ein Geschenk, das vielen anderen Gruppen in anderer Form gegeben wird. In Form von Farben, von Tönen, von Bewegung. Mit all dem dürft ihr lernen, Energien umzusetzen und zu verstehen.
Wir möchten euch darauf hinweisen und haben das die vergangenen Male schon getan, dass die Energien zur Zeit sehr stark sind. Ein Jeder von euch braucht viel Ruhe sowie andere Bewusstseinszustände (ihr würdet es Schlaf nennen) zur Regeneration. Geliebte Kinder, es ist im Moment – jetzt – wichtig, auf eure Körper zu hören. Denn wie wir euch sagten, sind sie die niedrigste Frequenz. Bei den Meisten von euch herrscht noch eine Differenz zwischen dem Geistig-Mentalen und dem

Körperlichen. So mag es sein, dass der Geist noch lange wach ist, wo der Körper schon der Ruhe bedarf. Und das, geliebte Kinder, könnt ihr verbinden mit den Übungen, die wir euch zu anderen Zeiten vermittelt haben. Der Körper, geliebte Kinder, darf jetzt, in dieser energiegeladenen Zeit genutzt werden als Grund und Boden. Wenn er euch vermittelt, dass er Ruhe braucht, so dürft ihr dem nachgeben. Es ist für die jüngeren Seelen ebenso wichtig, dass diese Ruhepausen eingehalten werden. Es geschieht jetzt eine Transformation, die für viele andere geliebte Seelen sehr schwer sein wird. Ihr werdet die Auswirkungen später erfahren in der Form, dass die Menschen euch stark frequentieren. Jetzt kommen mehrere Faktoren zusammen, darunter zwei ganz wesentliche Punkte:

1. Der Raum für sehr viel Licht.
2. Gleichzeitig geballte Energien.

Beides bedeutet Aktivitäten, die sich wiederum zu einem späteren Zeitpunkt entladen, um weitere Geschehnisse nach sich zu ziehen. In diesem Zeitraum, geliebte Kinder, heißt es für euch eher passiv zu verbleiben, körperlich das zu tun, was euch an Übungen gegeben wurde. Ansonsten keine großen Aktivitäten anzustellen, da sie euch hineinziehen in andere Energien und Geschehnisse. Für die Jüngsten unter euch bedeutet das, vermehrt Ruhe in Form von kurzen Pausen einzulegen. Den Abend zu verkürzen und bestimmte Tätigkeiten, um in die Mitte zu gelangen, in die Abendstunden zu verlegen oder in die frühen Morgenstunden. Die Schwere, die manch Einer von euch im Moment empfinden mag, ist wichtig und braucht nicht gelöst zu werden. Ihr dürft dem folgen und nachgeben. Gleichzeitig möge der Eine oder Andere unter euch eine gewisse „geistige Spritzigkeit“ erleben, gewisse „geistige Höhenflüge“, die umgesetzt werden dürfen, um sich zu einem späteren Zeitpunkt materialisieren zu können. Vieles, was jetzt in eurem

Geist Gestalt annimmt, wird in eure Realität kommen können und werden!
So seht, dass Energien die verschiedensten Auswirkungen haben und eine jegliche ihre Daseinsberechtigung hat. Für euch, geliebte Kinder, ist und bleibt die Lichtarbeit in diesem gesamten Zeitraum der Transformation euer Angelpunkt, eure Bodenständigkeit, eure Wurzel. Selbstverständlich spürt ihr Energieschwankungen in euch, die bis an den Rand des Extremen gehen mag. Aber, wir betonen immer wieder, dass ihr in der Lage seid, in eure Mitte zu gehen, in eurer Mitte zu verbleiben. Es ist an euch, in diesen Zeiten zu üben und ein Meister zu werden.
Geliebte Kinder, es werden andere Zeiten kommen, wo die Möglichkeiten oder der Raum für Übung nicht mehr da sind. Vieles, was nun geschieht und sich kreiert, realisiert, wird seine Auswirkungen haben. Für euch, wie für viele andere Seelen, ist es von außerordentlicher Bedeutung zu lernen, zu üben, umzusetzen. Dafür ist euch der Schutz gegeben, es zu tun. Trotzdem, geliebte Kinder, erfahrt ihr zwischendrin immer wieder die Ausläufer von der Kraft, die im Moment herrscht und die auch an euch nicht spurlos vorübergeht. Alles, was lebt, fühlt diese Kraft, erfährt sie in seiner persönlichen Realität auf die eine oder andere Art und Weise. Wie ihr sehr wohl erkennen könnt, ist diese Kraft sehr mächtig und reißt Vieles samt Wurzeln und Spitzen mit sich. Es ist an euch, geliebte Lichtträger, alles anzuschauen, wahrzunehmen, umzusetzen, was euch an Information darüber gegeben wird sowie das, was ein jeder Einzelne dazu von uns aus der geistigen Welt erhält.
Geliebte Kinder, jeder erhält zusätzlich seine persönlichen Botschaften, seine persönliche Unterstützung. Aber, er darf sie auch selbst empfangen. Das mag etwas sein, was dem Einen oder Anderen nicht unbedingt glaubhaft erscheint. Geliebte Kinder, die Botschaften kommen häufig von außen, werden über

andere Lichtträger an euch herangetragen. Aber, oft genug wird die Botschaft vermischt oder aufgrund eurer visuellen Einschätzung nicht so angenommen wie sie lautet. Wir sagen euch immer wieder, dass die sicherste Art für euch ist, das Licht zu visualisieren, in der Stille zu verbleiben, in der Mitte zu verharren und auszuhalten!
Auf jede Frage gibt es eine Antwort. Ihr dürft nur lange genug zuhören. Wir wissen, dass Geduld immer noch, wenn auch schon abgeschwächt, ein Thema unserer geliebten Gruppe ist!
Das Universum sieht eure Arbeit und ist voller Freude. Wir sehen euer Tun und sind voller Freude.
Und so möget ihr euer Sein akzeptieren und voller Freude jeden Tag beginnen!

Geliebte Kinder, alles kann geschehen.
Alles kann verändert werden.
Alles kann sein.
JETZT!

Ich bin Avanshar, Meister der fünften Ebene.

Ich und all die anderen Meister im Licht grüßen euch und senden euch unsere Liebe.
Unser Schutz sei euch gewiss. Ihr dürft vertrauen!

„Verbindungen, Gemeinschaften und Zusammenschlüsse“

Die Verbindungen sind hergestellt.

Ich bin Avanshar, Meister der fünften Ebene.

Ich und alle anderen Meister im Licht grüßen euch, geliebte Lichtträger.
Geliebte Kinder, der Segen des Universums ist mit euch. Unsere Liebe ist mit euch.
Und das Thema des heutigen Abends soll sein:
„Verbindungen
Gemeinschaften
Zusammenschlüsse“
Geliebte Kinder, euer Planet zeichnet etwas aus, das außergewöhnlich ist in den Galaxien, im Universum und das ist: „die Individualität“. Eure Erde ist in dieser Art und Weise durch euch, durch jeden Einzelnen von euch, etwas ganz Besonderes. Denn in dieser Form existiert kein anderer Planet. Durch euch geschieht ein Zusammentreffen der verschiedenartigsten Bewusstseinszustände, Energieformen. Energien der unterschiedlichsten Art werden ausgesetzt, zusammengefügt, willkürlich (nach euren Vorstellungen), sozusagen ein „Experiment der Energieformen“. Viele Seelen von anderen Sternen haben beschlossen, hier mitzuarbeiten und es war bekannt, dass die Arbeit über einen großen Zeitraum vonstatten zu gehen hat. Es gab und gibt immer wieder Seelen, die einen kurzen Aufenthalt wählen, um bestimmte Erfahrungen zu machen. Dieser Verbund ist das, was auf eurem Planeten einzigartig ist. So viele verschiedene Energieformen und unterschiedliche, individuelle Seelen die sich trafen, die beschlossen haben, einen Zeitraum miteinander zu verbringen, sind nun schon so lange miteinander verbunden und tragen in sich das alte Wissen.

Die Faszination, es anders zu gestalten als vorher, hält sie auf diesem Planeten. Die Variationen der Gefühle, in Form niedrigster Frequenz (ohne Bewertung) der Körper ist ein unglaublich faszinierendes Spiel für Viele von euch. Und sehr wohl ist auf der anderen Ebene die Gefühlsseite des Schmerzes und des Leides nicht mit der Dramatik besetzt, die es dann in eurem Leben darstellt. Es gibt die Seelen, die beschließen, ohne das Sehen, das Hören oder das Sprechen zu sein. Die beschließen, Schmerz zu erfahren. All das gehört zu dem, was ihr unter Leben versteht. Die Zusammenhänge sind kompakt, klar und deutlich für diejenigen unter euch, die bereit sind, sich dem alten Wissen zu öffnen, ohne das alte Tun zu aktivieren.
Viele, viele Seelen kommen immer wieder zurück und bringen nicht nur das alte Wissen mit, sondern auch alte Rituale und alte Lebensformen. Das, geliebte Kinder ist es, was in der niedrigsten Frequenzen fesselt und oft wird aus einem Spiel Ernst. Und nicht ihr seid dann der Meister, sondern das Spiel ist Meister über euch. Was nun bedeutet das sogenannte „Ego“, in den letzten Zeiträumen (genannt Jahre) nach eurer Zeitrechnung? Wahrhaftig existierte es zu Beginn eures Daseins nicht. Es wurde euch konditioniert. Der regelmäßige Hinweis, auf das, was ihr Körper nennt, von frühester Kindheit an, verband sich irgendwann mit dem Bewusstsein – „Ich“. Aber das hat mit dem „göttlichen Ich“, mit dem „spirituellem Ich“, oder dem „mental-geistigen Ich“ sehr wenig zu tun. Leider wurde in den vergangenen Jahrhunderten von den Menschen vergessen, die Verbindungen herzustellen zum „wahrhaftigen Sein“, dass das sich Berühren und die Bedeutung des Ichs mehr ist, als es heute von euch an eure Kinder weitergegeben wird. Die Bedeutung war einst, seinen Platz anzuzeigen. Der Hinweis war nicht nur auf den Körper gemünzt, sondern auf alles um ihn herum. Um zu zeigen, dass da, wo das Ich ist, der Platz ist, den die

Seele erfüllt. Und so wurde es früher von Anderen, vom Gegenüber verstanden.
Heute bedeutet das Zeichen ausschließlich: „Hier bin ich und da bist du". Es ist das Zeichen der Trennung, der Abgrenzung. So hat sich das Ich einen Raum geschaffen, der gleichzeitig ein Gefängnis ist und es vielen Seelen unmöglich macht, da wieder herauszukommen, sich zu entfalten, Freiheit zu empfangen und weiter zu signalisieren. Durch diese Eingeschränktheit kamen Gefühle die herrschen, beherrschen, manipulieren, Macht besitzen bis zur Übergröße. Sehr wohl wollten alle Seelen lernen auf dem Instrument der Gefühle zu spielen. Und das war gut so. Jedoch fing dieses Instrument an, die Seele zu beherrschen. Dies ist nun der Zeitpunkt, wo viele Seelen ihre wahre Bestimmung, ihre Visionen erkennen.
Nicht umsonst ist „das Neue Zeitalter" angebrochen, um zu erinnern. Das neue Zeitalter bedeutet große Hilfe von außen, ein Aufbrechen eurer energetischen Abschirmungen, ein Aufgehen des Herzens sowie auch des Planeten. Denn, geliebte Kinder, es ist zu einem Stillstand gekommen, indem Energien nicht explodieren, sondern implodieren und das bedeutet Zerstörung! Viele Seelen arbeiten nun daran, dieses Implodieren zu verhindern. Darum kommt immer mehr Hilfe aus der geistig-spirituellen Welt, von eurem höheren Selbst. Immer mehr Menschen werden erweckt. Wo früher wenige Seelen gereicht haben, die Richtung zu wechseln, bedarf es heute tausender. Da die Individualität, wie am Beginn schon gesagt, sehr ausgeprägt ist, existieren die unterschiedlichsten Erweckungsformen der verschiedensten Gruppen, um alle Seelen zu unterstützen, jede Einzelne nach ihrem Stand und Bewusstseinzustand.
Verbindungen werden aufgebaut und geknüpft, auf der einen wie auf der anderen Seite. Selbstverständlich sind Lichtträger vorsichtig, aufmerksam und wach, weil sie

um die Manipulationen wissen. Geliebte Kinder, ihr werdet immer mehr Visionäre treffen. Doch werden nur wenige ihr Ziel erfüllen und erreichen. Viele Visionen sind nicht nur für ein Leben gedacht. Raum und Zeit sind für euch nicht existent. So mag manch einer der Lichtträger, was er heute beginnt, nach eurer Zeitrechnung, erst in einigen Jahrhunderten erfüllen. Und doch, geliebte Kinder, ist jeder neue Tag wichtig. Vor allem eure Arbeit jeden Tag zu erfüllen mit Licht, Freude und Frieden, um an dem „großen Tanz im Licht“ teilzunehmen. Kein Treffen ist umsonst, keine Begegnung nutzlos. Es ist an euch, Licht in alles hineinzugeben, egal, ob ihr es versteht oder nicht. Die Arbeit, den Dingen vorbehaltlos zu begegnen, ebenso den Seelen, den Lebewesen, dem Leben im allgemeinen, wird für euch immer wichtiger. Denn das, geliebte Kinder, bedeutet, das „tatsächliche Ich“ zu sein und zu leben, das ihr wahrhaftig darstellt, das so wahrhaftig von Anbeginn eures Erdeneintrittes gültig war.
Das große Thema der Menschheit auf diesem Planeten ist, dass sie festhält an Energien und das die Faszination für andere Wesenheiten sehr groß ist. Viele Geschehnisse sollen sich immer wiederholen, damit viele Seelen, Wesenheiten und Bewusstseinszustände davon partizipieren. Doch, geliebte Kinder, ist es schon lange an der Zeit, dies zu verändern. Die Kräfte auf den verschiedensten Ebenen sind groß, um das zu erreichen, aber auch um das Alte zu erhalten, zu behalten. Und (um in eurer Sprache zu sprechen) es gibt Spielvarianten, die angenehm sind. Die viele Menschen immer wieder spielen möchten, weil Sie dadurch die größten Erfolge haben. Ebenso gibt es Spielvarianten, die nicht angenehm sind und die nicht gespielt werden möchten. Doch durch „das Gesetz der Wandlungen“, das nichts auf Dauer bleibt und alles im Fluss zu sein hat, darf jede Variante durch genommen

werden. Wenn das, geliebte Kinder, von allen Seelen erkannt wird, ist eine absolute Transformation des Planeten gegeben. Wir haben schon einmal darauf hingewiesen, dass häufig das Bedürfnis zu behalten, auf dem Stand, auf dem man sich wohlfühlt zu verharren, Starre bedeutet und so nicht existieren kann. Alles ist in Bewegung, alles ist im Fließen. Energie verharrt nicht! Wenn wir sagen, ihr sollt in eurer Mitte verbleiben, so bedeutet das einen Austausch mit allen Energien auf eine harmonische Art und Weise. In der Mitte zu verbleiben bedeutet, die Verbindungen um und mit dem Universum, das Fließen und das Sein mit allem was ist zutiefst zu verspüren! Das bedeutet, geliebte Kinder, ein stetiger, sanfter Puls von Austausch, Verbindungen, Seins-Zuständen.
Wir wissen, dass diese Thematik für Einige schwer ist. Aber wir wissen, dass es an der Zeit ist, mit euch darüber zu sprechen. Die Blockaden wurden aufgelöst, viel Neues kreiert sich. Nicht immer sofort sichtbar für eure menschlichen Augen. Doch ist jeder Einzelne auf dem Weg, seine Aufgaben, die er sich gestellt hat, zu erfüllen. Wir weisen erneut darauf hin, geliebte Kinder, dass eure menschlichen Augen anders sehen als die der geistigen Welt!
Diejenigen unter euch, geliebte Kinder, die einen „Schubs" brauchen, denen werden wir behilflich sein. Möge „der, der geschubst wird", sich daran erinnern. Geliebte Kinder, ihr alle seid Lichtträger, ihr die alten sowie die jungen Seelen der Gruppe, seid Mitarbeiter am großen Plan und wahrhaft Arbeiter. Ein jeder Einzelne von euch erfüllt das Universum mit Freude und die Meister im Licht sind mit euch. Und so segnen wir euch und senden euch unsere Liebe. Glaubet uns, wenn wir euch sagen, es wird rasch und sogar für eure Begriffe sehr schnell vorangehen.

Ich bin Avanshar, Meister der fünften Ebene.

Mit mir sind gekommen: Nesira
Namanshuri
Saidin
Xeron
Blue Rose
Taron

Der Segen ist mit euch allen! Möge ein jeder Einzelne von euch ihn empfangen mit offenem Herzen und sich darüber im Klaren sein, dass er den Segen verdient hat! Ich und all die anderen Meister im Licht grüßen euch, senden euch unsere Liebe. Unser Schutz sei euch gewiss. Ihr dürft vertrauen!

„Das Banner der Würde“

Ich bin Avanshar, Meister der fünften Ebene.

Ich begrüße euch, alle geliebte Kinder des Lichts.
Mit mir sind gekommen:

Nesira	-	Meisterin der Liebe
Namanshuri	-	der Wegbegleiter
Saidin	-	der Vollstrecker
Xeron	-	Meister der alten Weisheit
Blue Rose	-	Meisterin des Wohlstands u. materiellen Zugewinns
Taron	-	der Wächter, der Bewahrer
Atrion	-	der Liebende

Gesegnet sei der Beschützer, der sich nun entschließt, auf die Erde zu kommen. Wir begrüßen die Schamanin, die immer näher kommt. Und wir begrüßen die Feen-Frau, die noch nichts Genaues weiß. Aber dein Ruf wurde gehört. Und wir begrüßen all die geliebten Seelen, die andere Wege beschreiten, zu anderen Gruppen stoßen werden und doch immer im Licht stehen.

Der Organisator, der Mensch durch den wir sprechen dir, geliebtes Kind, wollen wir folgendes sagen: In deiner Zeit, jetzt, ist es angebracht, dich mehr und mehr mit uns zu verbinden, auch in deiner Realität. Auf das du voll entfaltest, was in dir ist!

Geliebte Kinder, wir möchten heute mit euch über ein Thema sprechen, das uns besonders wichtig erscheint. Und das Thema des heutigen Abends lautet:

„Würde“

Geliebte Kinder, das, was eure Gesellschaft darunter versteht, ist etwas ganz Wunderbares. Es existiert unter anderen Namen, in anderen Formen, in den verschiedensten Welten, aber es beinhaltet oder besitzt den gleichen Inhalt überall.
Würde, geliebte Kinder, bedeutet zu achten und zu respektieren ohne Beurteilung und Bewertung. Doch nicht nur das. Sondern es bedeutet auch, dem Anderen, den oder das man würdigt, egal ob einem Lebewesen oder einer Sache, auf eine bestimmte Ebene zu stellen. Den Platz einzuräumen, wo er oder es hingehört. Den Raum zu lassen oder zu geben, wo er oder es hingehört. Das bedeutet, geliebte Kinder, wir kehren zurück zu den Weissagungen, die ihr von uns erhalten habt: „Das alles wie es ist, gut ist und das alles, wie es ist, seinen Platz hat, unabhängig von dem, wie ihr es seht oder sich für euch und Andere darstellt. Wobei ihr als Lichtträger immer wieder in eurer Mitte sein dürft. Wohl spüren die meisten von euch, wenn etwas nicht stimmt. Aber sie nörgeln lieber, wollen es nicht verändern. Das hat nichts damit zu tun, das sehr wohl das, was gefühlt wird, was gespürt wird, was ihr seht (nicht nur mit eurem menschlichen Auge, sondern mit dem spirituellen, mit dem „Herzens-Auge") stimmig ist. Dem nicht nachzugeben, dem nicht zu folgen, bedeutet eine Verletzung eurer eigenen Würde!
Geliebte Kinder, Vieles in eurem menschlichen Dasein ist sehr einfach. Alles, was euch unzufrieden, unglücklich macht, was euch ärgerlich stimmt, was euch aus eurer Mitte bringt, ist nicht richtig für euch! Es ist ein Leichtes, das zu verändern. Nicht in der Form, dass ihr hinausgeht und versucht die Menschen oder die Situation zu verändern, sondern dass ihr in euch bleibt und das ihr klar bleibt. All solche Situationen und Menschen finden euch, weil euch die Klarheit fehlt.
Geliebte Kinder, Würde ist in eurem Sprachgebrauch ein großes Wort, aber es beinhaltet eigentlich zu wenig,

so wie viele eurer Worte. Ein Lächeln einem Anderen zu schenken, hat Würde. Den Anderen zu respektieren, so wie er ist, ohne Wut, Hass, negativen Gedanken, hat Würde. Nicht zu reagieren, zu agieren auf negative Energien von außen, hat Würde.
Leider, geliebte Kinder, ist es in eurer Gesellschaft üblich, nur dem Alter, dem Älteren das Wort Würde zuzugestehen. Aber, sehr wohl haben auch junge Seelen Würde. Das ist keine Frage des Alters und des Zeitraumes. Wir möchten dies ganz besonders in euer Herz senken. Denn die Würde ist ein neuer Aspekt, den ihr für euch betrachten dürft.
Jedem Lebewesen mit Würde zu begegnen, sei eure Aufgabe in den nächsten Wochen. Diese Aufgabe mag eine der größten sein, die ihr aus der geistigen Welt erhaltet! Erst dann, geliebte Kinder, wenn euch das möglich ist, seid ihr wirklich bereit. Ebenso ist Würde wichtig euch selbst gegenüber! Und glaubt uns, dass es ein großer Unterschied ist, ob ihr euch mit Würde begegnet oder mit: „Das will ich. Das steht mir zu. Das will ich haben. Alle anderen behandeln mich schlecht." All das, geliebte Kinder, hat nichts mit Würde zu tun. Empfindet und spürt hinein, egal wie die Menschen sich darstellen, ob euch gewürdigt wird. Dann fragt euch, ob ihr euch selbst würdigt. Ob ihr euch selber achtet und respektiert. Das ist Würde.
Geliebte Kinder, alles achten und ehren mit allem, was dazu gehört, ob es gut ist oder nicht, ob intelligent oder dumm, schwarz oder weiß ist eure Aufgabe. Es gibt in der Gruppe wunderbare Seelen, die mit der Würde das größte Problem haben! Und wir sagen jedem Einzelnen von euch, geliebtes Kind, gestehe dir Würde zu!
Ihr tragt das Licht des Universums und ein jeder Einzelne von euch wird dadurch gewürdigt. Ihr habt den Segen des Universums, der gesamten geistigen Welt und tragt dadurch „das Banner der Würde". Und so möget ihr hinausgehen. So möget ihr euch darstellen.

Geliebte Kinder, keiner ist besser, aber auch keiner ist schlechter. Nichts ist verdient und nichts ist unverdient. Jeder erfüllt seine Aufgabe. Und es ist an euch, geliebte Kinder, eure zu erfüllen, nicht die der Anderen. Es besteht ein Verbund, der Begriff ist euch bekannt von der letzten Weissagung, ein Zusammenkommen zwischen euch allen. Doch darf jeder Einzelne an seinem Platz stehen – in Würde! Und Würde, geliebte Kinder, gibt es in den tiefsten Ebenen, in den niedersten Frequenzen, in den kleinsten Lebensformen. Bedenket dieses wohl!

Ich bin Avanshar, Meister der fünften Ebene.

Ich begrüße euch alle, Kinder des Lichts. Neue Seelen kommen und sie seien gesegnet. So wie diese Gruppe, die größer und größer wird. Die Zeit ist reif! Und unsere Liebe ist mit euch, mit euch allen. Es wird ein Kind des Lichts kommen, eine große Seele, die diese Gruppe mit tragen wird und wir freuen uns, dass sie bereitet ist, einzutreten.

Der Segen des Universums ist mit euch.

„Die innere Bereitschaft“

Ich und alle Meister im Licht begrüßen euch, geliebte Kinder.

Der Segen des Universums ist mit euch.
Geliebte Kinder, dass alte Wissen, die alten Weisheiten wurden euch teilweise mitgegeben, wieder aktiviert, damit ihr sie anwenden und verwenden könnt. Und das, geliebte Kinder, Tag für Tag. Nun, werdet ihr sagen, das sind alles Dinge, die wir wissen, die wir schon mehrmals gehört oder gelesen haben, von euch schon empfangen haben. Doch, geliebte Kinder, scheint es immer wieder an der Umsetzung, an der täglichen Umsetzung dieses Wissens und der alten Weisheit zu scheitern. Euer aller Thema ist: „In eurer Mitte zu verbleiben und nicht – wie zum jetzigen Zeitpunkt hin und wieder – dort hineinzugelangen“. Euer Thema ist es: „Eure Übungen, Weisheiten tagtäglich anzuwenden. Man könnte sagen, regelmäßige Disziplin einzuhalten“. Geliebte Kinder, in euer aller Leben sind die Dinge und Geschehnisse um euch herum immer wieder wichtiger als das Wesentliche: „Den Frieden in euch zu erhalten und zu bewahren. Die Ruhe zu bekommen. Frei zu sein von äußerlichen Energien. Die eigenen Energien ausgleichend zu leben.“
Geliebte Kinder, vieles in eurem Tun ist unausgeglichen, in alten abgebauten Blockaden und Schwingungen verhaftet. Egotrips werden immer wieder durchlebt. All das braucht nicht zu sein und alles, wir meinen wirklich „Alles“, wäre erheblich einsehbarer, durchscheinender und einfacher für euch, wenn ihr das tätet, was zu tun ist!
Geliebte Kinder, es ist an der Zeit, dies wirklich zu trainieren. Ihr habt einen großen Spielraum sowie ein großes Spielfeld, wo ihr ausgiebig üben dürft, im Gleichklang – mit Gleichmut. Allem und Jedem so zu

begegnen, mag euch im Moment schwierig erscheinen. Und doch, geliebte Kinder, ist das mit ein wenig Übung, mit regelmäßiger, täglicher Übung zu erreichen. Das Treffen dieser Gruppe sollte der Anfang sein, um euch zu bewegen, regelmäßig miteinander oder für euch zu sein. Glaubt uns, dass weder Zeit noch andere Dinge dazwischen stehen werden, wenn ihr wirklich bereit seid.

Geliebte Kinder, häufig ist das eine Frage der „inneren Bereitschaft". Damit steht der Eine oder Andere noch sehr auf wackeligen Füßen. Wir sagen euch dies, damit ihr daran wachsen könnt, nicht stehen bleibt und meint, es wird schon einer vorbeikommen, der euch stützt. Nein, geliebte Kinder, ihr seid Lichtträger und ihr dürft, ein jeder Einzelne von euch, auf eigenen Beinen stehen. Wohl dürft ihr euch anlehnen, in Vertrauen und Liebe und trotzdem auf euren Beinen stehen. Geliebte Kinder, wir sagen euch dies noch einmal in aller Deutlichkeit. Das, was ein jeder Einzelne von euch tut, darf ihn erfüllen, darf ihn froh machen, darf seine Vision sein. Niemals kann die Fragestellung lauten nach Erfolg oder abhängig gemacht werden von Erfolg oder irgendeiner anderen Bewertung, die in eurer Gesellschaft üblich sind. Gerade in eurer Gruppe braucht das und sollte das nicht sein. Wenn ein jeder Einzelne für sich erreicht hat, den Anderen stehen zu lassen, zu betrachten und so die Dinge zu tun, das sie ihn erfüllen, ist er auch in der Lage, dieses weiterzugeben. „Und zwar in jeglichem Tun".

Wir sehen bei dem Einen oder Anderen von euch tiefe Wandlung, die zur Zeit zum Ende gelangt und mit starker innerlichen Bewegtheit einhergeht. Gerade euch sei gesagt, dass dies benötigt wird und Wandlung manchmal schmerzhaft scheint. Doch werdet ihr, wenn ihr mit euch und in euch seid sehen, wie viel Licht auf der anderen Seite zu euch gelangt, mit euch ist, in euch ist und wie sehr sich euer Herz öffnet.

Geliebte Kinder, immer wieder hören wir, dass das alles schon bekannt ist. Das wurde alles schon gesagt. Das wurde alles schon geschrieben, gehört und erzählt. Jawohl, das ist richtig. Von den verschiedensten Ebenen kommen die Botschaften zu den unterschiedlichsten Gruppen. Und doch, geliebte Kinder, ist es wie bei euch mit euren Kindern. Es immer wieder aufzeigen, erklären, und zeigen bis endlich, durch langes Üben, alles verstanden wird und selbständig durchgeführt werden kann. Und so, geliebte Kinder, ist unsere Arbeit und die Arbeit der geistigen Welt mit euch, der Menschheit und eurer Erde! Es mag sein, dass der Eine oder Andere gelangweilt ist, weil er meint, die ständigen Wiederholungen nicht aushalten zu können. Du geliebtes Kind, der Mensch, durch den wir sprechen, solltest besonders hinhören und hinschauen. Denn gerade du machst zu und hast noch nicht verstanden, wenn du meinst, das sich alles wiederholt und wiederkehrt. Verstanden mit dem Verstand mag sein, oft genug, aber auch mit dem Herzen? Das Verstehen mit dem Herzen ist etwas gänzlich anderes als das Verstehen mit dem Verstand. Es ist der geistigen Welt manchmal kaum möglich, all die wunderbaren Zusammenhänge zu erläutern und in eure Ebene zu bringen. Aber, geliebte Kinder wir werden weiterhin mit euch sein, euch weiterhin lehren und an eurer Seite stehen. Und so möget ihr dies alles wohl bedenken und tun, was zu tun ist. Unser Segen und unsere Liebe sind mit euch! Mit euch allen!

Ich bin Avanshar, Meister der fünften Ebene.

Habt keine Angst und vertrauet.
Der Segen des Universums ist mit euch.

„Das Bad im Licht“

Ich bin Avanshar, Meister der fünften Ebene.

Ich und alle Meister im Licht grüßen euch, geliebte Lichtträger.
Wir begrüßen ganz besonders die neuen Seelen, die zur Gruppe gekommen sind. Den Beschützer, der beschlossen hat, sich zu inkarnieren. Den Vermittler, dem mehr und mehr seine Aufgaben klar werden. Die Feen-Frau und die Schamanin, der Deuter – alle diese Seelen sind im Begriff, sich der Gruppe der Lichtträger anzuschließen.
Wir begrüßen euch, die schon eine gewisse Zeit mit dieser Gruppe verbringen.
Geliebte Kinder, ihr alle seid gesegnet. Es hat sich für den Einen oder Anderen Vieles getan, Vieles verändert. Doch, geliebte Kinder, seid ihr noch nicht an dem Platz, der euch gebührt. Noch immer nicht, geliebte Kinder, vollbringt ihr die Berufung, für die ihr euch entschieden habt. Dem Einen oder Anderen von euch wurde sehr deutlich gezeigt, dass der Weg, den er beschreitet, nicht unbedingt der Weg ist, den er innerlich zu begehen bereit war. Oder, dass der Weg den er versucht war zu gehen, für ihn nicht begehbar war. So mögen diejenigen unter euch, die dies erkennen, einhalten und die Zeit, die ihnen gegeben wurde durch bestimmte Umstände nutzen, in ihrer Mitte verbleiben und anschauen, was anzuschauen ist.
Andere in der Gruppe erleben zur Zeit die Erfüllung jahrelanger Arbeit, Träume und Visionen. Geliebte Kinder, ihr mögt euch fragen, warum ist dies so? Wir alle sind in einer Gruppe vereint, wir alle sind Lichtträger. Nun, das ist sehr wohl richtig. Doch ist ein jeder Einzelne von euch in der Lage, Umwege zu tätigen, noch nicht zu hören und zu sehen, noch nicht in sich zu ruhen. Das hat prinzipiell nichts mit den

Aufgaben des Lichtträgers zu tun. Aber, es hat mit euch zu tun. Ihr könnt sehr wohl wunderbare Lichtträger sein und ganz, ganz viel Licht weitergeben. Und doch ist es noch nicht rund, noch nicht in sich gebunden, wenn ihr nicht in euch ruht, wenn ihr immer wieder aus eurer Mitte geht. Warum dies so ist, geliebte Kinder, wird demnächst wieder jedem Einzelnen in einer persönlichen Botschaft mitgeteilt.
Vieles mag euch paradox erscheinen. Aber etliche Regeln und Bestimmungen wurden von Menschen aufgestellt. Aus der geistigen Welt kommen klare Weisungen und es ist an euch, ob ihr sie durchführt, sie anwendet oder nicht. Das Prinzip ist, dass alle Seelen kommen, um ihren Visionen zu folgen. Und ihr bildet keine Ausnahme. Der einzige Unterschied mag sein, dass manch Einer von eurer Gruppe es sehr schnell schafft und manch Einer mehr Zeit benötigt. Und Zeit, geliebte Kinder, wie ihr schon von uns wisst, ist relativ. Wenn die wahre Umsetzung von Zeit in euch wäre, würdet ihr Vieles nicht beginnen und ebenso Vieles beenden. Da ihr in der Gewissheit leben könnt, dass es so kommt, wie ihr es euch bei Beginn eurer Inkarnation vorgestellt habt. Wenn ihr es in dieser Inkarnation nicht schafft, so werdet ihr es in einer Anderen vollenden. Der Verstand sagt dann: „Nun gut, wenn ich genug Zeit habe und wenn das alles gar nicht so wichtig ist, dann mache ich es eben im nächsten Leben oder im fünften oder im zehnten. Nein, geliebte Kinder, genau das ist es nicht! Je deutlicher euch die Zusammenhänge des Universums, die Gesetze des Universums, der geistigen Welt klar sind, um so deutlicher wird euch, wie schön es ist jetzt und hier seine Visionen, seine Bestimmungen, seine Berufung zu erfüllen. Das mag euch unwahrscheinlich erscheinen, und doch ist es so.
Die Weisheiten des Lebens in sich zu tragen, bedeutet gleichzeitig Altes, Ballast, Barrieren abzuwerfen. Im Gleichklang zu sein mit allen Energien – innen wie

außen. In Harmonie zu sein mit allem und jedem, was ist. Nicht mehr Dinge zu tun, die euch nicht gut tun. Es werden keine Fragen unbeantwortet im Raum stehen, da ihr sie selbst beantworten könnt und vor allem die Antworten auch hört. Das „Urvertrauen“ in jedem wird sich voll entfalten ohne die Gefahren und Ängste, die euch schon so lange begleiten. Die Gewissheit, dass alles, was ist, gut ist, wie es ist und das ihr trotzdem unterstützend und hilfreich für Andere sein dürft und könnt. Das Liebe erfüllend sein kann, ohne einzunehmen, ohne zu fesseln, ohne zu beherrschen und ohne Verlustängste. Das sich öffnen Allem und Jedem gegenüber ohne die Gefahr des Verletzt Werdens. Das schlichte „Sein“ mit sich und den Energien um euch herum. Das wird alles gedeihen und wachsen, langsam aber stetig. Hindernisse und Blockaden, andersartige Schwingungen werden euch nichts anhaben können – nicht wirklich! So wie jetzt, geliebte Kinder, doch lasst ihr diese Dinge in euch verharren und zeitweise oder phasenweise verliert ihr euch in ihnen.
Der Eine oder Andere aus der Gruppe darf sich zurückziehen. Er erhält die Möglichkeit, dass zu vervollkommnen und zu realisieren was nötig ist, um weiter seinen Visionen zu folgen. Andere werden gefordert, mehr gefordert denn je. Der Eine oder Andere von euch wird „echten Herausforderungen“ begegnen. In allem, was in den nächsten Wochen kommen wird, bitten wir euch ganz besonders bei euch zu sein, in eurer Mitte zu sein und euch immer wieder Licht zu geben!
Euch zu baden im Licht – regelmäßig – Tag für Tag!
Euch zu verbinden mit der geistigen Welt, zu spüren wie sehr ihr behütet und beschützt seid. Euch zu verbinden mit anderen Lichtträgern auf der gesamten Erde. Denn auch das gibt Stärke und heilt!

Jeden Tag für das zu danken, was ihr bis jetzt geschafft habt, für das, was ihr seid und für das, was ihr noch tun und vollbringen werdet.
Ihr alle seid gesegnet und unsere Liebe ist mit euch.

Ich bin Avanshar Meister der fünften Ebene.

Ich und alle Meister im Licht grüßen euch, umarmen euch mit Licht.

„Der Weg des Lichts“

Ich bin Avanshar, Meister der fünften Ebene.

Alle Meister grüßen euch, geliebte Lichtträger. Wir freuen uns, wieder heute mit euch zu sein. Wir freuen uns, dass der Organisator, der Mensch durch den wir sprechen, bereit ist, heute die Botschaften weiter zu geben. Es grüßen euch: Nesira, Meisterin der Liebe und alle weiteren Meister. Sowie viele andere, die mit euch sind.
Geliebte Kinder, für euch alle gibt es den Segen des Universums. Für euch, für den Raum, den ihr euch geschaffen habt, für eure Berufung, für eure Tiere und eure Pflanzen, für eure Visionen. Die Zeit, geliebte Kinder, benötigt stark die Energien des „sogenannten“ Weiblichen. Darum werden immer mehr Frauen ihr altes Wissen nach außen bringen. Darum werden immer mehr „weise“ Frauen ihre Energien weiterleiten. Diese weisen Frauen, die Trägerinnen des alten Wissens, das im Moment stark auf eurem Planeten benötigt wird, sind die Schamaninnen. Gerade sie sind Lichtträger. Und gerade zu eurer Gruppe werden immer mehr von diesen weisen Frauen Zugang finden. Denn die Mitarbeit am großen Plan bedarf eine Menge von dieser Energie und diesem Wissen. Sehr wohl, geliebte Kinder, bedenket aber auch, dass ein jeder Einzelne von euch benötigt wird und keiner sich hinten angestellt fühlen mag. Die, die Berufung fühlen, haben die Qualitäten, die benötigt werden als Lichtträger. Die, die den Ruf gehört haben, werden Ihre Qualitäten einsetzen, euch mitteilen, an euch weitergeben, wie auch an die gesamte Erde.
Sehr wohl gibt es das auch in männlicher Form oder männlicher Energie. Wobei euch allen klar ist, dass in einer bestimmten „Seins-Form“ oder „Ebene“ der Energieaustausch so ausgeglichen ist, dass dort männlich und weiblich, wie in eurer Daseinsform, nicht

mehr existiert. Auf eurem Planeten ist es aus bestimmten Umständen noch notwendig. Darum nehmen die jeweiligen Seelen die eine oder andere Form an. Sie tragen die jeweilige Energie nicht nur zum Austausch, sondern um zu lernen, Geschehnisse aus den verschiedensten Perspektiven zu betrachten, um dann Lebensabläufe zu verändern. Und um die Akzeptanz und das Verständnis zu erreichen, dass alles „gleich wert ist“ – das alles „gleichberechtigt ist“.
Die große Trennung von männlich – weiblich war der Beginn einer absoluten Differenzierung, die in jeglichem Lebensbereich eures Erden-Daseins hineinstrahlt. Bis hinein in die unterschiedlichsten Hautfarben, unterschiedlichsten Rassen und Körperformen. Das Schematisieren beinhaltet gleichzeitig ein Auswählen, ein Aussortieren. Was außen vor ist, aus dem Rahmen fällt, gehört nicht mehr dazu, ist minder. Das geht dann weiter zum Beurteilen und Bewerten. Um dies zu durchbrechen, durchläuft jede Seele alle Lebensformen, alle Abarten, alle Rassen und alle Lebenssituationen mehr oder weniger intensiv, je nach Verständnisgrad. Da eure Lebensformen und Gesellschaftsformen sehr phantasievoll sind und unglaubliche Wandel vollzogen haben, gibt es immer wieder für jede einzelne Seele Neues zu durchleben, „Neues Altes“. Denn wenn ihr einmal durchschaut habt, wie es funktioniert, könnt ihr die Illusionen loslassen und wahrhaftig sein.
Ihr alle, geliebte Kinder, seid auf diesem Weg. Und wir verbinden uns mit euch in vollkommener Liebe. Die Aufgabe eines jeden einzelnen Mitglieds dieser Gruppe, eines jeden einzelnen Lichtträgers dieser Gruppe ist es durch die Illusion hindurch zu sehen. Ist es Erkenntnis zu erlangen, das Licht zu halten, auszustrahlen und den anderen Seelen und Lebensformen behilflich zu sein auf ihrem Weg, ohne sich selbst darin zu verlieren und ohne Ablenkung den „Weg des Lichts“ zu beschreiten!

Geliebte Kinder, der Mensch durch den wir sprechen, hatte um eine Pause gebeten, die eingehalten wurde. Und wir waren mit jedem Einzelnen von euch. Wir möchten euch mit aller Liebe darauf hinweisen, dass ihr mehr und mehr das Licht halten dürft. Mehr durchschauen dürft, um die Illusionen und Ablenkungen zu erkennen!
Geliebte Kinder, es ist die Zeit der Energien, der sogenannten „Vorgaukelungen“. Es existieren „Trugbilder“, die gemeinschaftlich kreiert werden von bestimmten Gruppen. Es existieren sogenannte „Fata-Morganas“ die euch vorspielen, wie euer Leben zu sein hat. Die Lichtträger dürfen sich mehr sammeln, mehr ihre Mitte spüren, um diesen Trugbildern zu begegnen. Diese Bilder werden immer wieder kreiert, um Macht auszuüben und um die Menschheit in Grenzen zu halten. Um das durchzusetzen, was Wenige für richtig erachten. Wenn Systeme zusammenbrechen, wird diese Form der Machtausübung, diese Form des Trugbilder bauens sehr stark und ausgeprägt. Ihr gehört zu denen (mit vielen Anderen), die das schon spüren längere Zeit. Aber es werden unter euch welche sein, die das auch sehen können. Diese Illusionen sind sehr geschickt und es bedarf von jedem Einzelnen viel Licht, beständiges Licht, um nicht mit hineingezogen zu werden oder um sich nicht darin zu verlieren.
Auf dem gesamten Planeten erkennen das schon viele Menschen, und versuchen mit den unterschiedlichsten Möglichkeiten dagegen anzugehen, es anzuhalten oder zumindest Schutz aufzubauen. Wir sind mit euch. Ihr dürft miteinander sein, euch verbinden und täglich einhüllen in Licht. Nicht nur für euch, sondern ebenso untereinander und füreinander. Öffnet eure Herzen sowie eure Türen, denn es werden mehr und mehr die Menschen zu euch geschickt werden, die ähnlich empfinden und den Ruf hören. Die spüren, dass Vieles nicht mehr so ist, wie es scheint. Nehmt Sie offenen

Herzens und mit offenen Armen auf und unterstützt sie mit eurer Liebe.
Geliebte Kinder, das Licht ist eure Stärke! Spüret die Verbindung mit allen anderen Lichtträgern auf eurem Planeten. Nicht nur eure Gruppe wird größer und größer, sondern auf der gesamten Erde finden sich immer mehr Seelen zusammen und verbinden sich im Licht.

Ich bin Avanshar, Meister der fünften Ebene.

Wir sind froh, mit euch zu sein. Unsere Liebe und unser Schutz ist mit jedem Einzelnen von euch.
„Erinnert euch!"

„Vertrauen.“

Ich bin Avanshar, Meister der fünften Ebene.

Ich grüße euch alle, Kinder des Lichts. Es ist schön zu sehen, wie die Arbeit gedeiht und wächst. Viele Dinge haben wir euch mitgeteilt, viele Durchsagen lest ihr, arbeitet stark daran. Doch gibt es noch Vieles zu tun.
So steht heute im Raum das Wort: *„Vertrauen“.*
Habt ihr euch schon Gedanken darüber gemacht, was Vertrauen heißt?
So sehe ich, dass es bei jedem im Kopf beginnt zu rotieren, zu fragen was nun ist Vertrauen? Vertrauen könnt ihr nur leben, wenn ihr euer Herz öffnet. Anders gesagt, könnt ihr es nur leben, wenn ihr Kopf und Bauch mit dem Herzen verbindet.
Die Spielwiese des Vertrauens ist riesengroß und wird von jedem Einzelnen anders empfunden. Vertrauen hat etwas zu tun mit in der Mitte bleiben, ruhig bleiben. Aus dieser Ruhe heraus zu agieren, zu handeln, ohne Ängste, ohne Verurteilung, ohne Wertung, ohne Wut. Dies ist wahrlich eines der schwersten Dinge, die der Mensch lernen darf. Vertrauen heißt nicht, sich nach außen richten, um zu sehen, was alle um sich herum machen, gestalten, leben. Vertrauen heißt nicht, nach den Mustern von Anderen zu leben und zu genügen. Wer vertraut, der wankt nicht. Wer vertraut, steht fest. Fest wie ein Fels in der Brandung, egal wie hoch die Wellen scheinen, die über ihm zusammen zubrechen, einzustürzen drohen. Dieses Vertrauen, liebe Kinder des Lichts, dürft ihr stärken, jeden Tag, jede Stunde, bei jeder Begebenheit, die euch offenbart wird. Die euch die Lernsituation bietet, um daran wachsen zu können. Wenn ihr im Herzen spürt, dass dies der richtige Weg ist, so geht ihn. Geradlinig, ohne auf die vielen „Ratschläge“ zu hören, auf die „Wenn's und Aber“, auf die Nöte und Ängste Anderer.

Wenn es für euch stimmt, wenn ihr in eurer Mitte seid, das wisst ihr inzwischen, wird euch gesagt werden, was das Richtige ist. Dann geht diesen Weg.
Das Vertrauen wird wachsen, wenn ihr es tut. Nicht aber im gleichen Maße, wenn ihr nur davon sprecht oder lest. So soll in der nächsten Zeit eure Aufgabe darin bestehen, das Vertrauen zu stärken. Zu fühlen, was Vertrauen für jeden Einzelnen heißt. Gelegenheiten werden von dieser Energie genug auf euch zu kommen. Geht in Liebe damit um, wenn ihr darüber stolpert. Wisset und seid euch gewiss, die Meister der fünften Ebene werden mit euch sein und sind es immer.
Der Segen des Universums ist mit euch.

Ich bin Avanshar, Meister der fünften Ebene.

Ich grüße euch Kinder des Lichts und habt Vertrauen!

„Die Liebe“

Ich begrüße euch Kinder des Lichts.

Heute Abend wird zu euch sprechen die Meisterin der Liebe, Nesira.

So wird unser Thema sein*: „Liebe“.*

Eure ganze Welt ist Ausdruck der Liebe. Sie wurde erschaffen mit Liebe und durch Liebe. Doch was bedeutet Liebe? Die Liebe hat viele Ausdrucksformen, die ihr Menschen diesem Wort gegeben habt. So gibt es zum Beispiel die körperliche Liebe, die ihr braucht, die benötigt wird, um euch fortzupflanzen.

So gibt es die Liebe, die ihr leben könnt. Und so gibt es zum Beispiel die Ausdrücke liebevoll, liebenswürdig. Und manch einer versucht liebevoll zu sein. Doch wenn er nicht in der Mitte steht, eins ist mit sich und dem Universum, wird die liebevolle Art vom Gegenüber nicht immer als liebevoll empfunden. Ihr könnt euch das so vorstellen, als würdet ihr wirklich die Liebe leben wollen, und Liebe schicken, doch parallel zu dieser Energie läuft eine andere Energie, wie zum Beispiel Wut oder Hass. So wird euer Gegenüber nicht verstehen, was wirklich Sache ist, was wirklich gemeint ist. Außer dieser Mensch steht in seiner Mitte und hat Verständnis.

Liebenswürdig kann nur gelebt werden, wenn man sich würdig empfindet, selbst die Liebe zu empfangen, sich selbst zu lieben in seinem ganzen Sein. Ebenso das zu lieben in sich selbst, was ihr nicht gerne seht bei euch, was nicht rein ist. Diese Energien in euch gilt es zu akzeptieren, anzuschauen, ja selbst als Erster zu erkennen. Und nicht, was ihr so gern und schnell bereit seid, es von euch zu stoßen, abzuwimmeln und zu sagen „dies gehört nicht zu mir“. Die wahre Liebe, die universelle Liebe ist grenzenlos. Sie kennt keine

Einschränkung, kennt keine Wertung. Sie ist bereit Alles und Jedem zu geben, der bereit ist auch zu empfangen. Ihr Menschen tut euch oft schwer mit dieser Liebe, die euch so gut tut, die ihr spürt. Wenn ihr sie erlebt, erfahrt ihr sie durch ein Glücksgefühl, durch Zufriedenheit und Harmonie. Doch wie oft in eurem Ausdruck, in eurem Leben schickt ihr die Liebe hinaus. Denn in eurem Hinterkopf, in euren Gedanken erwartet ihr etwas für diese Liebe. Sei dies in Form eines Geschenkes, eines lieben Wortes, der Liebe selbst. Und glaubet mir, so funktioniert es nicht. Bedingungslose Liebe, die gibt alles und bedingungslos. Liebe könnt ihr ausschließlich leben, wenn ihr euch selbst akzeptiert und so wie jeder Einzelne, jedes einzelne Wesen ist. Richtet in erster Linie die Liebe nicht nach außen und erwartet, dass euch bedingungslose Liebe erwidert wird. Nein, liebt als erstes euch selbst, akzeptiert euch so, wie ihr seid. Denn jeder Einzelne von euch ist voller Liebe. Es wird euch nicht helfen euch selbst zu lieben, wenn ihr im Außen die Liebe sucht, Liebeserklärungen und Liebesbestätigungen erwartet auf die verschiedensten Arten. Denn ihr werdet immer mehr nach Außen gehen, weiter suchen und immer mehr Liebesbestätigung wollen. Zufrieden werdet ihr nie sein damit.
Geht in euch, in eure Mitte. Schaut euch an und erfreut euch an diesem wunderbaren Wesen, dass ihr im Inneren von euch erkennen könnt. Ich, Nesira, werde stets an eurer Seite sein. Ich werde euch helfen, die Liebe zu transformieren, eure Akzeptanz zu transformieren in die universelle Liebe. So dass ihr frei von Angst und Nöten euch ausdrücken mögt in Liebe durch das Herz und so der Welt euch offenbaren könnt. So grüße ich euch Kinder des Lichts.

Ich, Nesira, sowie alle Meister der fünften Ebene und ihre ganze Liebe sei mit euch.

„Der Kreis der Lichtträger“

Ich bin Avanshar, Meister der fünften Ebene.

Wir, die Meister des Lichts, begrüßen euch alle, geliebte Lichtträger.
Geliebte Kinder, der Kreis der Lichtträger wird größer und größer. Der Mensch, durch den wir gesprochen haben, lange Zeit, kann durch persönliche Umstände ausfallen. Es ist manchmal wichtig für ihn, mit dem Segen von uns, zu pausieren. In dieser Zeit geliebte Kinder, bedarf es eurer Mithilfe. Das heißt, dass ein jeder von euch in den nächsten Zeiten erfahren wird, uns selber zu empfangen, selbst zu erfahren, wie es ist, sich mit uns zu vereinigen und die Botschaft weiterzugeben. Einen jeden Einzelnen von euch wird dies gegeben werden – zu seinem Zeitpunkt!
Geliebte Kinder, wir haben dem Menschen, durch den wir sprechen, gesagt, dass die Informationen so vielfältig sind, dass er allein nicht mehr in der Lage ist, sie weiter zu geben. Ihr wisst mittlerweile alle, dass wir mehr Menschen erreichen wollen, dürfen und können. Dazu wird eine schriftliche Form benötigt. Diese schriftliche Form entsteht, nach eurer Zeitrechnung, seit einem Jahr. Diese schriftliche Form kann und wird nicht die Arbeit eines Einzelnen sein, sondern benötigt einen Teil der Lichtträger mit. So werden diejenigen, die sich berufen fühlen das Layout machen, den Verlag herausfinden, die Kontakte herstellen, das Buch schreiben. Ein jeder Einzelne wird seinen Teil dazu beitragen dürfen, denn es wird einzigartig sein in seiner Form, kreiert von Vielen. Es wird einen Titel haben, aber viele Autoren. Und es wird gesegnet sein. Das, was dadurch kommt, wird das Startkapital sein für die Arbeit am großen Plan. Geliebte Kinder, ein jeder Einzelne von euch wird sich daran beteiligen dürfen.

Ihr alle könnt euch nicht vorstellen, wie umfassend eure Gruppe schon ist. Und wie umfassend sie sein wird. Einer unter euch hatte diese Vision, weil wir sie ihm geschenkt haben. Er sah den „Tanz im Licht". Er sah sich mit zwei seiner Liebsten beginnend einen Tanz um ein Licht, daraus wurde ein Kreis, dann eine unendliche Spirale. Die Energie war wunderschön und so ist sie auch jetzt. Geliebte Kinder, der Organisator, der zusammenfügt war der „Beginnende". Jeder Einzelne von euch ist ein Glied in der Kette, in dieser Spirale. Und jeder Einzelne von euch ist so wichtig wie der Anfang. Darum wird jeder Einzelne von euch erfahren dürfen, wie es ist, mit unseren Botschaften nach außen zu gehen.

Geliebte Kinder, eines Tages werden die Menschen „zigfach" sitzen, die Botschaften empfangen. Sie werden zusammen getragen, gebündelt und wieder hinausgesendet. Und es wird ein riesiges Projekt sein, an dem jeder Einzelne von euch, geliebte Lichtträger, daran beteiligt ist. Geliebte Kinder, schwer ist nur der Anfang, weil die, die sich im Zentrum befinden, der „kleine Kreis", noch viel Kraft benötigen für sich selbst. Je größer die Spirale wird, um so leichter wird es für die, die am Anfang stehen. Ihr alle seid ein Verbund mit uns, mit allen anderen Lichtträgern auf der Welt.

Geliebte Kinder, es gibt schon viele Lichtträger, und jeder Einzelne davon ist wertvoll. So wertvoll, wie alle anderen Seelen und Lebewesen und alles, was lebt – im Hier und Jetzt! Euch zeichnet aus, dass euer Ruf hinausging. Euch zeichnet aus, dass etwas in euch ist, das bewusst – mit Bewusstsein – ja sagt. Auch wenn der Einzelne noch nicht genau weiß, wohin, wieso und weshalb, trotzdem ist das „Ja" vorhanden. Und das ist der einzige Unterschied zu allen Anderen.

Es gibt für die verschiedensten Bereiche noch die unterschiedlichsten Lichtträgergruppen – und Formen, aber sie werden sich eines Tages wie in einem Puzzle

zusammenfügen. Wir werden euch zu einen anderen Zeitpunkt mitteilen, warum dies so ist. Eure Gruppe ist stark und mächtig mit dem Licht. Wir freuen uns darüber, vor allem, dass so viele neue Seelen dabei sind. Sie werden wieder Andere empfangen, in unserem Namen einweisen, führen und leiten.
Den zwei Schamaninnen sei gesagt: „Geliebte Kinder, ihr zwei dürft beginnen, verstärkt mit eurer Weisheit zu arbeiten, egal, was bis jetzt war. Nun geht hinaus. Die Zeit ist reif, für das, was ihr zu sagen habt – offenen Herzens!"
Der Feen-Frau sei gesagt: „Geliebtes Kind, es ist an der Zeit, deine persönliche Situation endgültig zu klären. Deine Leichtigkeit und deinen Zauber, den du besitzt, für dich zu leben! Dies mögest du jetzt für dich nehmen und mit all deinem Glanz und Strahlen tun. Eine Feen-Frau zu sein, ist nicht nur ein Name."
Der Segen ist mit euch, geliebte Kinder. In all eurem Sein und in all eurem Tun!

Ich bin Avanshar, Meister der fünften Ebene.

Licht und Liebe an euch alle. Wir sind froh, mit euch zu sein. Unsere Liebe und unser Schutz ist mit jedem Einzelnen von euch.
„Erinnert euch!"

„Die Übung der Stille"

Ich bin Avanshar, Meister der fünften Ebene.

Ich grüsse euch, ihr Lichtträger, Kinder des Lichts. Vieles habt ihr schon gehört von uns. Einiges davon habt ihr nun verstanden und setzt es um. Doch manches darf noch gewandelt werden.
So wollen wir heute über die *„Stille"* sprechen und gleich versuchen, es umzusetzen!
Ich frage euch und stelle in den Raum, wie oft geht ihr in die Stille? Jeden Tag einmal oder mehrmals in der Woche? Wie geht es euch, wenn ihr in der Stille seid? Wie fühlt ihr euch danach?
Das Wort Stille ist klein und unscheinbar und doch so groß und wichtig für euch. Es ist und wäre wichtig, dass ihr in die Stille geht, jeden Tag einmal. Wie wollt ihr euren Intuitionen folgen, wenn ihr nicht hinhören könnt. Wenn ihr euch ablenken lasst von eurer Umgebung, eurer Umwelt. Euch berieseln lasst von Radios und Fernseher, die ihr besitzt.
In die Stille gehen bedeutet nicht, ruhig zu sein. Stille heißt, sich zurückziehen, in sich gehen. Um euch kann so viel Lärm wie möglich sein, wenn ihr geübt seid. Zuerst beginnt an einem ruhigen Ort, setzt euch hin, bequem, so dass ihr spürt, wenn die Energien gleichmäßig und ruhig in euch fließen. Das heißt in Eurer Sprache, so wie es euch wohl tut. Dann lasst eure Gedanken los, ohne Wertung, ohne Korrektur so als wäret ihr in einem Kino und würdet einen Film betrachten. Dabei achtet auf eure Atmung, das sie sich ruhig, tief und im gleichmäßigen Rhythmus bewegt. Alle Geräusche um euch herum nehmt wahr, doch lasst sie ziehen und schenkt ihnen keine Beachtung. Das ist Stille, die wir meinen. Ihr könnt es euch vorstellen, als ob ihr in einer Glaskugel seid. Um euch herum funktioniert alles, ist Lärm, ist Betrieb. Doch ihr seid in

der Ruhe, in der Stille, wo euch nichts und niemand etwas anhaben kann. Nichts kann Euch aus dieser Stille bringen. Denn der Schutz ist gewährt durch die Kugel. Ihr dürft wissen, nur aus dieser Stille könnt ihr euer Urvertrauen aufbauen, könnt ihr eurem Körper Ruhe geben. In bewusster Weise Erholung geben, Entspannung, Harmonie in eurem Körper finden. Und so merkt ihr, dass die Stille ganz nahe und identisch ist mit in der Mitte sein.
So dürft ihr während dieses Treffens des heutigen Beisammenseins in der Gemeinschaft spüren, was Stille heißt und erfahren, was es bei jedem Einzelnen in seinem Körper auslöst und wie es wohl tut.
Es folgt die Übung in der Stille.
Nun, so spürt und sieht jeder Einzelne von euch, wie sich die Stille anfühlt. Wie schwierig es manchmal ist, in der Stille zu verbleiben und die Stille auszuhalten. Übet euch, in der Stille zu verweilen, jeden Tag. Überfordert euch nicht! Seid liebevoll mit euch, fangt im Kleinen an, damit etwas Großes wachsen kann. Wenn ihr glaubt, ihr könnt beim Großen beginnen, so seid ihr auf dem Holzweg. Denn ihr Menschen habt euch angeeignet, was ihr nicht in eurer Frist, in eurer Vorstellungszeit erreichen könnt zu verwerfen, auf die Seite zu legen, zu vergessen. Oder mit den Worten abzutun: „Das funktioniert eh nicht so“. Doch eben so funktioniert es. Indem ihr in die Stille geht mit kleinen Schritten, jeden Tag etwas mehr. Versucht das, tauscht euch untereinander aus, schaut euch an, wie es sich bei dem Anderen anfühlt.
So grüße ich euch alle, ihr Lichtträger. Es ist schön, mit euch zu sein. Und ihr dürft wissen, auch wenn ihr noch nichts spürt, fühlt oder seht, die Veränderungen haben begonnen und ihr seid mitten darin. So habt Vertrauen, der Segen des Universums sei mit euch.

Ich bin Avanshar, Meister der fünften Ebene.

„Herausforderungen“

Ich bin Avanshar, Meister der fünften Ebene.

Gegrüßt seid ihr, Kinder des Lichts.
Nun, geliebte Kinder, einige dieser Gruppe sind dabei ihren Herausforderungen zu begegnen. Nehmt diese Herausforderungen in Liebe an. Selbst wenn es euch zu Beginn schwer fällt. Bedenket immer, dass in diesen Herausforderungen die Geschenke liegen. Ein Jeder von euch hat „Ja“ gesagt zu diesen Herausforderungen. Manchmal möget ihr das Gefühl haben, solche Herausforderungen nicht tragen, nicht durchstehen zu können. Doch eben diese Herausforderungen sind da, um all euer Wissen und euer Vertrauen zu stärken. Um sich genau in diesen Herausforderungen nicht zu verlieren, wurden euch Übungen gegeben.
So werden wir für den Rest eures heutigen Treffens in die Stille gehen, ein Jeder für sich. Öffne ein Jeder sein Herz und lasse der Liebe die Kraft zu fliessen. Dadurch ist Heilung für jeden Einzelnen, die Kraft Herausforderungen zu bestehen sowie die Kraft der Gruppe gewährleistet. Dies geschieht nicht nur durch Worte, sondern auch, indem ihr die Liebe durch euch fließen lasst, in diesen Raum, in diesen Kreis, damit ein jeder Einzelne dieser Gruppe, ob hier anwesend oder nicht, die Kraft, die Macht der Liebe, der universellen Liebe spüren mag.
Es folgt die Übung der Stille.
So nehmet die Liebe in diesem Raum in euch auf, über euer Herz. Führet sie in die Tiefe eures Seins, damit die Liebe für sich selbst, für jeden Einzelnen, den Funken des Lichts erblickt und erwachen kann. So sei nochmals gesagt, dass die Herausforderungen dazu da sind um euer Vertrauen zu stärken, in euch selbst und in die göttliche Führung. Herausforderungen sind euch

gegeben, um Erkenntnisse zu schaffen, nicht zu verurteilen, sondern um zu verwandeln.

Ich bin Avanshar, Meister der 5. Ebene.

Ich grüsse euch, Kinder des Lichts und sende euch unseren Segen.

„Persönliche Seelenschwingungen“

Ich bin Avanshar, Meister der fünften Ebene.

Ich und alle anderen Meister im Licht begrüßen euch, geliebte Lichtträger. Es ist schön, mit euch zu sein.
Es ist schön, die Gruppe zu erleben. Wie ein jeder Einzelne sich entwickelt und voran geht, jeder zu seiner Zeit und in seinem Rhythmus. Einigen von euch fällt es noch nicht leicht, den eigenen Rhythmus, die eigene Schwingung zu erkennen, zu erfühlen, wieder zu entdecken.
Geliebte Kinder, das ist das Thema des heutigen Abends: *„Persönliche Schwingung“.* Die ureigenste Frequenz mit der ein Jeder von euch in diese Zeit, in diese Realität inkarnierte. Die Fragen gehen oft dahin, wie viele Leben mag ich gehabt haben? In wie vielen Leben habe ich gelebt? Warum in jenem und nicht in diesem? Warum in diesem Leben und in dieser Form und nicht in einer Anderen?
Geliebte Kinder, das hat mit eurer ureigensten Seelenschwingung zu tun. Stellt euch vor: „Ein Stein, den ihr flach über das Wasser werft. Ein Jeder von euch kennt dies aus seiner Kindheit. Seht, wie der Stein Kreise formt auf der Wasseroberfläche. So ist es auch mit eurer Seelenschwingung.“ So begegnet ihr an den äußeren Kreisen, an den weit entferntesten Schwingungsfrequenzen allen Menschen. Und je näher die Frequenz bzw. die Schwingung zu euch führt, zu Eurer Person, um so intensiver, um so herausfordernder, um so näher ist die Begegnung mit Anderen. Und so wie Ihr wellenartig die Schwingung hinaussendet, kommt sie auch wellenartig als Antwort zu euch zurück. Je weiter hinaus eure Schwingungen fließen, um so länger dauert es, in eurer Zeit, in eurer Realität, bis die Ereignisse reflektorisch zurückkehren. Mit euren Schwingungen hinaus gehen Visionen, Wünsche und

Bedürfnisse. Ereignisse kehren als Schwingungen – Schwingungsantwort zurück. Oft genug habt ihr dann vergessen, um was es geht. Zu welchem Zeitpunkt einst ein starkes Bedürfnis in euch war. Dann seid ihr erstaunt, wenn die Ereignisse vor euch stehen und ihr fragt euch, warum dieses oder jenes geschieht. Weil ihr euch nicht mehr erinnert an das, was ihr hinaus geschickt habt.

Stellt euch einmal vor, dass jeder Gedanke hinausfließt und so auch zu euch zurückkehrt. Je gezielter ihr den Stein über die Wasseroberfläche werfen könnt, desto länger springt er über die Oberfläche und dem entsprechend mehr Wellen schlägt er. So geschieht es mit euch, euren Wünschen, Träumen und eurem Wollen. Je klarer und deutlicher ihr das, was ihr erreichen wollt (eure Visionen) in diese Schwingung gebt, um so größer und zielgerichteter sind die Wellen, ist der Schwingungskreis den sie mit sich tragen. Um so deutlicher und klarer kommen die Ereignisse zu euch zurück. Ein jegliches Lebewesen auf euer Erde sendet diese Schwingungen hinaus. Sie alle treffen sich an einem bestimmten Punkt, verbinden sich, umschließen sich, kehren zeitweise gemeinsam zurück oder bilden noch größere Schwingungen, um noch weiter fließen. Dadurch könnt ihr euch vorstellen, welch ein unendliches Muster in Form von Schwingungen, von Kreisen, Halbkreisen sich ergeben, die sich alle miteinander, wenn auch nur kurz, verbinden oder sich berühren.

So seid ihr alle mehr oder weniger nach eurer ureigensten Frequenz miteinander verbunden. Dadurch könnt ihr alles jederzeit hinaussenden. Und das, geliebte Kinder, ist das Wesentliche. Ein Jeder von euch ist in der Lage, die Schwingungen und die Frequenzen aufzunehmen, zu kontaktieren, die für ihn wichtig sind, die ihn unterstützen, tragen und somit weiterhelfen. Geliebte Kinder, häufig ist euer Thema, dass ihr euch

von ähnlichen Schwingungsfrequenzen ablenken lasst. „Ähnlich" bedeutet eben nicht „dieselbe Energie" wie eure. Oft verbindet ihr euch mit anderen Schwingungen, die zeitlich und örtlich begrenzt sind. Um das herauszufinden, herauszufiltern – zielgerichtet an euer eigenes Thema, um auf euren eigenen Weg zu gelangen, bedarf es wiederum „Klarheit und eure Mitte". So wie der Stein, den ihr über das Wasser werft, in einem bestimmten Winkel geworfen werden darf, so dürft ihr aus eurer Mitte heraus agieren. Wenn ihr dann euren Stein werft, wird er unendliche Wellen bilden. Der Eine oder Andere von euch innerhalb der Gruppe spürt das. So funktioniert es bis in die geistige Welt hinein, so wird euer Ruf gehört ebenso wie all eure Bedürfnisse, Wünsche, Sehnen und Flehen. Aber oft genug, geliebte Kinder, ist es nur eine kleine Welle, die dann verebbt. Häufig, geliebte Kinder ist die Frequenz noch nicht ausgereift genug, um zu erzeugen! Geliebte Lichtträger, immer wieder fragt der Eine oder Andere unter euch sich, was kann ich tun, damit ich in meiner Mitte bleibe, dass ich überhaupt in meiner Mitte sein kann?
Nun, „zu sein", ist nicht das Thema. Denn ein Jeder von euch weiß, wie das ist und sich anfühlt. Nein, das Thema ist, in seiner Mitte zu verbleiben, geliebte Kinder. Und das bedarf, ebenso wie bei einigen anderen Sachen in Eurer Realität, einer gewissen Disziplin und das Anwenden von Übungen. Davon habt ihr schon etliche erhalten. Unsere Anfrage an euch ist: „Wie oft werden sie angewendet?" In der Mitte zu verbleiben, geliebte Kinder, ist leicht. Es bedarf dazu nur ein sich selbst spüren, jeden Tag einmal, jeden Tag ein bisschen mehr und ein bisschen länger. Eine ganz wichtige Übung ist: Wenn ihr außer euch seid, wenn ihr euch ärgert oder wütend seid, wenn ihr traurig seid, müde, stellt euch in dem Moment, in der Situation folgende Frage: „Was würdest du tun, mit wem würdest du jetzt streiten, wenn du alleine wärst? Wen würdest du

anschreien, wenn du alleine wärst? Wem würdest du Schuld zuweisen, wenn du jetzt alleine wärst? Wen würdest du nerven, wenn du alleine wärst?“ Und diese Liste könnt ihr je nach Situation ergänzen.
So möget ihr die nächste Zeit damit verbringen, mit euch zu sein, in euer Mitte zu sein, zu üben und zu lernen. Denn, geliebte Kinder, für die Lichtträger dieser Tage wird es wichtig werden, Beherrschung zu haben. Größe nicht nur zu zeigen, zu leben, sondern zu sein. Denn das Licht und die Liebe des Universums ist mit euch allen. Und so seid gesegnet und seid gewiss, dass wir mit einem jeden Einzelnen von euch sind, gerade während des Übens.

Ich bin Avanshar, Meister der fünften Ebene.

Das Licht ist mit euch, geliebte Lichtträger.

„Die Mitte"

Ich bin Avanshar, Meister der fünften Ebene.

Geliebte Kinder, das gesamte Licht des Universums ist mit euch. Es ist schön, bei euch zu sein, mit euch zu sein. Es ist schön, dass ihr heute in diesem Kreise zusammengekommen seid.
Der heutige Abend soll euch als Übung gegeben werden, als *Übung, in euer Mitte zu sein und zu bleiben*. Selbst wenn es um euch herum nicht so still, so ruhig ist, wie ihr es gewohnt seid während eurer Meditation. Spüret, wie schwierig es sein kann, in der Mitte zu verweilen, sich nicht ablenken zu lassen durch Lärm, durch Unruhen, durch Gespräche, durch Worte. In euch und bei euren Gedanken zu bleiben, nicht abzuschweifen ist wahrlich eine Kunst.
Wisset und bedenket, Meditation heißt nicht, sich in ein Kämmerchen zu verkriechen, die Türe zu verschliessen, so dass jeder Lärm gedämpft oder abgehalten wird. Das ist in Ordnung zu Beginn, um zu lernen, in sich zu bleiben. Am Anfang ist dies ein Weg, den man begehen darf. Doch ihr dürft weitergehen, euch ausdehnen, weiter üben, indem ihr versucht, bei euch zu bleiben. Wenn ihr zum Beispiel mitten in einer Menschenmenge steht, im Zug fahrt, wenn ihr eurer Arbeit nachgeht. Anfangs bedingt das eurerseits die Kontrolle, um nachzuprüfen: „Bin ich in der Mitte?" – „Agiere ich aus der Mitte?" Denn wie schon oftmals gesagt, in der Mitte zu sein, hat zu tun mit ausgeglichen sein, in Liebe seine Arbeiten zu verrichten. Das Vertrauen zu haben, dass alle Wege die ihr beschreitet, die richtigen sind. In der Mitte sein, heisst auch, die Energien, seien dies Worte, Gefühle oder Lärm an sich vorbeiziehen zu lassen, anzuschauen, jedoch nicht zu bewerten.
Wie oft ist es passiert, ist es geschehen, dass ihr während der Meditation durch Geräusche, Störfelder,

aus eurer Mitte gerissen wurdet? Was war die Reaktion von euch darauf? Die könnte zum Beispiel aussehen, das Störende zu verurteilen, zu beschimpfen oder sonstiges. Wertet nicht Andere! Ihr seid diejenigen, die sich aus der Mitte habt reissen lassen. Nehmt solche Situationen als Übungen, immer wieder, bis ihr spürt, ihr lernt, wie ihr euch in der Mitte halten und bleiben könnt. Doch um zu wissen, wann ihr in der Mitte seid, bedarf es dieser Übungen. Seid dankbar, damit ihr die Unterschiede erkennen mögt. Nehmet wahr, was es für euch heißt in der Mitte zu sein. Versucht es untereinander auszudrücken. Nehmt wahr, was es heißt, nicht in der Mitte zu sein und tauscht auch diese Gefühle aus. All das gibt euch die Möglichkeit, die Unterschiede zu erkennen und zu wählen, wo und wie ihr euch aufhalten möchtet.
So gehe für den Rest eures Zusammenseins ein Jeder in seine Mitte. Wir Meister der fünften Ebene werden mit euch sein.

Ich bin Avanshar, Meister der fünften Ebene.

Gehet hin und nehmet diese Übung, integriert sie in euer tägliches Leben. Die Liebe und der Segen des ganzen Universums sei mit euch.

„Danket für das Geschenk, das ein jedes Lebewesen euch macht durch seine Gegenwart“

Ich bin Avanshar, Meister der fünften Ebene.
Ich begrüsse euch alle, Kinder des Lichts. Die Verbindung ist hergestellt. Ich und alle anderen Meister im Licht grüßen euch, geliebte Lichtträger. Es ist schön, mit euch zu sein und zu sehen, wie die Gruppe grösser und grösser wird. Wie ein jeder Einzelne von euch mit seiner Qualität, seiner Bestimmung, seiner Vision mitarbeitet am großen Plan.
Geliebte Kinder, es werden mehr und mehr, in eure Gruppe kommen und der Ruf wird „viel gehört“ sein. Das heißt, es werden nicht ein oder zwei Menschen dazukommen, sondern mehrere. Ein Jeder, so war es von Anfang an besprochen und gesagt, erhält „seinen Namen“. So wird es sein, dass die Namen zu einem anderen Tag gegeben werden oder die Menschen den Namen direkt erhalten. Besser gesagt „erhören“.
Geliebte Kinder, mehr und mehr drängt die Zeit. Denn die Zeit ist für euch alle in der Gruppe wichtig. Sie scheint davonzulaufen, davon zuspringen. Ehe ihr euch verseht, ist eine Woche, ein Monat vergangen. Geliebte Kinder, wir möchten euch daran erinnern, dass ihr Lichtträger seid! Es gibt eine Beschleunigung in der allgemeinen „Erdenergie“, die auch Zeit nimmt. Aber, da ihr Lichtträger seid, ist es euch gegeben, die Zeit anzuhalten, bzw. zu verlängern und in den Bereich zu geben, der euch allgemein bekannt ist.
Heute, geliebte Kinder, wollen wir über ein Thema sprechen, das in euer Gesellschaft eine große Bedeutung hat, da es viel mit Beurteilung und Bewertung zu tun hat. Heute sprechen wir über das Thema: *„Schwäche!“*

Geliebte Kinder, was bedeutet es, schwach zu sein? Wobei wir uns auf eure verbale Umsetzung und Definition eurer Realität beziehen. Schwach heißt: Nicht stark zu sein, kraftlos sein, nicht ausreichend Energie zu haben, minderwertig sein, nicht zu sein wie alle Anderen. Das ist es, was für die Menschen Schwäche ausmacht. Wenn alle Anderen mehr können, mehr wissen, mehr schaffen als ich. Geliebte Kinder, wir wollen dazu euren Satz über die Natur zitieren: „Was schwach ist, kann nicht überleben!“ Und doch, wie viele sogenannte schwache Menschen, schwächliche Menschen, sogar äußerst geschwächte Menschen überleben in eurer Realität. „Schwäche“ ist ein Begriff, der sich sehr wohl lohnt anzuschauen. Weil er in eurer Energie bedeutet, dass ihr diese „Schwäche“ seid und fühlt. Geliebte Kinder, das ist etwas anderes, als wenn die Gesellschaft oder die Form in der ihr lebt, euch das Gefühl vermittelt. Schwäche ist etwas, das aus euch herauskommt. Schwäche hat immer etwas mit Hilflosigkeit oder dem Satz: „Ich kann nicht, ich schaffe es nicht“ zu tun. Was immer „es“ auch sein mag. Schwäche bedeutet aber auch, dass ihr etwas nicht schafft, nicht könnt, was viele Andere meinen zu können.
Geliebte Kinder, und wir stellen euch hier die Frage: „Ist das wichtig?“ Ist es wirklich wichtig, etwas zu können, was viele Andere fertig bringen? Warum? Wir sagen: „Schaut es doch einfach an“. Wenn viele Andere etwas können, brauchst du es nicht tun. Wenn viele Andere etwas tun, braucht es nicht auch dein Thema zu sein. Oft genug, geliebte Kinder, ist es so, dass ihr, wenn ihr etwas nicht so könnt wie die Anderen, wenn ihr nicht so seid wie die Anderen, euch das ein Gefühl des Getrenntseins gibt. Genau das, geliebte Kinder, stimmt nicht! Das Getrenntsein machen die Anderen zu euch und das hat seinen Grund. Oder umgekehrt, aufgrund der sogenannten Schwäche trennt ihr euch ab von

Anderen. Dann liegt die Ursache in euch. Es sollte auch nicht so sein, dass eure Schwäche zur Stärke des Anderen wird, geliebte Kinder. Nein, es sollte so sein, dass ihr partnerschaftlich austauscht.
Geliebte Kinder, wenn ihr dieses oder jenes nicht könnt oder darin schwach seid, dann habt ihr andere Qualitäten, andere Formen, die entweder einzigartig sind oder nur sehr wenig Menschen beherrschen. Das wiederum darf euch Kraft geben. Nun sollte geschehen, da es ein universelles Gesetz ist, dass sich austauschen möge, wer diese oder jene Qualität hat, mit den Qualitäten der Anderen. Und dadurch möget ihr gemeinsam wachsen und gedeihen. Geliebte Kinder, es geht nicht darum, die Schwächen des Anderen zu erkennen. Es geht nicht darum, die eigene Stärke empor zu heben. Es geht darum, geliebte Kinder, das miteinander zu teilen und sich dadurch gemeinsam zu größeren Ideen hinauf zu schwingen. Wenn ihr einen Menschen trefft, der sich besonders abhebt von euren Qualitäten, seid aufmerksam.
Wir nennen ein Beispiel: „Ihr seid besonders organisiert. Ihr seid besonders akkurat und durchgeplant und trefft nun einen Menschen, der absolut chaotisch ist (zumindest nach eurem Begriff). Der zu euch sagt: "Ich bringe gar nichts, was ich so möchte, auf die Reihe". Nun, dann möget ihr euch mit dem Menschen als erstes hinsetzen und schauen, wo sein Schwerpunkt liegt. Wo seine Stärke und seine ganz persönliche Qualität liegt. Und siehe da, etwas, was ganz im Verborgenen, innerlich sanft und zart blüht, (wir reden nicht von gedeihen, denn das kann es nicht wegen der ganz wunderbaren organisatorischen Fähigkeit), diese Pflanze, geliebte Kinder, wird genährt werden. Dieser Anteil in euch wird genährt werden, wenn ihr es mit eurem Gegenüber austauscht – mit seiner und eurer Stärke. Dann entsteht etwas wie ein Gewinn. Ihr verbindet euch, ihr kommt gemeinsam in die Mitte und

könnt gemeinsam in das Universum gehen und für das Universum arbeiten. Denn das war euer eigentliches Ziel! Nun, wie läuft es wirklich? Wir wollen das deutlich aufzeigen. Ihr denkt:
Gott sei Dank treffe ich jemand der chaotisch ist, chaotischer als ich (denn jeder Mensch trägt auch den Anteil Chaos in sich). Und Gott sei Dank, sagt der Andere, treffe ich endlich jemand, der organisierter ist als ich (denn jeder Mensch trägt den Anteil der Organisation in sich). Und so tauscht ihr euch aus. So begegnet ihr euch: Du organisierst ihn und der andere erlaubt dir, schlafen zu gehen mit dem Gedanken: Ach, so chaotisch bin ich doch nicht. Ein bisschen Chaos ist ja ganz nett. Das heißt, einer wird immer über dem Anderen stehen. Und Einer wird sich immer unter dem Anderen befinden. So ist kein Austausch möglich, außer der von unten nach oben oder der von oben nach unten. Das ist kein Austausch, geliebte Kinder. Das ist ein Herabsehen und ein Hinaufschauen, ein Bewundern und ein bisschen Verachten. Aber das ist kein gegenseitiger respektvoller Austausch. Kein sich Begegnen im Licht. Und dies, geliebte Kinder, möchten wir euch ganz besonders ans Herz legen. Denn diese Begegnungen sind ebenso die Begegnungen in der Gruppe, gegenüber den neuen Menschen die kommen werden. Der Gruppe gegenüber den anderen Lichtträgern, der Gruppe gegenüber dem Universum. Das, geliebte Kinder, mag euch allen klar sein, deutlich sein. Ein Jeder möge dies in seiner Mitte verankern. Die Begegnungen untereinander sind als Geschenk zu betrachten. Eure Übung in den nächsten Wochen darf sein: „Ein jeglicher, der euch begegnet, ein jegliches Lebewesen, möget ihr gegenüber treten mit den Worten: Ich danke für das Geschenk, das du mir machst mit deiner Gegenwart!"
Wir danken der Gruppe der Lichtträger, die sie uns gibt mit dem Geschenk ihrer Gegenwart!

Ich bin Avanshar, Meister der fünften Ebene.

Der Segen des Universums mit euch.

„Die Klarheit“

Ich bin Avanshar, Meister der fünften Ebene.

Ich begrüße euch, Kinder des Lichts. Es ist schön, mit euch zu sein.
Wie ihr alle an euren Körpern spürt und erfahrt, sowie an eurem Sein, sind die Energien auf der Erde nicht immer leicht zu ertragen. Doch es ist schön zu sehen, wie ihr euch bemüht. Wie ihr versucht, die Übungen durchzuführen, um eure Mitte zu halten. Verzaget nicht, wenn es nicht immer funktioniert. Denn das gehört dazu, auch das gilt es zu üben, nicht aufzugeben. Sondern immer wieder von Neuem zu beginnen, so lang wie möglich zu versuchen, in der Mitte zu bleiben, zu sein. Das Energiepotential, das momentan auf der Erde herrscht, mag manchmal für euch verwirrend sein. Doch wisset, ihr entscheidet, jeder für sich, wie, wo, wann, wie lange, er sich in dieser Wirrnis von Energien aufhalten möchte oder eben nicht.
So soll das Thema des heutigen Abends die *„Klarheit“* sein. Jeder von euch hat schon erlebt, dass er in seinem Sein völlig klar war. Alles, was in diesem Augenblick gefühlt, visualisiert oder gedanklich kreiert wurde, konnte sich materialisieren, manchmal in kürzester Zeit. Was war eure Reaktion darauf? Wohl die Meisten waren erstaunt, fragten sich: „Wie denn, wie habe ich das gemacht? Wenn ich es jetzt versuche, klappt es nicht, geht es nicht“. Es ist die Klarheit, die es euch möglich macht, Dinge zu kreieren. Denn in der Klarheit ist die Frage des Vertrauens und des Glaubens nicht notwendig. In der Klarheit ist alles da.
So nehmet als Vergleich den Nebel auf eurer Erde. Was geschieht, wenn Nebel aufkommt? Wenn Ihr auf einem Weg seid, den ihr nicht kennt und ihr nicht weiterseht als eine Armeslänge vor euch? Nun, Verwirrung, Ziellosigkeit, Angst, Orientierungs-Schwierigkeiten und

x-Möglichkeiten, einen Weg zu gehen. Fühlet euch hinein in diesen Zustand der Verwirrung. Da mögen Fragen aufkommen wie: In welche Richtung soll ich nun gehen? Wenn ich diese Schritte mache, was erwartet mich dann? Hilft mir denn keiner weiter? Nun beginnt sich der Nebel zu lichten. Jetzt könnt ihr eure Füße erkennen, und je höher der Nebel steigt, desto besser erkennt ihr, wo ihr steht. Desto besser erkennt ihr den Weg. Sobald der Nebel auch den Kopf frei gibt, was könnt ihr sehen? Ein Weg, der euch ganz klar an ein Ziel führen wird. Und genauso ist es mit euren Gedanken. Ein Ziel entsteht um so klarer, wie ihr es formuliert und indem ihr es formuliert. In klaren einfachen Sätzen, gut verständlich für euch. Wenn euer Ziel klar definiert ist, wird es sich in naher Zukunft materialisieren. Wir wissen, ihr habt viele Ziele, doch oftmals sind eure Gedanken wirr, so unklar definiert, dass sich eure Gedanken zerstreuen. So werdet ihr euren Brennpunkt nicht finden. Dann geschieht es, dass ihr der geistigen Welt die Schuld zu schiebt und sagt: „Habt ihr mich nicht verstanden? Habt ihr mich nicht gehört?“ Wir hören euch sehr wohl. Doch wisset, es liegt nicht an uns, eure Energien gerade zu biegen. Das dürft ihr selbst lernen. Denn so wie die Energien von euch gesandt werden, gehen sie in die Welt und kommen von dort zurück. Wenn ihr ein Wirrwarr an Gedanken schickt, kommt ein Wirrwarr zurück. Dann fragt euch selbst, was kann ich ändern?

So nehmet an, ihr wäret in der Schule, und dürft wie die Kinder das 1x1 lernen. Das bedeutet üben. Bedenkt, das Kinder nicht mit den großen Zahlen beginnen, sondern sie beginnen ganz unten. Das heisst für euch, beginnet mit einfachen Aufgaben. Einfache, klare, kleine Visionen und Wünsche, die ihr euch erfüllen möchtet. Kreiert sie euch in einer ruhigen Minute, indem ihr den ganzen Gedanken auf euer Ziel richtet. Dann schreibt dieses Ziel so auf, als wäre es schon in eurer Realität.

Das würde zum Beispie heißen: „Ich bin glücklich“. Nicht ich möchte glücklich sein oder ich kann glücklich sein oder ich möchte einmal glücklich sein.“ Ich bin glücklich“ ist klar und einfach. Dann nehmet ihr euer Ziel, euer individuelles Ziel, das nicht bei jedem das Gleiche ist, mit in eure Meditation und spüret hinein. Seid damit offen, seid offen was euch die Außenwelt an Erfahrungen bringt. Hinterfragt nicht jede Minute: „Habe ich es richtig gemacht? Habe ich es falsch gemacht?“ lasset es sein. Die Erfahrungen, die ihr macht, werden euch zeigen, ob eure Ziele klar und einfach formuliert waren. Dieses Loslassen ist wichtig für euch. Bedenket, wenn ihr stets an euren Zielen herumfeilt, nörgelt, verliert sich euer Ziel genauso, als wenn es unklar definiert wurde. Wenn ihr euer Ziel habt, genügt das. Denn bedenket, wenn ihr in einen Zug einsteigt und ein Zielort vor Augen habt, dann fragt ihr nicht, welche Station kommt wann und wo. Die Stationen werden kommen, sie werden gehen und die nächsten Stationen werden kommen und wieder gehen, bis ihr euer Ziel, das ihr euch gesetzt habt, erreicht. Nehmet die Klarheit des Bergkristalls, der alles Wissen in sich trägt. Wenn der Bergkristall in seiner Klarheit die Energien hinaussendet, sind sie klar. Keiner hinterfragt und sie kommen dadurch klar am Ziel an. Es ist nicht einfach für euch, immer in absoluter Klarheit zu sein. Nun ja, wenn ihr in eurer Mitte seid, seid ihr klar. Das dürfte euch inzwischen wirklich klar sein. Für den Einen oder Anderen mag es hilfreich sein, einen Bergkristall mit in die Meditation zu nehmen und ihn zu bitten, die Gedanken zu klären, so dass sein Ziel klarer zu formulieren ist. Wie schon gesagt, um Klarheit in den Gedanken zu schaffen, braucht es Übung. Und dies ist eine dieser Übungen in der nächsten Zeit. Beginnt mit kleinen Zielen und versucht, eure Gefühlszustände in dem Moment, indem ihr etwas kreiert zu überprüfen. Jeder Einzelne von euch merkt sehr wohl, wenn seine

Gedanken verwirrt, zerstreut, ungeordnet sind und wann sie klar, gradlinig in einer Richtung verlaufen. Jeder Einzelne soll diese Gedanken für sich erspüren. Damit ihr mit der Zeit genau wisst, wann ihr klar seid und bereit etwas zu kreieren. Wenn ihr spürt, dass eure Gedanken nicht zu koordinieren, nicht zu ordnen sind, lasst das Kreieren. Habt Geduld mit euch! Geht in die Meditation und kreiert erst, wenn ihr klar seid. Oh ja, natürlich könnt ihr anders kreieren. Doch wie ihr alle schon erfahren habt, bringt euch das nicht weiter. Es bringt euch Ärger, Verdruss oder sonstige Ausbrüche eurer Emotionen. Und bedenket, die Ziele jedes einzelnen Individuums sind verschieden und das hat seine Ordnung.
Bedenket, dass wir Meister der fünften Ebene mit euch sind, auch in den Übungen. Denn wir wissen um eure Ängste und Nöte. Der Segen des Universums und die ganze Liebe ist mit euch, mit jedem Einzelnen von euch. Und so grüße ich euch, ihr Kinder des Lichts, ihr Lichtträger. Es ist schön, mit euch sein zu dürfen.

Ich bin Avanshar, Meister der fünften Ebene.

„Die Macht des Wortes“

Hier spricht Avanshar, Meister der 5.Ebene.

Gegrüßt seid ihr alle, geliebte Lichtträger. Ich und alle anderen Meister begrüßen einen jeden Einzelnen von euch und senden euch den Segen.
Geliebte Kinder, lang war die Pause der regelmäßigen Treffen. Sie entstand auf Wunsch des Menschen, durch den wir sprechen, den Organisator, ebenso wie auf Wunsch von Anderen aus der Gruppe der Lichtträger. Die Informationen waren vielfältig und ein Jeder von euch wollte leben was er hörte, was er las und dachte.
Geliebte Kinder, damit sind wir bei dem heutigen Thema des Abends. Wir wollen mit euch über „das Wort“ sprechen und „die Macht des Wortes“.
Geliebte Kinder, es gibt die Dreieinigkeit. Ähnlich verhält es sich auch mit: „dem Gedanken“ „das Wort“, „die Tat!“ Wir wollen heute mit euch Lichtträgern darüber sprechen, wie wichtig es ist, das Wort zu nutzen als Aussagemittel, als Kommunikationsmittel, nicht als Straf-, Macht- oder Manipulationsmittel.
Geliebte Kinder, der Gedanke ist etwas, das ein Mensch nicht unmittelbar erfährt, außer auf anderen Ebenen. Die Tat ist etwas, was alle erfahren, sehen und mitbekommen. Nur das Wort steht in der Mitte, ist der Mittler zwischen den Gedanken und der Tat, ist aber auch der Vermittler, ob ein Gedanke wirklich in eine Tat umgesetzt wird oder ob er sich im Wort verliert.
Wir wollen das ein wenig ausführen. Stellt euch vor: Ihr bekommt einen Gedanken. Darüber beginnt ihr mit eurem Umfeld zu sprechen. Mit einem sogenannten guten Freund oder Gleichgesinnten, der euch diesen Gedanken aus besonderen Gründen zerpflückt, wie ihr es nennen würdet, mies macht. Schon hat sich das Wort in seiner Macht erfüllt, denn ihr habt euren Gedanken nicht in die Tat umgesetzt. Natürlich funktioniert dieser

Weg auch umgekehrt. Es gibt manchmal in euch Gedanken, die lange warten. Ein Anderer aber spricht sie aus, setzt sie um und so entstehen Sätze wie: „Das ist genau das, was ich gedacht habe. Du sprichst genau aus, was ich denke." Und schon kann daraus eine Tat entstehen. Dadurch ist der Andere oder du selbst motiviert, die Tat um zusetzten, das Tun zu beginnen.

Die Worte zu benutzen, geliebte Kinder, in Ehrfurcht und Respekt ist etwas, das ein Jeder von euch sich aneignen darf. Ein Zuviel ist ein Zerreden! Ein Zuwenig ist nicht mutig genug! Es darf das Mittelmaß gefunden werden. Der Ausdruck und die Klarheit eines Wortes hat viel mit euch als Lichtträger zu tun. Besonders für euch ist die Deutlichkeit des Wortes, die Benutzung eines Wortes, ist das Einsetzen eines Wortes von größter Wichtigkeit. Bitte überlegt in der nächsten Zeit, was ihr sagt, wie ihr es sagt und welche Worte ihr verwendet. Geliebte Kinder, euch ist ein unglaublicher Wortschatz mitgegeben worden. Einzigartig in seiner Art im gesamten Universum. Ihr dürft diesen Wortschatz nutzen. Ihr dürft aber genauso das Zuhören lernen und anwenden! Beides, geliebte Kinder, ist der nächste Schritt zur Meisterschaft. Das Tun – das Wort – der Gedanke, diese drei Einigkeiten, unter dem Aspekt des Lichtes anzuwenden, ist eure Aufgabe.

Mit dem Tun haben wir bei euch allen begonnen. Im Tun wisst ihr, was möglich ist. Und nun, geliebte Kinder, geht es weiter zum Wort. Wir bitten euch, dies in den nächsten Tagen, Wochen und Monaten bewusst anzuwenden. Geliebte Kinder, das ist der Schritt in die nächste Dimension. Der große Plan ist das Ziel eurer Mitarbeit. Jetzt, geliebte Kinder, seid ihr, um mit euren Worten zu sprechen, dem Kindergarten entwachsen und bereit für die Schulreife.

Dass ein Wort nicht nur in seinem Sprachinhalt Bedeutung hat, sondern auch im Tonfall, in der Stimmlage, bedeutet gleichzeitig für Jeden von euch bewusst mit der Stimme und dem 5. Chakra umzugehen. Die Kommunikation mit dem Wort ist bis heute eure stärkste Form der Begegnung. Der bewussten Begegnung mit allen Lebewesen! Wir klammern dabei die Begegnungen auf den unterschiedlichsten Ebenen aus, da diese von Vielen unbewusst angewendet werden und in eurer Realität nicht umgesetzt werden kann, noch nicht. Dies gilt nicht für die unter euch, die sich damit versucht haben und das Glück hatten, damit umzugehen, sondern vor allem für diejenigen, die an diesen sogenannten „Hokuspokus“ nicht glauben oder sich aus Angst verschließen. So möge dies nun eure Aufgabe sein: „Ein Jeder von euch möge sich bewusst sein über die Macht und die Kraft eines Wortes!“

Geliebte Kinder im Licht, du, der Mensch durch den wir sprechen und sein Seelengefährte: Die Botschaft ist angekommen. Ihr wundert euch nun so viele Jahre und ihr dürft euch noch ein bisschen weiter wundern. Die Botschaft ist für euch klar, das Wort ist deutlich. Doch, geliebte Kinder, seid ihr, mit Verlaub zu sagen, manchmal extremer als eure Tiergefährten, ungebändigter und ungezügelter. Mit all eurer Weisheit, eurem Wissen, eurem hin und wieder Tun und Ausüben ist es überhaupt keine Herausforderung mehr, in euch zu verbleiben. Ebenso die Meisterschaft, die ihr vor vielen Jahren berufen habt, endlich anzuerkennen, wirklich im DASEIN zu leben. Mit all den Aufgaben, die ihr freiwillig auf euch genommen habt und noch nehmen werdet. Eines sei euch Beiden mit aller Deutlichkeit gesagt: „Überlegt euch eure Worte!" Vor allem die, die ihr miteinander austauscht. Die geistige Welt empfindet die Schwingungen, die ihr manches Mal um euch herum wehen lasst als schmerzhaft. Ihr seid euch gegeben als Geschenk, nicht als Prüfung, nicht als Weniger oder Mehr – sondern zur Ergänzung. Lernt dies zu schätzen, zu respektieren und zu achten. Aber lernt auch,

gemeinsam die Botschaften zu hören und zu verstehen. Lernt euch zu verbinden, nicht gegeneinander, geliebte Kinder, miteinander, füreinander. Dann wird alles leichter, aber nicht schwerelos, selbst wenn das euer Beider Bedürfnis ist. Nur bedenket, ihr habt euch Aufgaben gestellt und die wollt ihr erfüllen, dürft ihr erfüllen. Besonders die zur seelischen Reifung und Läuterung. Es ist an der Zeit, Geschehnisse wieder unter solchen Aspekten zu betrachten. Und dann zu danken! Der Segen, geliebte Kinder, ist mit euch Beiden! Der Schutz der geistigen Welt ist mit euch Beiden! Doch wie eure Tierbegleiter springt ihr oft genug über eine Hecke und lauft ohne zu denken voran. Nicht Züchtigung ist die Antwort der geistigen Welt darauf, sondern der Ablauf der Geschehnisse, das Entwickeln der Geschehnisse. Wenn ihr wirklich mit und bei euch seid, werdet ihr erkennen, was welche Wirkung nach sich gezogen hat. So vertrauet darauf, dass wir mit euch sind. Jedoch Entscheidungen jeden Tag von euch neu gefällt werden, nämlich wo ihr sein wollt, wo ihr steht und was ihr tut. Euer freier Wille ist wie bei allen Anderen oberstes Gesetz und mit Verlaub gesagt, sind beide Seelen damit stark ausgerüstet.
Wir grüßen alle Kinder im Licht. Wir segnen euch, euer Haus, eure Tierseelen, eure Pflanzenseelen und freuen uns, mit euch zu sein

Ich bin Avanshar, Meister der 5. Ebene

„Erinnerung an das Licht“

Alle Meister der fünften Ebene grüßen euch, Kinder des Lichts.

Wir grüßen euch, ihr Lichtträger. Seid euch jeden Tag bewusst, dass ihr Lichtträger seid. Dass ihr das Licht tragt in euch, um euch und das ihr es weiter geben könnt an Jeden, der euren Weg kreuzt. Ihr seid wie ein Pfeiler, der in der Welt steht. Wie Wegweiser, die Menschen helfen ihren Weg zu gehen. Dies wird jeden Tag geschehen, jeden Augenblick in eurem „Sein“. Seid euch jeden Tag bewusst, dass ihr das Licht in euch entzündet, entfacht habt und euch bereit erklärt habt, das Licht nach außen weiter zu geben. Das Licht in Form der Liebe zu leben und zu geben.
Dies nehmt als kleine Erinnerung an euch.
Selbst wenn wir momentan nicht so häufig durch Worte bei euch sind, seid gewiss, dass wir stets an euer Seite stehen.
So grüßen wir euch alle, Kinder des Lichts und wisset der Segen des Universums ist mit euch!

„Entfaltet eure Flügel"

Geliebte Kinder im Licht, Ich bin Avanshar, Meister der 5.Ebene.

Diese Zusammenkunft heute, geliebte Kinder, sei ausschließlich für die Gruppe gedacht und möge so auch verwendet werden.
Der Segen des Universums ist mit euch. Wir alle, die Meister im Licht und all die Anderen, die noch hinter euch stehen, senden euch den Segen.
Geliebte Kinder, die Gruppe ist enorm gewachsen. Viele Seelen sind dazugekommen und sie wird von Tag zu Tag größer, ohne dass der Ursprung es mittlerweile mitbekommt. So ist es gut. Denn das, geliebte Kinder, ist eure Arbeit am großen Plan. Ihr könnt nicht ermessen, wie viele Seelen ihr trefft, die ihr berührt. Denen ihr den Weg weist, denen ihr das Licht überreicht. Noch ist es euch nicht gegeben, mit wenigen Ausnahmen, zu erkennen, was und wie viel ihr bewegt. Und doch, geliebte Kinder, werdet ihr es schauen! So Vieles scheint euch umsonst. Vieles scheint euch immer wiederkehrend. So Vieles scheint euch schmerzhaft. Und doch, geliebte Kinder, ist all das mit unserem Segen. Alles entsteht aus eurem freien Willen, aus eurem eigenen Sein heraus. Natürlich wäre es, für euch wie auch für uns scheinbar einfacher, euch an die Hand zu nehmen und zu sagen: „Den Weg gehen wir jetzt gemeinsam. So machen wir es jetzt." Das wäre genau das, was nicht der universellen Gesetzmäßigkeit unterliegt. Wir weisen noch einmal darauf hin, dass so etwas wie „Zeit" in anderen Ebenen nicht existent und es für uns nicht relevant ist, wann, wo und wie ihr weitergeht. Diese Entscheidung, geliebte Kinder, untersteht, und wir weisen nicht zum ersten Mal darauf hin, eurem freien Willen.

Das Vertrauen in das Universum, das Vertrauen das alles, wie es ist, gut ist (ohne Bewertung), für euch stimmig ist, das alles, was ist, ausschließlich von jedem Einzelnen selbst kreiert wird.
Das Vertrauen in das Universum, das Vertrauen, das genügend vorhanden ist, das alles im Überfluss da ist, ist etwas, was ihr leben und erleben dürft!
Solange wie dies nicht der Fall ist, geliebte Kinder, gibt es einen Einschnitt. „Wenn“ und „Aber“ sind in euch. Und wir betonen, es ist ausschließlich an euch, das zu klären. Aus der geistigen Welt ist der Überfluss da, länger als ihr es euch vorstellt. Länger als ein jeder Einzelne es von euch begreift. Es ist so einfach zu sagen, öffnet die Hand und empfanget! Und es ist einfach! Für euch ist es häufig schwieriger, diesen Gedanken umzusetzen und real, wirklich wahrhaftig zu leben, in allem. Denn das ist nicht nur eine Thema des Materiellen. Das ist ein Thema des Glaubens, der Gesundheit, im Dasein, in der Partnerschaft, in der Liebe, in der Freundschaft. Geliebte Kinder, das Göttliche hat euch das Himmelreich auf Erden versprochen. So ist es tatsächlich! Es ist einfach und schlicht. Alles andere hat mit jedem Einzelnen von euch zu tun. Es ist an euch, ehrlich damit umzugehen. Die Ehrlichkeit, dass haben wir schon mehrmals angesprochen, ist mit einer eurer persönlichen Aufgaben. Die Ehrlichkeit, eigene Macht zu erkennen und zu nutzten. Die Wahrhaftigkeit, in eurer Mitte nicht nur zu sein, sondern in ihr zu verbleiben. Angstfrei zu leben, denn Angst ist Illusion. Allumfassende Liebe zu leben, Partnerschaften zu haben. *Schlicht und einfach gesagt, geliebte Kinder, geliebte Lichtträger, ihr alle dürft endlich eure Flügel, die euch schon so viele Jahrhunderte lang gewachsen sind und begleiten, entfalten.*
Es ist an euch, für jeden Einzelnen, wie auch für eure Begegnungen, sich zu erinnern, das ihr alle Flügel habt,

dass ihr alle fliegen könnt! So geben wir heute der Gruppe der Lichtträger die Aufgabe: „Öffnet euren Geist. Öffnet euer Herz. Entfaltete eure Flügel.“

Ich bin Avanshar, Meister der 5. Ebene.

Ich segne einen jeden Einzelne von euch. Ihr dürft glauben! Es ist schön, mit euch zu sein. Es ist schön, dass die Gruppe bereit ist für das, was getan werden darf (und seid versichert, es ist Segen darauf). Wir sagen euch heute, dass mit alldem, was gestaltet wird, was im Wachsen ist und was zum Abschluss kommen wird demnächst, Neues kreiert wird, neue Visionen, neue Entwicklungen. Und es wird phantastischer sein, als irgendeiner der Lichtträger es sich vorstellen kann.
Ganz besonders dir, geliebtes Kind, durch den wir sprechen, sei gesagt: Es ist nicht deine Aufgabe, Dinge zu lösen die schon längstens getan sind. Es ist das zu tun, was dir gesagt wird. Sei entspannt und wir sind mit dir.

Geliebte Lichtträger, es ist schön, mit euch allen zu sein. Auf der gesamten Erde, im gesamten Universum!

Ich bin Avanshar, Meister der 5. Ebene.

Danksagung

Wir möchten vor allem Barbara danken, die es auf sich genommen hat, die schwere Arbeit des Mediums zu übernehmen. Durch sie ist es möglich, dass wir mit einer anderen höheren geistigen Ebene Kontakt aufnehmen konnten. Sie ist oft bis an die Grenze ihrer Kraft gegangen. Ihre Aufgabe war es, die Menschen zu rufen und aufzufordern, sich mit der geistigen Welt zu verbinden. Sie formierte die erste Gruppe und ermutigte jeden dieser Gruppe, sich seiner neu entdeckten Energie bewusst zu werden und diese positiv einzusetzen.

Ihre Arbeit beginnt jetzt erst. Andere Menschen werden gerufen und werden als Medium fungieren, andere schließen sich dem immer größer werdenden Kreis an und erhalten ihre Aufgabe im Hier und Jetzt und für die Zukunft.

Außerdem danken wir all jenen, die den Mut und die Kraft fanden, ihre Energien zu mobilisieren, damit dieses Buch entstehen konnte.

Kontaktadresse:

Barbara Dezabel Seyffarth
"Lichtwolke" Zentrum für Reiki und Meditation
Auf dem Stein 14
D – 88662 Überlingen

Email: info@lichtwolke.de
Internet: http://www.lichtwolke.de